改訂版
移植・輸血検査学

監修 一般社団法人
日本組織適合性学会編集広報委員会

編集責任　木村彰方

編集　　湯沢賢治
　　　　中島文明
　　　　岡崎　仁
　　　　一戸辰夫
　　　　德永勝士

ぱーそん書房

執筆者一覧

■ 監修
一般社団法人 日本組織適合性学会編集広報委員会
委　員　長：黒田ゆかり
副委員長：木村彰方
委　　　員：王寺典子、高　楊淑、田中秀則、成瀬妙子、橋口裕樹、藤井明美、宮川　卓

■ 責任編集
木村　彰方　　東京医科歯科大学

■ 編者（担当順）
湯沢　賢治	小美玉市医療センター	
中島　文明	元 日本赤十字社血液事業部中央血液研究所	
岡崎　仁	東京大学医学部附属病院	
一戸　辰夫	広島大学原爆放射線医科学研究所	
徳永　勝士	国立国際医療研究センター研究所	

■ 執筆者（執筆順、敬称略・役職名略）
岡崎　仁	東京大学医学部附属病院	
湯沢　賢治	小美玉市医療センター	
中島　文明	元 日本赤十字社血液事業部中央血液研究所	
椎名　隆	東海大学医学部	
入江　厚	熊本大学大学院生命科学研究部	
西村　泰治	令和健康科学大学、熊本大学	
成瀬　妙子	長崎大学熱帯医学研究所	
太田　正穂	信州大学医学部	
大橋　順	東京大学大学院理学系研究科	
赤塚　美樹	名古屋大学医学系研究科	
名倉　豊	東京大学医学部附属病院	
宮崎　孔	日本赤十字社血液事業部中央血液研究所	
中村　潤子	埼玉県立大学保健医療福祉学部	
松橋　美佳	元 日本赤十字社関東甲信越ブロック血液センター	
小笠原健一	日本赤十字社血液事業部中央血液研究所	
藤井　明美	県立広島病院	
一戸　辰夫	広島大学原爆放射線医科学研究所	

進藤　岳郎	広島大学原爆放射線医科学研究所
津野　寛和	日本赤十字社関東甲信越ブロック血液センター
池田　敏之	東京大学医学部附属病院
大河内直子	日本赤十字社関東甲信越ブロック血液センター
徳永　勝士	国立国際医療研究センター研究所
木村　彰方	東京医科歯科大学
中　伊津美	東京大学大学院理学系研究科

■ 移植・輸血検査学の改訂にあたって ■

　移植・輸血検査学の初版は2004年3月に刊行された。当時は輸血や移植を考えるうえで必要不可欠な主要組織適合性遺伝子複合体（major histocompatibility complex；MHC　ヒトではhuman leukocyte antigen；HLA）を学ぶに適切な教科書・読本がなかったことからの企画・出版であったが、その後現在に至るまで、MHCを体系的に学ぶための参考書はほとんど刊行されていない。

　MHCは移植（臓器移植、造血幹細胞移植）医療や輸血医療にかかわるのみならず、その著明な多様性故に遺伝学の研究対象ともなり、また自己免疫疾患のみならず、感染症やがんを含む疾患における免疫応答の個体差形成において重要な役割を果たすことから免疫学の新たな研究対象ともなっている。昨今では、iPS細胞を利用した研究も進んでいるが、その樹立や応用においてMHCは考慮すべき必要不可欠な因子となっている。

　このように、移植・輸血検査学をめぐる関連領域においては学問の進歩が著しく、一般社団法人日本組織適合性学会の会員の皆様を中心とする本書の利用者より、最新知識を盛り込んだ改訂版の出版を求める声が多く届いていたことから、この度、編者・執筆陣の構成を大きく変更し、関連領域において重要な最新知見を加えるための加筆・改訂を行った。初版では教科書としての使用が主たる目的に置かれていたこともあり、学問的に確立したことを中心とする編集方針であったが、それでは時代の先端を行く学問領域の1つである移植・輸血検査学の進歩にはついて行けず、早晩色あせた知識となってしまうとの危惧感もあり、最新の確立された知見も加えるとの編集方針を立てたうえでの改訂版である。

　改訂版は企画から約1年で発刊を迎えたが、初版と同じく8章構成とした。また、初版は約240頁の単色刷りの体裁であったところ、改訂版はその約1.5倍の約330頁と内容も充実し、加えて多色刷りとすることで視認性の向上を図った。さらに、執筆者・編者による検討に加えて、一般社団法人日本組織適合性学会編集広報委員会の委員による監修を行うことで、記述のわかりやすさを心がけるとともに、内容のさらなる精度向上を図ったものである。

　MHC・HLAの初学者から、検査実務に携わる方々、高等教育に携わる方々、そして移植医療・輸血医療に携わる方々には、是非とも座右に置いて、少しでも疑問に思ったことがあった際には本書を開いて知識の習得や再確認を行って頂きたいと願うばかりである。

最後に、本書の企画から完成まで粘り強くご対応頂いた株式会社ぱーそん書房の山本美惠子様、近野さくら様に深謝致します。

令和6年9月吉日

編者 木村 彰方
湯沢 賢治
中島 文明
岡崎　仁
一戸 辰夫
德永 勝士

■ 目　次 ■

Ⅰ　移植・輸血学の概要

1　輸血と移植の歴史 ——— 2
1. 輸血の歴史 ———（岡崎　仁）2
2. 移植の歴史 ———（湯沢賢治）3
3. 主要組織適合抗原の歴史 ———（中島文明）5
4. 輸血と移植 ———（中島文明）7

2　組織適合抗原と血液型 ——— 9
1. マウスの組織適合抗原 ———（椎名　隆）9
2. ヒトの組織適合抗原 ———（椎名　隆）11
3. ほかの動物種の組織適合抗原 ———（椎名　隆）14
4. 血液型 ———（岡崎　仁）15

3　免疫機構 ———（入江　厚、西村泰治）17
1. 自然免疫 ——— 17
2. 獲得免疫 ——— 21

Ⅱ　組織適合抗原

1　HLA の概要 ———（成瀬妙子）32
1. MHC と HLA の関係 ——— 32
2. HLA とワークショップの歴史 ——— 32
3. HLA 分子の種類と構造 ——— 35
4. HLA 遺伝子群の種類と構造 ——— 37
5. HLA 分子の発現様式と機能 ——— 38
6. HLA 抗原・遺伝子の命名法と表記法 ——— 38

2　HLA クラス Ⅰ 系 ——— 44
1. HLA クラス Ⅰ 分子の種類と構造 ———（西村泰治）44

i

- 2. HLA クラス I 遺伝子群の構造 ————————————(椎名　隆) 46
- 3. HLA クラス I 分子の機能 ————————————(西村泰治) 51
- 4. HLA クラス I 遺伝子の多型性 ————————————(椎名　隆) 58
- 5. HLA クラス I 関連分子の種類と構造 ————————————(太田正穂) 60
- 6. HLA クラス I 関連分子の遺伝子の種類と構造 ————————————(太田正穂) 62

3 HLA クラス II 系 ———————————————————— 65

- 1. HLA クラス II 分子の種類と構造 ————————————(西村泰治) 65
- 2. HLA クラス II 遺伝子群の構造 ————————————(椎名　隆) 67
- 3. HLA クラス II 分子の機能 ————————————(西村泰治) 73
- 4. HLA クラス II 遺伝子の多型性 ————————————(椎名　隆) 78

4 HLA ハプロタイプと連鎖不平衡 ———————————————————— 81

- 1. ハプロタイプ ————————————(大橋　順) 81
- 2. 連鎖不平衡 ————————————(大橋　順) 83
- 3. ハプロタイプブロック ————————————(大橋　順) 87

5 マイナー組織適合抗原 ————————————(赤塚美樹) 89

- 1. マイナー組織適合抗原の定義 ———————————— 89
- 2. 造血幹細胞移植におけるマイナー組織適合抗原 ———————————— 89
- 3. 抗腫瘍反応の主たる標的分子 ———————————— 90
- 4. 臓器移植におけるマイナー組織適合抗原 ———————————— 91

III 血液型

1 血液型の概要 ————————————(名倉　豊) 94

- 1. 血液型の種類と抗原構造 ———————————— 94
- 2. 血液型分子の機能 ———————————— 94

2 ABO 血液型 ————————————(名倉　豊) 97

- 1. ABO 血液型とラントシュタイナーの法則 ———————————— 97
- 2. ABO 血液型の抗原構造と遺伝子 ———————————— 98
- 3. ABH 抗原の分泌型と非分泌型 ———————————— 100
- 4. ABO 血液型の変異型 ———————————— 100
- 5. ABO 血液型抗体 ———————————— 104

3 Rh 血液型 ――――――――――――――――――――――――――（名倉 豊）105
1. Rh 血液型の命名法と表記法 ――――――――――― 106
2. Rh 血液型の遺伝子と抗原構造 ――――――――― 106
3. Rh 血液型の変異型 ――――――――――――――― 108
4. Rh 抗体 ――――――――――――――――――――― 110
5. 母児免疫（胎児・新生児溶血性疾患）――――――― 110

4 その他の血液型 ―――――――――――――――――――――（宮崎 孔）113
1. MNS 血液型 ――――――――――――――――――― 113
2. P1PK 血液型、GLOB 血液型 ――――――――――― 116
3. Kell 血液型 ――――――――――――――――――― 117
4. Lewis 血液型 ―――――――――――――――――― 118
5. Duffy 血液型 ―――――――――――――――――― 120
6. Kidd 血液型 ―――――――――――――――――― 121
7. Diego 血液型 ―――――――――――――――――― 122
8. I 血液型 ―――――――――――――――――――― 123
9. その他の血液型 ――――――――――――――――― 124

5 血小板抗原 ―――――――――――――――――――（中村潤子、松橋美佳）127
1. 血小板抗原の構造と遺伝子 ―――――――――――― 127
2. 抗血小板抗体による病態 ――――――――――――― 128

IV 検査の原理

1 HLA 遺伝子検査 ――――――――――――――――――――――――― 132
1. HLA 遺伝子検査の対象と目的 ――――――――（成瀬妙子）132
2. 核酸抽出法 ――――――――――――――――（成瀬妙子）133
3. PCR 法 ―――――――――――――――――――（成瀬妙子）134
4. 各種の HLA 遺伝子検査法 ―――――――――（成瀬妙子）136
5. PCR-SSO 法 ――――――――――――――――（成瀬妙子）137
6. PCR-SBT 法 ――――――――――――――――（中島文明）138
7. NGS 法 ――――――――――――――――――（中島文明）139

2 抗HLA抗体検査 　　　　　　　　　　　　　　　　　　　　　　（中島文明）142
1. リンパ球細胞傷害試験 ——————————————————— 143
2. フローサイトメトリー法 ——————————————————— 144
3. 蛍光ビーズ法 ——————————————————————— 146

3 細胞学的検査 　　　　　　　　　　　　　　　　　　　　　　　　（成瀬妙子）149
1. 混合リンパ球培養検査（MLC） ———————————————— 149
2. PLT検査 ————————————————————————— 150

4 血液型抗原検査 　　　　　　　　　　　　　　　　　　　　　　　（名倉　豊）151
1. ABO血液型検査 —————————————————————— 151
2. Rh血液型検査 ——————————————————————— 152
3. 自動輸血検査装置による検査 ————————————————— 152

5 血液型遺伝子検査 　　　　　　　　　　　　　　　　　　　　　（小笠原健一）154
1. ABO血液型遺伝子検査 ———————————————————— 154
2. Rh血液型遺伝子検査 ————————————————————— 156

6 不規則抗体スクリーニングと交差適合試験 　　　　　　　　　　　（藤井明美）159
1. 不規則抗体スクリーニングと交差適合試験の概要 ————————— 159
2. 生理食塩液法 ——————————————————————— 159
3. 酵素法 —————————————————————————— 162
4. 間接抗グロブリン試験 ———————————————————— 162
5. 分子標的治療薬の対処法 ——————————————————— 163

7 血小板抗原検査 　　　　　　　　　　　　　　　　　（中村潤子、松橋美佳）164
1. 血清学的検査法 —————————————————————— 164
2. 遺伝子検査法 ——————————————————————— 165

V 移植医療

1 移植の概要 　　　　　　　　　　　　　　　　　　　　　　　　　（湯沢賢治）168
1. 移植の用語 ———————————————————————— 168
2. 移植の種類 ———————————————————————— 169

2 移植免疫 — 170
1. 拒絶反応 ————————————————（湯沢賢治）170
2. 拒絶反応の防御と治療 ————————————（湯沢賢治）172
3. 移植片対宿主病 ——————————————（一戸辰夫）174

3 臓器移植 — 177
1. 腎移植 ——————————————————（湯沢賢治）177
2. 心移植 ——————————————————（湯沢賢治）180
3. 肝移植 ——————————————————（湯沢賢治）181
4. その他の臓器移植 —————————————（湯沢賢治）183

4 造血幹細胞移植 —————————————（一戸辰夫、進藤岳郎）186
1. 同種造血幹細胞移植の治療原理 ——————————————186
2. 移植前処置と移植片対宿主病予防 —————————————187
3. 移植細胞ソース ——————————————————————188
4. 骨髄バンクと臍帯血バンク —————————————————190
5. 造血幹細胞移植における組織適合性 ————————————191

Column・HLA適合性が造血幹細胞移植後のNK細胞免疫応答に与える影響…194

5 免疫療法 ————————————————（一戸辰夫）196
1. 免疫療法の原理 ——————————————————————196
2. 能動免疫療法 ———————————————————————196
3. 受動免疫療法 ———————————————————————197

VI 輸血医療

1 輸血の意義 ————————————————（岡崎 仁）200

2 血液製剤 — 201
1. 血液製剤の種類と保存方法 —————————————（津野寛和）201
2. 保存液の種類と組成 ————————————————（津野寛和）203
3. 血液製剤の供給と安全性 ——————————————（津野寛和）204
4. 供血者の採血基準 —————————————————（津野寛和）206
5. 法令およびガイドライン ——————————————（池田敏之）207
6. 血液製剤の種類と適応 ———————————————（池田敏之）209

7. 自己血輸血 ————————————————（池田敏之）212
　　8. 手術時の血液準備方法 ————————————（池田敏之）212
　　9. アフェレーシス ——————————————（大河内直子）214

3　輸血後副反応 ———————————————————————216
　　1. 溶血性輸血副反応 ————————————（大河内直子）217
　　2. 輸血感染症 ———————————————（大河内直子）219
　　3. 非溶血性輸血副反応 ————————————（岡崎　仁）228

VII　HLA研究の広がり

1　ヒトゲノム多様性の概要 ———————————————（徳永勝士）232
　　1. 多型とは ——————————————————————232
　　2. 遺伝子多型の種類 ——————————————————232
　　3. さまざまなゲノム多様性 ———————————————234

2　*HLA*と疾患 ——————————————————（木村彰方）236
　　1. 自己免疫疾患 ————————————————————236
　　2. 感染症 ——————————————————————246
　　3. 腫瘍 ———————————————————————247
　　4. その他の疾患 ————————————————————249
　　5. 疾患とHLA遺伝子の多型に関連が見い出されるメカニズム ———252

3　法医学への応用 ———————————————————（太田正穂）259
　　1. 親子鑑定と父権肯定確率 ————————————————259
　　2. 個人識別 —————————————————————263

4　集団遺伝学との関連 ———————————————————————264
　　1. 血液型頻度の集団差 ————————————（中伊津美）264
　　2. HLA型頻度の集団差と人類集団の類縁性 ————（大橋　順）266

5　HLAの医学応用の将来 ————————————————————268
　　1. 腫瘍免疫とがん免疫療法 ———————————（西村泰治）268
　　2. ゲノム医学の将来 ——————————————（木村彰方）273

VIII 移殖・輸血検査学実習

1 HLA 遺伝子検査 ———278
1. DNA 抽出 ————————————（成瀬妙子）278
2. PCR 増幅 ————————————（成瀬妙子）279
3. PCR-SSP 法 ————————————（成瀬妙子）281
4. 蛍光ビーズ法 ————————————（中島文明）282
5. PCR-SBT 法 ————————————（中島文明）284
6. NGS 法 ————————————（中島文明）287

2 抗 HLA 抗体検査 ————————（中島文明）290
1. リンパ球細胞傷害試験 ————————————290
2. フローサイトメトリー法 ————————————294
3. 蛍光ビーズ法 ————————————297

3 輸血検査 ———303
1. ABO 血液型検査 ————————————（名倉 豊）303
2. ABO 血液型亜型検査 ————————————（名倉 豊）306
3. RhD 血液型検査 ————————————（名倉 豊）314
4. 不規則抗体スクリーニングおよび同定検査 ————（藤井明美）316
5. 交差適合試験 ————————————（藤井明美）324

4 抗血小板抗体検査 ————————（中村潤子、松橋美佳）328
1. 混合受身赤血球凝集法（MPHA 法）————————————328

I 移植・輸血学の概要

Chapter 1 輸血と移植の歴史

1 輸血の歴史

　近代以前の輸血の歴史を述べる際に大事なことは、具体的に何が行われてきて、一体それがその時代背景とどのようにかかわっているのかを、俯瞰的な視点で見ることであり、現在の知識でその当時の事案を判断することは難しい。近代以前の具体的な輸血の歴史は成書に詳しく述べられており[1)2)]、その中でも1667年に最初に輸血実験を行ったJean-Baptiste Denisの名前は有名である。この人物を取り巻く歴史的事件の詳細については、河出書房新社から発売されている『輸血医ドニの人体実験』という書籍に詳しく書かれている[3)]。ヒツジやウシから人間への輸血を行い、裁判にもなって最終的には無罪になったのだが、輸血がその後禁止になったきっかけとなった人物である。特筆すべきはその当時の医学的(ほとんどおまじないに近いような治療を医学と呼ぶのかはわからないが)治療によって死亡するというような危険性について輸血が取り立てて死亡率が高かったわけではないのに、その後150年もの間輸血が行われなかった事実は、人間に異種の動物の血を入れることのモラルや宗教的な問題が大きくかかわっていたということである。

　以下、簡単に輸血の重要な歴史的事項を年表(表1.1.1～3)にまとめた。

表1.1.1　輸血の重要な歴史的事項

年	内容
1665年	英国のローワー(R. Lower)ら、イヌからイヌへの輸血成功
1667年	フランスのドニ(J.B. Denis)、子ヒツジの血液をヒトに輸血
1829年	英国のブランデル(J. Blundell)産後弛緩出血に対し採血直後のヒトの血液を輸血、一部で好成績を得、輸血成功の第一例
1900年	オーストリアのランドシュタイナー(K. Landsteiner)がA、B、O型発見
1901年	AB型発見
1910年	米国モス(WL. Moss)らが輸血副作用は血液型の不適合によるものと発表
1914・15年	1914年　ベルギーのハスチン(A. Hustin)、1915年　アルゼンチンのアゴート(L. Agote)、米国のルイソーン(R. Lewisohn)らが、抗凝固薬としてクエン酸ナトリウムの使用法を開発
1937年	ファンタス(B. Fantus)により米国のシカゴに世界初の血液銀行設置
1950年	米国のスミス(A.U. Smith)により赤血球の凍結保存法(−80℃以下)が開発
1954年	フランスのドセー(J. Dausset)ヒト白血球型の発見
以降、HBV、HIV、HCV、Variant CJDなどの対策、WNVなどの新興感染症対策、細菌汚染に対する対策、病原低減化技術の発展、保存前白血球除去の導入、TRALI対策、Hemovigilance、Biovigilanceの発展など	

表1.1.2 ABO以外の血液型の発見

1939～1945年	米国のレヴァイン(P. Levine)、ウィーナー(A.S. Wiener)らがRh血液型発見 1945年にはクームス(R.R.A. Coombs)が間接抗グロブリン試験法(間接クームス試験法)を発表
1946～1955年	Lutheran、Lewis、Kell、Ss、Duffy、Kidd、Diegoなどの血液型発見
1959年	オランダのファンローエン(J.J. van Loghem)血小板抗原Zwa(HPA-1)発見

表1.1.3 日本における輸血医療

1919年	日本政府の命により、第一次世界大戦の英仏軍の野戦病院を視察した東京大学の塩田広重、九州大学の後藤七郎が手術の際に輸血を行った
1930年	浜口雄幸首相が東京駅にて暴漢に襲撃された、塩田らが輸血を行って延命に成功した
1948年	東大分院で枕元輸血(新鮮血輸血)により梅毒感染発生、保存血輸血のための血液銀行設置
1952年	日赤中央病院に日本赤十字社東京血液銀行(献血ベース)が開設
	日本血液銀行運営研究会(1954年に日本輸血学会と改称)発足
1964年	ライシャワー事件(駐日米国大使が刺され手術し救命されたが大量の民間血液銀行からの血液にて肝炎発症
	日本赤十字社血液センターによる献血一本やりで行くことが閣議決定
1970年頃	HBs抗原検査導入
1975年頃	成分輸血の時代へ
1980年代	薬害エイズ、薬害肝炎問題、輸血後移植片対宿主病(PT-GVHD)対策
2003年	「安全な血液の安定供給の確保等に関する法律」施行
以降、「血液製剤の使用指針」や「輸血療法の実施に関する指針」の改訂、輸血細胞治療学会による各種ガイドラインの策定	

● 参考文献

1) 前田平生, 大戸 斉, 岡崎 仁(編): 輸血学. 改訂第4版, 中外医学社, 東京, 2018.
2) 日本輸血脂肪治療学会認定医制度審議会カリキュラム委員会(編): 日本輸血・細胞治療学会認定制度指定カリキュラム. 改訂第4版, 日本輸血・細胞治療学会, 東京, 2019.
3) ホリー・タッカー(著), 寺西信子(訳): 輸血医ドニの人体実験. 河出書房新社, 東京, 2013.

2 移植の歴史

A ■ 臓器移植の歴史

　臓器移植は最初に動物実験として行われた。世界で最初に行われた臓器移植は腎移植で、1902年ウイーンのウルマン(E. Ulmann)がイヌの自家移植として、摘出した腎臓をそのイヌの頸部に移植した。1905年にはシカゴのカレル(A. Carrel)が初の同種移植として、両腎を摘出したイヌにほかのイヌの腎臓を移植し、生着した。カレルは血管吻合法の開発や臓器移植実験から、1912年にノーベル医学生理学賞を受賞した。日本でも欧米に遅れることなく、1910年に京都大学の山内半作がイヌを用いた腎移植を報告した。

　ヒトでの臓器移植も最初は腎移植で、1936年ウクライナのボロノイ(V. Voronoy)が心停止後の腎臓を摘出し、移植した。日本でも1956年4月11日に新潟大学の楠によって行われた。30

歳医師が自殺目的で昇汞（しょうこう）粉末を服用し急性腎不全となり、56歳の特発性腎出血の患者から摘出された腎機能正常の腎臓を左大腿部に移植された。当時、透析療法がなく、腎不全は死を意味したため、腎移植が唯一の救命手段だった。当時は、免疫抑制薬がないため長期生着を目指したものではなく、楠の症例も2日後の自己腎機能が回復し、5日に移植腎が摘出された。長年、楠の症例が日本の1例目とされたが、京都府立医科大学で1ヵ月余り前の1956年3月6日に腎移植が行われていた。本例は学術雑誌には報告されていなかったが、2016年に同大学外科同門会誌に詳細な手術記録とともに報告された。長期生着を目指した腎移植は、1954年ボストンでマレー（J. Murrray）による一卵性双生児間の生体腎移植が最初であった。日本では東京大学の木本によって1964年に行われた。

肝移植は1963年コロラドのスターツル（T. Starzl）によって胆道閉鎖症の子どもに行ったのが最初で、日本でも1964年には千葉大学の中山によって胆道閉鎖症の子どもに行われた。

心移植は1967年南アフリカ共和国のバーナード（C. Barnard）が世界で初めて報告し、日本での1例目は1968年に札幌医科大学の和田が世界30例目として、溺死した男性の心臓を心臓弁膜症の高校生に移植した。心移植では心臓が機能している状態での摘出、脳死下での摘出となるため、ドナーの脳死診断が必須であるが、日本の1例目は脳死判定と移植適応を巡る疑惑により、和田は殺人罪で告発された。結局、不起訴となったが、本件が招いた医療不信は、日本における脳死による臓器移植が遅れる原因となった。

このため日本では脳死を前提とする心移植や肝移植は行われず、腎移植だけが血縁者間での生体腎移植や心停止後に摘出した死体腎移植として行われていただけだった。一方、脳死での提供に代わる方法として肝臓の一部分を摘出して移植する生体肝移植が1989年島根医科大学（現在の島根大学）で永末によって行われた。

亡くなった人からの心移植や肝移植では脳死での摘出が必要なため、脳死判定が大きな問題となり、公な脳死判定基準が求められ、1970年代後半から1980年代後半にかけて欧米では脳死での臓器提供に関する法律が制定されてきた。日本では法整備が大きく遅れ、1980年に「角膜及び腎臓の移植に関する法律」が施行されたのが最初であり、既に臨床の現場では行われていた提供と移植ではあるが、これで法的に心停止後に角膜と腎臓提供が可能となった。世界各国では臓器移植が行われ多くの患者が救われ、日本では脳死下の臓器提供ができず、日本人が海外で臓器移植を受けることが多くなってきたため、1997年に「臓器の移植に関する法律」が施行された。これで脳死下での心臓、肺、肝臓、腎臓、膵臓、小腸の提供が可能となった。しかし、脳死下の臓器提供には本人の書面による意志表示と家族の同意を必要としたために15歳未満からの臓器提供はできなかった。そのため2010年に法律が改正され、家族の承認だけで臓器提供ができるようになり、欧米並みにとはいえないが、わずかながら脳死下の臓器提供が増え、小児からの提供も増えてきた。

亡くなった方からの摘出された臓器の公平・公正な配分と移植を受ける患者の選択が問題となり、第三者機関の整備が必要となったことから、ヨーロッパではユーロトランスプラント

(Eurotransplant)が1967年に、米国ではSEROPP(Southeastern Regional Organ Procurement Program)が1968年に設立され、1984年に現在のUNOS(United Network for Organ Sharing)が設立された。日本では1995年に「日本腎臓移植ネットワーク」が設立され、1997年に「臓器移植に関する法律」の施行に合わせて全臓器を担当する「日本臓器移植ネットワーク」に改組された。

B ■ 造血幹細胞移植の歴史

かつて造血幹細胞移植は骨髄の移植に限られていたため、骨髄移植と呼ばれていた。現在では骨髄移植に加えて、臍帯血に造血幹細胞が存在することから臍帯血移植、末梢血から造血幹細胞を分離して移植する末梢血幹細胞移植も含めた3つの療法を造血幹細胞移植と総称する。

動物では1950年代に致死量の放射線照射を行ったマウスにほかのマウスの骨髄細胞を移植し成功した。ヒトでの現在の骨髄移植は1957年に米国のトーマス(E. Thomas)が世界で初めて成功し、この業績で1990年にノーベル医学生理学賞が授与された。日本では1966年に小倉記念病院の古庄が急性白血病の女児に両親から骨髄移植をしたのが最初の成功例である。1970年代に英国と米国で骨髄バンクが設立され、1991年には日本でも骨髄バンクが設立された。

初の臍帯血移植は1988年にパリのグルックマン(E. Gluckman)によって、ファンコニー貧血患者に兄弟の臍帯血が移植された。1992年に米国では臍帯血バンクが設立された。1994年に日本でも初の血縁者間臍帯血移植が行われた。1998年に日本でも日本さい帯血バンクネットワークが設立された。同種末梢血幹細胞移植は1993年にドイツのドレージャー(P. Dreger)が成功した。日本では2000年に同種末梢血幹細胞移植が保険収載され、2011年には日本骨髄バンクドナーからの非血縁者間末梢血幹細胞移植が行われた。

造血幹細胞移植は、造血幹細胞として骨髄から、臍帯血、末梢血幹細胞へ、ドナーとして血縁者から非血縁者へと広がっていった。

3 主要組織適合抗原の歴史

ABO血液型を発見したKarl Landsteiner(オーストリア)は、1930年にノーベル生理学・医学賞を受賞し、その受賞講演でヒトの組織適合に関するアロ抗原の追求を強調したとされる。その後、George D. Snell(米国)ら多くの研究者により、マウスの移植適合に関するH-2抗原系を確立した。このような移植に関する抗原系を当初は主要組織適合抗原(major histocompatibility antigen；MHA)と呼んでいたが、複数の遺伝子座で構成されていることが判明し、主要組織適合性遺伝子複合体(major histocompatibility complex；MHC)と総称されるようになった。

ヒトのMHCでは、Jean Dausset(フランス)が1950年に頻回輸血患者の血清が他人の白血球や血小板を凝集する事象から白血球アロ抗原の探索に着手した。同時期、Rose Payne(米国)、"Jon" van Rood(オランダ)らのグループは、妊娠によって白血球アロ抗体が産生されることを突き止めた。これらの研究から1958年に"Mac"(後のHLA-A2)と同定された最初のヒトのMHCは、

ヒト白血球抗原(human leukocyte antigen；HLA)と呼ばれるようになった。このように、初期は多くの免疫血清学者の貢献により基礎が築かれ、Daussetは"The Father of HLA"、Payneは"The Mother of HLA"と呼ばれている。その後、HLAホモ接合細胞(homozygous typing cells；HTC)の確保、モノクローナル抗体の作成、遺伝子導入細胞の作成、生化学的解析などによりHLAの分子構造が研究され解明されていった。1987年、Pamela J. Bjorkman(米国)らが報告したX線構造解析によるHLA分子のイメージングは非常にインパクトがあった。また、遺伝子解析によってHLA遺伝子の局在や、HLA分子を構成するアミノ酸配列も次第に明らかになり、エピトープによる解析や分類が可能となった。これらの成果によって、当初は輸血や移植に影響する因子としてフォーカスされたが、実は、ヒトの免疫応答の重要な起点であるという認識が高まり、感染症、自己免疫疾患、薬剤副作用、がん免疫療法、再生医療など、HLAが関連する疾患感受性や新たな治療法の分野で広く注目されるようになる。

　ヒトのMHC、すなわちHLA系がシステマティックに構築されていく過程には、ほかの学問にはない特徴的な動きがある。1964年にD. Bernard Amos(米国)は、所属するデューク大学で第1回国際組織適合性ワークショップ(International Histocompatibility Workshop；IHW)を開催した。複数の研究者間で抗血清を共有し、それぞれの施設で白血球アロ抗原との反応データを集積して、フィッシャー(Fisher)の正確確率検定やカイ二乗検定などの統計学的手法を駆使してHLAシステムの構築に挑んだ。各研究者が独自の主張を繰り広げるのではなく、組織化された場において持ち寄ったデータを科学的根拠に基づいた合意形成のうえ、HLA抗原を定義することでHLAシステムを構築してきた。

　HLA抗原はIHWの直後に開催されるWHO命名委員会で登録される。1967年に最初に登録されたHLA抗原は8種類であった。当時は"HL-A"という表記であったが、その後、複数の遺伝子座に存在することが判明して、1975年以降は"HLA"に統一された。現在では、HLAクラスⅠ抗原が100種類、HLAクラスⅡ抗原が65種類登録されている。

　このような動きに並行して、検査法の技術革新を忘れてはならない。1950年から第1回IHW当時までは、白血球と抗血清による白血球凝集反応でデータを取得していた。1964年にP. I. Terasaki(米国、日系二世)が、マイクロスケールでリンパ球細胞毒性をアッセイするリンパ球細胞傷害試験(lymphocyte cytotoxicity test；LCT)を開発した。微量な試験材料によって多くのデータが再現性高く得られるため、その後のHLAシステム構築に大きな貢献をもたらした。このような血清学的手法では、HLAクラスⅠ抗原系が同定されるため、SD抗原(serologically defined antigens)と呼ばれていた。一方、同時期、HLAクラスⅡ抗原系は、リンパ球混合培養試験(mixed lymphocyte culture reaction；MLR)によって明らかにされてきた。リンパ球を用いる細胞培養で同定されるためLD抗原(lymphocyte defined antigens)と呼ばれていた。1980年代から徐々に遺伝子解析を取り入れるようになりIHWでも主要なテーマになりつつあった。1990年代にPCR(polymerase chain reaction)法の普及が転機となり、さまざまなDNAタイピング法が開発された。2000年代には、蛍光マイクロビーズを用いたDNAタイピング法が開発され、検査処

理能力の爆発的向上をもたらした。2010年代にはNGS(next generation sequencer)法が普及し、HLA遺伝子のほぼ全長DNAの塩基配列を測定できるようになり、正確無比なタイピング結果を得られるようになった。これらの各検査法については後述の各論に委ねるが、これまでの技術進展により、2024年4月時点で39,886種類のHLAアレル[注1]がWHOで登録されている。

　日本では辻公美、相沢幹らによって1960年代からHLAの研究に取り組み始めた。その成果を公表し議論する場として1972年に日本組織適合性研究会が発足した。その後、1992年に日本組織適合性学会となり今日に至っている。日本でも1991年に第11回IHWが開催され、血清学的タイピングとDNAタイピングの融合で大きな成果をもたらした。さらに2026年には、日本で2度目の国際ワークショップ(19th International HLA & Immunogenetics Workshop)の開催が予定されている。

　ヒト以外のMHCでは、先のH2系(マウス)をはじめとして、*RT*(ラット)、*SLA*(ブタ)、*BoLA*(ウシ)、*ELA*(ウマ)、*OLA*(ヒツジ)、*DLA*(イヌ)、*RLA*(ウサギ)など、実験動物、異種移植、畜産業界、種の保護、ペット産業など人類活動と関係の深い動物MHCの解明が進んでいる。

4 輸血と移植

　本書のタイトルである輸血と移植は、どちらも他人の生体組織を移入する医療であり、免疫学的観点から自然界に存在しないイベントを取り扱う行為である。常に患者と提供者間の免疫応答を監視する必要がある。かつて、輸血は移植と異なる医療という風潮があったが、免疫応答をキーワードとするとどちらも同じ同種免疫を扱う医療であり学問といえる。

　妊娠も同種免疫といえるが、これを維持するための生体のメカニズムが働いて、特殊なケースを除いて多くの場合、重篤な有害事象は生じない。ただし、妊娠で産生された抗体が後の、妊娠、輸血や移植で問題を引き起こすことがある。特に、輸血や移植においては患者と提供者の間で生じるさまざまな免疫応答をコントロールすることが必要といえる。

　輸血では、ABOやRhD血液型は基本的に型を適合させて輸血されるため特殊な亜型でない限りこの因子に関する問題は生じない。ただし、これ以外のさまざまな赤血球血液型やHPA(血小板特異抗原)、HNA(顆粒球抗原)、血漿成分などランダムに輸血される因子に関しては溶血性輸血副作用や非溶血性輸血副作用に関するコントロールが求められる。これらの多くは、患者が保有する抗体と輸血した抗原との間で生じる有害事象であるが、輸血関連急性肺障害(transfusion-related acute lung injury；TRALI)は、逆に提供者が保有する白血球アロ抗体が原因となる。したがって、患者と提供者双方の因子で生じうる免疫応答を常に監視する必要がある。

注1)：対立遺伝子(allele)の日本語表記は「アリル」「アリール」もしくは「アレル」であるが、日本学術会議 基礎生物学委員会・統合生物学委員会合同生物科学分科会の提言「高等学校の生物教育における重要用語の選定について(改訂)2019年7月8日」に従って、本書では「アレル」と表記する。日本組織適合性学会標準化委員会においても「アレル」と表記することを推奨している。

これら輸血療法の多くは臓器移植や造血幹細胞移植の支持療法として活用される。先に述べたさまざまな抗体が移植後の経過を左右するため、輸血と移植は非常に密接な関係にあるといえる。特にABO血液型不適合の臓器移植や造血幹細胞移植においては、移植前、移植後および生着後の輸血管理が非常に重要となる。

　さらに、輸血や移植を発展させた細胞治療が近年のトレンドである。養子免疫療法(adoptive immunotherapy)や、その進化系のCAR-T細胞療法(chimeric antigen receptor-T cell therapy)など、単に不足した血液細胞を補充する輸血、あるいは機能不全の臓器や造血幹細胞を置き換える移植にとどまらず、積極的治療に向かいつつある。これらの治療ソースとなる細胞は、当初は、組織適合の問題から患者自身の細胞を利用する個人個人の医療であったが、公的に利用できる体制としてiPSストック事業がある。HLAホモ接合の細胞をiPS技術でストックして厳重な品質管理のもと1種類の細胞が多くの患者に利用できる体制を狙ったものである(「Ⅶ-5.2.C. 再生医学との関連」274頁参照)。そして、ストックされる細胞は、HLA型が判明しているHLA適合血小板輸血の献血ドナーや臍帯血移植で収集された細胞が利用されている。また、日本骨髄バンクにドナー登録されている数十万人をCAR-T細胞療法の細胞ソースとして利用することも検討されている。これまで培ってきた輸血や移植の知見とそのリソースを利用して、さらに発展した医療に進んでいくことが想定される。

　本書はその基礎となる輸血と移植の両面を同時に学ぶことができるため、これにより今後の医療に貢献できる人材が育っていくことを期待する。

Chapter 2 組織適合抗原と血液型

1 マウスの組織適合抗原

A ▪ H2分子の特徴

　MHC（major histocompatibility complex；主要組織適合性遺伝子複合体）の機能は、細菌、ウイルスなどの病原体に由来するペプチドと結合し、T細胞に抗原提示することにより、T細胞の活性化を誘導し、それらペプチドを非自己と認識させ、駆逐させることにある。

　マウスのMHCはH2と呼ばれる。H2分子は、複数の遺伝子複合体からコードされ、分子構造や機能の違いからクラスI分子とクラスII分子に大別される。クラスI分子、クラスII分子共にヘテロ2量体（ヘテロダイマー）を形成する。すなわち、クラスI分子はα鎖とβ_2ミクログロブリン（β_2m）とが、クラスII分子はα鎖とβ鎖とがそれぞれ非共有的に結合し、糖鎖が修飾された後に細胞膜上に発現する糖タンパクである。

　クラスI分子のうち、H2-K、H2-DおよびH2-Lは古典的クラスI分子と呼ばれ、キラーT細胞（CD8陽性T細胞）の免疫応答を誘導する機能をもつ。これに対して、H2-Q1、H2-T18、H2-M3などは非古典的クラスI分子と呼ばれ、特殊な抗原提示機能を有するなど多様な機能をもつ。古典的クラスI分子はほぼすべての細胞膜上に発現するが、非古典的クラスI遺伝子は限局的に発現する。一方、クラスII分子のうち、H2-AおよびH2-Eは古典的クラスII分子と呼ばれ、B細胞、マクロファージ、樹状細胞などの抗原提示細胞、活性化T細胞、胸腺上皮細胞、表皮ランゲルハンス細胞などに発現し、ヘルパーT細胞（CD4陽性T細胞）の免疫応答を誘導する機能をもつ。これに対して、H2-DMおよびH2-DOは非古典的クラスII分子と呼ばれ、クラスII分子の抗原提示プロセシングに関与する機能をもつ。

B ▪ H2ゲノム領域の特徴

　約4Mb（400万塩基対）に及ぶH2ゲノム領域は17番染色体上に位置し、テロメア側からクラスI領域、クラスIII領域およびクラスII領域の3つの主要な領域から構成される（図1.2.1参照）。

　クラスI領域には、クラスI分子のα鎖のポリペプチドをコードする30〜50個の遺伝子が位置するが、その数はH2ハプロタイプによって異なる。例えば、H2-D^{b}分子をもつC57BL/6やH2-D^{k}分子をもつAKRマウスのクラスI領域には、*H2-D1*のみ位置するが、H2-D^{d}分子をもつBALB/cマウスでは5個の*H2-D1*様の遺伝子が位置する。*H2-Q*領域は、*H2-D*領域のテ

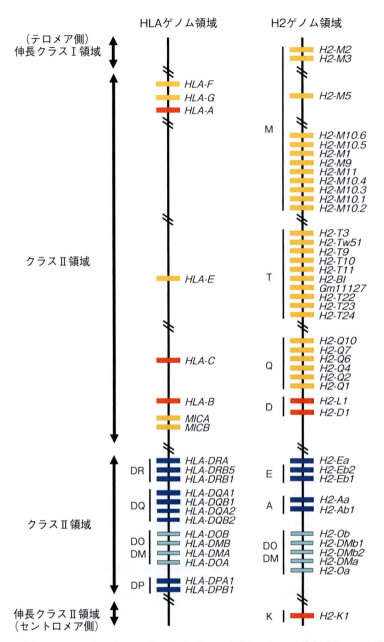

図1.2.1 マウスとヒトのMHCゲノム領域における比較ゲノム地図
マウスやヒトのゲノム塩基配列情報(GRCh38.p14およびGRCm39)から、MHCクラスI遺伝子およびクラスII遺伝子のみを抽出して記載した。赤色、オレンジ色、紺色および水色のボックスは、古典的クラスI遺伝子、非古典的クラスI遺伝子、古典的クラスII遺伝子および非古典的クラスII遺伝子をそれぞれ示す。

ロメア側に位置し、14個以上の遺伝子から構成され、少なくとも6個の遺伝子が発現している。H2-T領域は、H2-Q領域のテロメア側に位置し、胸腺白血病(thymus leukemia;TL)抗原をコードする遺伝子として見い出されている。この領域は、少なくとも25個のクラスI遺伝子を含み、H2ハプロタイプごとにその遺伝子構成が大きく異なる。H2-M領域は、クラスI領域の最もテ

ロメア側に位置し、9個以上のクラスI遺伝子から構成される。

一方、クラスII領域には、古典的クラスII分子のH2-AとH2-EをコードするH2-Aa、H2-Ab1、H2-Ea、H2-Eb1およびH2-Eb2が位置するが、ヒトのHLA-DPA1やHLA-DPB1のオーソログ（直系遺伝子）は認められない。また、クラスII分子の抗原提示プロセシングに関与する非古典的クラスII遺伝子のH2-DMa、H2-DMb1、H2-DMb2、H2-OaおよびH2-Obが位置する。さらに、クラスI分子の抗原提示プロセシングに関与する遺伝子として、Tap1やTap2（内在性抗原ペプチドを小胞体に運ぶトランスポーター）、Psmb8やPsmb9（内在性抗原タンパクをペプチドに分解するプロテアーゼサブユニット）が位置する。

クラスIII領域には、LtaやLtb（リンフォトキシン）、Tnf（腫瘍壊死因子）、C2、Cfb、C4aおよびC4b（補体成分）などHLA関連遺伝子以外の免疫に重要な役割を担う遺伝子が数多く位置する。MHCクラスIおよびクラスII遺伝子は認められない。

2 ヒトの組織適合抗原

A ■ HLA分子の特徴

ヒトのMHCは、HLA（human leukocyte antigen；ヒト白血球抗原）と呼ばれる。HLA分子はマウスのH2分子と同様に、複数の遺伝子複合体からコードされており、分子構造や機能の違いからクラスI分子とクラスII分子に大別される。クラスI分子はα鎖とβ_2mとが、クラスII分子はα鎖とβ鎖とがそれぞれ非共有的に結合したヘテロ2量体（ヘテロダイマー）を形成する。

クラスI分子のうち、HLA-A、HLA-BおよびHLA-Cは古典的クラスI分子と呼ばれ、キラーT細胞（CD8陽性T細胞）の免疫応答を誘導する機能をもつ。これに対してHLA-E、HLA-FおよびHLA-Gは非古典的クラスI分子と呼ばれ、特殊な抗原提示機能を有するなど多様な機能をもつ。古典的クラスI分子はほぼすべての細胞膜上に発現するが、非古典的クラスI遺伝子は限局的に発現する。

一方、クラスII分子のうち、HLA-DR、HLA-DQおよびHLA-DPは古典的クラスII分子と呼ばれ、B細胞、マクロファージ、樹状細胞などの抗原提示細胞、活性化T細胞、胸腺上皮細胞、表皮ランゲルハンス細胞などに発現し、ヘルパーT細胞（CD4陽性T細胞）の免疫応答を誘導する機能をもつ。これに対して、HLA-DMおよびHLA-DOは非古典的クラスII分子と呼ばれ、クラスII分子の抗原提示プロセシングに関与する機能をもつ。

B ■ HLAゲノム領域の特徴

HLAゲノム領域は6番染色体の短腕部（6p21.31）に位置し、その全長はマウスのH2ゲノム領域とほぼ同じ3.6 Mb（360万塩基対）に及ぶ。このゲノム領域は、遺伝子の機能や構造により、テロメア側からクラスI領域、クラスIII領域およびクラスII領域の3つの主要な領域から構成される。1999年に報告されたHLAゲノム領域の全塩基配列決定とその後の遺伝子解析やゲノ

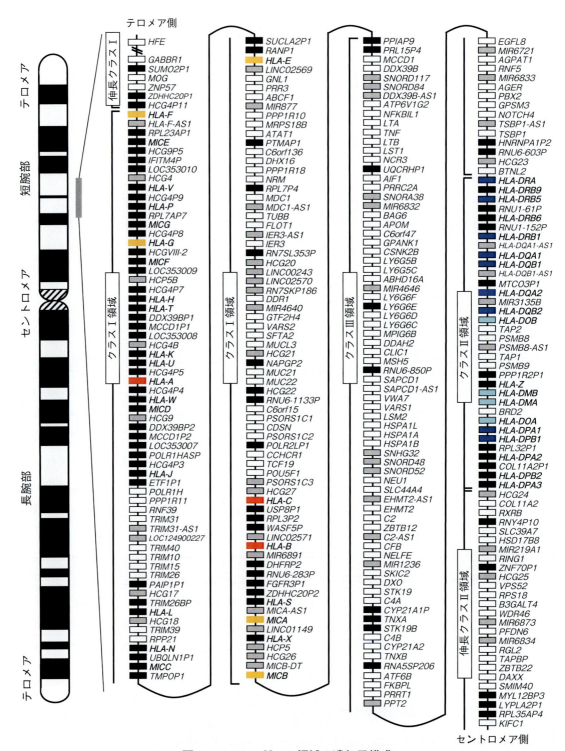

図 1.2.2　HLA ゲノム領域の遺伝子構成

白色、灰色および黒色のボックスは発現遺伝子、非コード RNA（non-coding RNA；ncRNA）遺伝子および偽遺伝子をそれぞれ示す。太文字は MHC 遺伝子を示す。また、赤色、オレンジ色、紺色および水色のボックスは、古典的クラス I 遺伝子、非古典的クラス I 遺伝子、古典的クラス II 遺伝子および非古典的クラス II 遺伝子をそれぞれ示す。

ム情報解析から、254個の遺伝子［124個の発現遺伝子、49個のコード配列をもたないRNA（non-coding RNA；ncRNA）、81個の機能をもたない偽遺伝子］がHLAゲノム領域に位置する（2024年7月1日現在）。発現遺伝子のうち、HLA分子をコードする遺伝子は18～19個であり、それら遺伝子近傍のゲノム領域にHLA遺伝子の偽遺伝子が密集して位置する（図1.2.2参照）。

クラスI領域には、古典的クラスI分子のα鎖ポリペプチドをコードする*HLA-A*、*HLA-B*および*HLA-C*や非古典的クラスI遺伝子のα鎖ポリペプチドをコードする*HLA-E*、*HLA-F*および*HLA-G*が位置しており、それら遺伝子から発現するα鎖と15番染色体に位置する*B2M*から発現するβ_2mとが結合してクラスI分子を形成する。非古典的MHC分子に分類され、MHC様の分子構造をコードする*MICA*や*MICB*は、この領域のセントロメア側に位置する。一方、クラスI領域には46個の発現する非HLA遺伝子が位置するが、それらの1つである*POU5F1*は、*HLA-C*のテロメア側近傍に位置し、iPS細胞（induced pluripotent stem cells；人工多能性幹細胞）樹立に用いられた山中4因子の1つであるOct3/4をコードする遺伝子として知られている。

クラスII領域には、古典的クラスII分子のα鎖ポリペプチドをコードする*HLA-DRA*、*HLA-DQA1*および*HLA-DPA1*やβ鎖ポリペプチドをコードする*HLA-DRB1*、*HLA-DRB3*、*HLA-DRB4*、*HLA-DRB5*、*HLA-DQB1*および*HLA-DPB1*が位置し、それら遺伝子から合成されるα鎖とβ鎖が結合してクラスII分子を形成する。なお、HLA-DR領域は古典的クラスII分子のβ鎖をコードする*HLA-DRB3*、*HLA-DRB4*および*HLA-DRB5*や機能をもたない偽遺伝子の有無により遺伝子構成の異なる5種類のグループに分類される（71頁図2.3.4参照）。また、クラスII分子の抗原提示プロセシングに関与する非古典的クラスII遺伝子の*HLA-DMA*、*HLA-DMB*、*HLA-DOA*および*HLA-DOB*が位置する。さらに、クラスI分子の抗原提示プロセシングに関与する遺伝子として、*TAP1*や*TAP2*（内在性抗原ペプチドを小胞体に運ぶトランスポーター）、*PSMB8*や*PSMB9*（内在性抗原タンパクをペプチドに分解するプロテアーゼサブユニット）および*BRD2*（RNAポリメラーゼIII転写因子複合体のサブユニット）が位置する。

クラスIII領域には、*LTA*や*LTB*（リンフォトキシン）、*TNF*（腫瘍壊死因子）、*C2*、*CFB*、*C4A*および*C4B*（補体成分）など免疫に重要な役割をもつ60個の発現遺伝子が位置する。*C4A*と*C4B*を含むゲノム領域には*C4A-CYP21A1P-TNXA*や*C4B-CYP21A2-TNXB*をユニットとした遺伝子重複が観察される。

クラスI領域テロメア側のゲノム領域は伸長クラスI領域と呼ばれており、非古典的MHC分子に分類され、MHC様の分子構造をコードする*HFE*が位置する。この遺伝子は、腸管細胞における鉄の輸送調節に関与し、ヘモクロマトーシスの原因遺伝子である。また、*MOG*（ミエリンオリゴデンドロサイト糖タンパク）、*GABBR1*（γアミノ酪酸B型受容体サブユニット）および数多くの嗅覚レセプター遺伝子や転写因子をコードする遺伝子が位置する。一方、クラスII領域セントロメア側のゲノム領域は伸長クラスII領域と呼ばれており、クラスI分子の抗原提示プロセシングに関与する*TAPBP*（TAP結合タンパク、タパシン）が位置する。

3 ほかの動物種の組織適合抗原

　脊椎動物は、先カンブリア時代(7.66億年前から4.2億年前)に起きた2回のゲノム倍化によって誕生したという仮説が1970年に大野 乾により提唱された。この大規模なゲノム倍化は、個々の遺伝子のコピーを誕生させ、それらの機能に多様性をもたせた。その結果、高度な機能を有するさまざまな脊椎動物を誕生させてきたと考えられている。MHC遺伝子やMHC分子の発現は、円口類を除くヒトから軟骨魚類までの脊椎動物に確認されており、脊椎動物門に最も近い進化学的位置に分類されている頭索類のナメクジウオや円口類のヤツメウナギなどには認められていない。このことから、MHC分子やそれをコードするMHC遺伝子の誕生は、円口類との種分岐後の脊椎動物の祖先に生じたと推定されている。

　代表的な動物種におけるMHCゲノム領域の遺伝子構成の概略を**図1.2.3**に示した。HLAやH2ゲノム領域に観察されるクラスI領域、クラスIII領域およびクラスII領域の存在、およびクラスI遺伝子やクラスII遺伝子がクラスI領域やクラスII領域にそれぞれ独立的に位置する特徴は有胎盤類のみに観察される特徴である。一方、哺乳類に属し比較的古い時期に種分岐した有袋

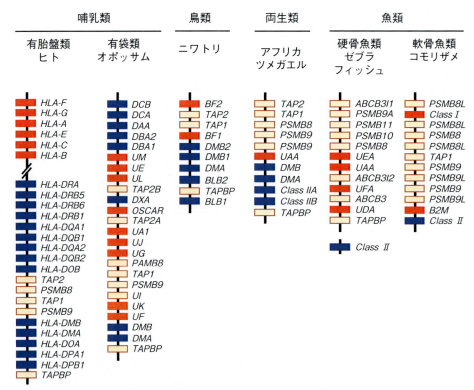

図1.2.3　代表的な動物種におけるMHCゲノム領域の比較ゲノム地図
MHCクラスI遺伝子、クラスII遺伝子および抗原提示プロセシングに関係する遺伝子のみを記載した。赤色、青色および黄色のボックスは、クラスI遺伝子、クラスII遺伝子およびMHC分子の抗原提示プロセシングに関係する遺伝子をそれぞれ示す。

類のオポッサムでは有胎盤類と同様に3つの領域を有するが、クラスⅠ遺伝子のすべてはクラスⅡ領域に位置し、ヒトやマウスのクラスⅠ領域に位置する非MHC遺伝子のみがクラスⅠ領域に位置する。このクラスⅠ遺伝子とクラスⅡ遺伝子とが隣接して位置する遺伝子構成は、非哺乳類（鳥類、両生類、魚類）にもみられる。また哺乳類と非哺乳類との比較から、哺乳類のMHCゲノム領域が3～4Mbと長大なゲノム構造を有するのに対し、非哺乳類（ニワトリ、アフリカツメガエル、ゼブラフィッシュ、コモリザメ）では100～500kbと比較的短くて単純なゲノム構造を有する。また、硬骨魚類におけるMHCクラスⅡ遺伝子はMHCゲノム領域と連鎖しない特徴やヒトを含む多くの動物種においてβ₂ミクログロブリンをコードする $B2M$ はMHCゲノム領域と連鎖しない特徴がある。興味深いことに、軟骨魚類のコモリザメではMHCクラスⅡ遺伝子や $B2M$ がMHCゲノム領域に位置することから、コモリザメが属する板鰓類はより原始的なMHCゲノム構造を保持している可能性がある。

　有胎盤類におけるMHC遺伝子の数や遺伝子構成は動物種間で顕著に異なる。例えば、ヒトとマウスを比較した場合、2個のH2クラスⅠ遺伝子（$H2$-$M2$ および $H2$-$M3$）が、伸長クラスⅠ領域の嗅覚レセプター遺伝子群に位置していること、転座により形成されたと考えられる古典的クラスⅠ分子をコードする $H2$-$K1$ が伸長クラスⅡ領域に位置すること、ヒトのDP領域やMIC遺伝子のオーソログはH2ゲノム領域に認められないこと、ヒトの伸長クラスⅠ領域に位置するヘモクロマトーシスの原因遺伝子である HFE は、マウスの相同ゲノム領域に認められず、H2ゲノム領域と異なる13番染色体に位置するなどの差異が挙げられる（**図1.2.1参照**）。

　一方、「Ⅰ-2.1. マウスの組織適合抗原」（9頁）に記載した $Tap1$、$Tap2$、$Psmb8$、$Psmb9$、$Tapbp$ などの抗原提示プロセシングに関与する遺伝子や Lta、Ltb、Tnf、$C2$、Cfb および $C4a$、$C4b$ などの非MHC遺伝子の大半は有胎盤類の動物種間の相同ゲノム領域によく保存されている。

4 血液型

　血液の成分である赤血球、白血球（顆粒球、リンパ球など）、血小板、血清タンパクなどの遺伝的多型に基づいて分類できる赤血球型、組織適合抗原（HLA）型、顆粒球型、血小板型、血清タンパク型などはすべて広義には血液型と称することはできるが、一般的に血液型という場合には赤血球膜上の糖鎖やタンパク抗原の多型性による赤血球型を指す。現在、国際輸血学会では遺伝子が同定され、その多型性が判明している43種類の血液型システムを定め、340以上の抗原が属している。ほとんどの赤血球抗原は糖鎖もしくは糖タンパクであり、その特異性はABO血液型のように糖転移酵素の遺伝子の違いによる糖鎖の種類と結合様式で決定されるもの、MNS、Duffy、Diegoのようにアミノ酸配列の違いにより決定されるものがある。

　糖鎖抗原である、ABO、Lewis、Hh、P1PK、I、Globoside、1回膜貫通型タンパク抗原（N末端が膜外のMNS、Gebrich、LW、Xg、Lutheranなど、N末端が膜内のKell）、複数回膜貫通型タンパク抗原（N末端が膜外のDuffy、N末端が膜内のRh、Diego、Kidd、Kx、JR、LANなど）、

GPI anchored proteinのCromer、Dombrock、JMH、Ytなど、発現様式はそれぞれの血液型によりさまざまである。

　輸血検査で問題となるのは、自然抗体をもつABO血液型で赤血球膜上の抗原数も多いために、異型輸血では重篤な血管内溶血性反応をきたす。また、Rh血液型は自然抗体をもつことはほとんどなく妊娠や輸血により抗体を産生するが、特にD抗原は抗原性が強く、輸血検査では必ず検査する項目に入れられている。

　この血液型システム以外に、システムの条件を満たしていないcollections（200シリーズ）、高頻度抗原の901シリーズ、低頻度抗原の700シリーズに分類されている血液型がある。

Chapter 3 免疫機構

● **はじめに**

　免疫系(immunologic system)は、外界から侵入してくるウイルス・細菌および寄生虫、あるいはこれらが産生する物質と、正常な自己の成分とを識別して排除すべく発達してきた生体防御機構の1つである。免疫系の効果の最終的な発現には、リンパ球を中心とする免疫担当細胞と、これらが産生する抗体やサイトカインなどのタンパクが主な役割を担っている。免疫担当細胞は相互に作用し合ったり、ほかの細胞・組織と出会ったりすることが必要であり、その場を提供する臓器として骨髄、胸腺、脾臓、リンパ節、リンパ管などが発達している。

　免疫系の特徴は、自然界に存在するさまざまな異物(非自己)の特徴を見極めて(抗原特異性の識別)特異的に攻撃するが、自己の体の成分に対しては見逃す点[免疫寛容(immune tolerance；トレランス)の成立]にある。そのうえ、以前に遭遇した異物を記憶(memory；メモリー)し、再会した際には初回より、迅速かつ大きな免疫応答が始まることも特徴である。

1 自然免疫

　微生物が生体内に侵入してくると、初めて遭遇した微生物であっても、これを直ちに排除する機構が局所でまず作動する。例えば、血液中に含まれる補体は、微生物の表面に直接結合して補体複合体を形成し、これをマクロファージや単球などの食細胞が貪食する。食細胞は、微生物などに遭遇した際にサイトカインやケモカインなどを分泌し、ほかの細胞群を活性化することもある。自然免疫機構における微生物の認識は、後述する獲得免疫と異なり、多くが遺伝子再構成を示さない受容体によって行われる。この受容体は、微生物に特有で、かつ、多くの微生物に共通して存在する分子を認識するので、パターン認識受容体(pattern recognition receptors；PRRs)と呼ばれる。パターン認識受容体は、単球、マクロファージ、樹状細胞、好中球、ナチュラルキラー細胞(natural killer cell；NK細胞)のほか、肝細胞、肺上皮細胞にも発現している。

A ■ 補体系

　補体(complement)は、生体に侵入した微生物を排除するための重要なエフェクター分子で、微生物表面で連鎖反応(cascade；カスケード)を起こす一群のタンパクの総称である。補体は、30種以上の血清タンパクと膜タンパクからなり、補体系を形成している。補体系の活性化には、3つの経路が存在する(図1.3.1)。古典経路(classical pathway)は、抗原抗体反応によって活性

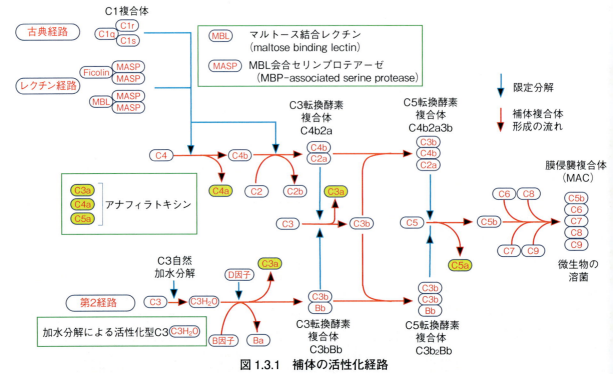

図1.3.1　補体の活性化経路

補体活性化の3つの経路を示す。いずれも、初期反応ではC3転換酵素が活性化し、活性型C3bを生成する。活性型C3bは微生物表面に結合し、補体レセプターを介した食細胞の貪食能を高める（オプソニン効果）。またC3bはC3転換酵素に結合してC5転換酵素を構成する。この複合体によるC5の限定分解で生成するC5bは、微生物膜上に膜侵襲複合体(MAC)の形成を誘導する。これにより微生物の膜に孔が空き微生物は破壊される。補体の活性化経路は複雑であるが、基本となる古典経路はC1から始まり、ほぼ番号順にC9に至る。ただC4がC2の前である点に注意したい。レクチン経路では、古典経路のC1複合体の代わりにレクチンが微生物表面に結合する。また第2経路は古典経路やレクチン経路のC3分解反応のところから合流する。

化される。レクチン経路(lectin pathway)と第2経路(alternative pathway)は、自然免疫の一部として、抗体非依存性に活性化される。いずれの経路も、まず一連のタンパクの限定分解反応で始まり、これにより、形成されるC3転換酵素複合体が補体第3成分(C3)をC3aとC3bに分解する。活性型の補体成分C3bは微生物表面に結合する。C3bは食細胞にとって調味料(オプソニンという)のような作用があり、C3bがマクロファージなどの表面に発現しているC3受容体に結合すると、微生物などが貪食されやすくなる。この現象をオプソニン作用(opsonization；オプソニン効果、オプソニン化ともいう)と呼んでいる。

また、補体系の活性化に伴い、産生されたアナフィラトキシン(anaphylatoxin)と呼ばれる補体フラグメントのC3a、C4a、C5aが肥満細胞や好塩基球に作用して、ヒスタミンやロイコトリエンなどのケミカルメディエーターを分泌させ、局所に炎症を引き起こす。また、C5aは、走化性因子としても働き、血管内から感染局所に好中球を呼び寄せて、活性化させる。

補体活性化カスケードの結果、C5bからC9までの補体成分によって膜侵襲複合体[膜傷害複合体ともいう(membrane attack complex；MAC)]と呼ばれる硬い膜貫通孔が微生物の細胞膜に形成される。この孔を通過して水とイオンが微生物内に侵入し、浸透圧分解を受けることで微生

物は殺菌される。この現象を溶菌(bacteriolysis)という。補体系は、抗原に対する抗体産生を増強するアジュバントとしても機能する。このことは、初期の自然免疫において機能する補体系が、獲得免疫の抗体産生にも重要な役割を担っていることを示している。

B ■ 自然免疫系による病原体の認識

多くの微生物構成成分は、パターン認識受容体によって認識される。パターン認識受容体には、エンドサイトーシス型のスカベンジャー受容体、C 型レクチン受容体(C-type lectin receptor)、マクロファージマンノース受容体(macrophage mannose receptor；MR)、シグナル伝達型の Toll 様受容体(Toll-like receptors；TLRs)、NOD 様受容体［nucleotide oligomerization domain(NOD)-like receptors；NLRs］、RING-1 様受容体［retinoic acid-inducible gene-I(RING-1)-like receptors；RLRs］などがある。これらの受容体によって認識される分子は、微生物に特有で、しかも多くの微生物に共通して存在する。樹状細胞などの抗原提示細胞は、TLR を介して微生物由来の物質を認識して活性化され、炎症反応を誘導する(図 1.3.2 上)。獲得免疫系細胞の抗原受容体遺伝子群と比較して、TLR 分子の遺伝子群はわずか 10 種類程度しか存在しないが、多くの微生物固有の構造を認識して微生物応答反応を惹起する。TLR2 は、TLR1 や TLR6 と 2 量体を形成してグラム陽性菌、グラム陰性菌のリポタンパクや、細菌の細胞壁を構成するプロテオグリカン(proteoglycan；PGN)、グラム陽性菌のリポタイコ酸(lipoteichoic acid；LTA)を認識する。TLR4 はホモ 2 量体でグラム陰性菌のリポ多糖(lipopolysaccharide；LPS)を認識する。LPS は、マクロファージや樹状細胞を刺激して腫瘍壊死因子α(TNF-α)やインターロイキン 6(IL-6)などの炎症性サイトカインの産生を誘導する。特に樹状細胞では、MHC クラスⅡ分子や補助刺激分子 CD80、CD86 などの細胞表面への発現が増強し、T 細胞への抗原提示能が上昇する。TLR9 はエンドソーム内に存在し、メチル化されていない CpG モチーフを有する細菌やウイルス由来の DNA を認識する。

C ■ 異物認識と貪食殺菌作用

マクロファージや好中球などの食細胞は、微生物を認識するとこれに接着し、膜で覆い細胞内へと取り込んで食胞(phgosome)内に封じ込める。この一連の過程を貪食(phagocytosis；ファゴサイトーシス)と呼ぶ。マクロファージによる異物の識別は、非オプソニン性の機構とオプソニン介在性のものがある。前者は、受容体が異物表面の疎水性構造や一定の異物構造を認識するものであり、後者は、異物と細胞の間に抗体や補体などのオプソニンが介在する識別である。好中球は主に後者によって異物を識別する。

D ■ 自然リンパ球

自然リンパ球(innate lymphoid cells；ILCs)は B 細胞や T 細胞と異なり、遺伝子の再編成で構築される抗原受容体をもたないリンパ球である。特有の転写因子や産生するサイトカインに応じ

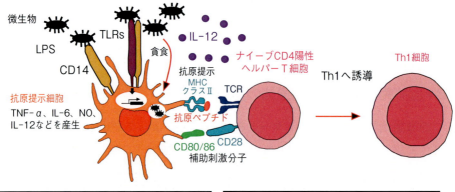

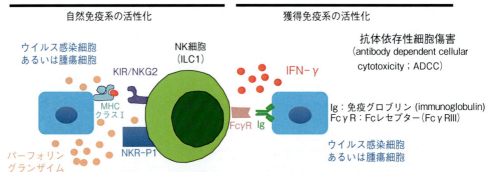

図 1.3.2　自然免疫系による獲得免疫系の活性化

上：自然免疫系は微生物特有の構成成分をパターンとして認識することにより活性化され、炎症性サイトカイン（TNF-α、IL-6）の産生や補助刺激分子（CD80/86）の発現誘導などを介して獲得免疫系の活性化を誘導する。

下：NK 細胞はウイルス感染細胞、腫瘍細胞などの MHC クラス I 分子の発現減少を KIR を介して認識し、これを傷害する。あるいは標的細胞表面に結合した Ig を Fc レセプターを介して認識し、これを傷害する（抗体依存性細胞傷害）。

て ILC1、ILC2、ILC3 の 3 グループに分類される。ILC1 グループの細胞は、転写因子 T-bet の発現に依存し、インターフェロン γ（IFN-γ）や TNF-α を産生する。NK 細胞は ILC1 グループに属し、大量の IFN-γ を産生してウイルスなどの増殖を抑制するため、獲得免疫系が作動する前の初期の宿主防御に貢献している。また、腫瘍細胞やウイルス感染細胞を前感作なしに傷害することができる（図 1.3.2 下）。マクロファージが産生する IL-12 によって活性化されると、NK 細胞は強い細胞傷害活性をもつようになる。また、活性化 NK 細胞は、抗体分子の定常領域（Fc）に対するレセプター（Fc レセプター）を発現し、抗体が結合した標的細胞を傷害する。

　NK 細胞は、IgG 抗体の Fc 部位に対する受容体である FcγR III（CD16）や NKR-P1（CD161）、接着分子である CD2、DNAM-1（CD226）や LFA-1（CD11a/CD18）などを活性化受容体とし、標的細胞上のリガンド分子を認識して活性化される。NK 細胞が正常細胞に対して傷害活性を示さないのは、NK 細胞表面に発現する KIR（killer cell immunoglobulin-like receptor）のうちの抑制型受容体が自己の MHC クラス I 分子を認識して、正常細胞の傷害を抑制するためである。腫瘍細胞やウイルス感染細胞のあるものは、MHC クラス I 分子の発現を減らすことによって細胞傷害性 T 細胞からの攻撃を免れるが、抑制型 KIR 受容体による抑制が外れるため NK 細胞の攻撃を受けることがある。

ILC2 グループの細胞は、転写因子の RORα/GATA3 を発現し、IL-5、IL-13 などの Th2 サイトカインを産生する細胞群で、寄生虫の排除やアレルギー反応に関与すると考えられている。ILC3 グループの細胞は転写因子の RORγt を発現し、腸管の粘膜固有層に多く存在する。IL-17、IL-22 を産生し、好中球の誘引や抗菌ペプチドの産生を促し、腸管バリア機能の維持にかかわると考えられている。

2 獲得免疫

　自然免疫系の応答に引き続いて起こる、抗原特異的な免疫応答を獲得免疫（acquired immunity）と呼ぶ。感染局所における病原体由来の抗原は、遊走性の抗原提示細胞に取り込まれ、局所リンパ組織に運搬されるか、または局所リンパ組織へ流入し、そこに存在する抗原提示細胞に捕捉される。抗原提示細胞には、樹状細胞、表皮のランゲルハンス細胞（表皮特異的な樹状細胞）、マクロファージおよび単球などがある。抗原は、抗原提示細胞の中に取り込まれた後に分解され、局所リンパ節を循環するナイーブT細胞（生まれてからまだ抗原を認識したことがないT細胞のこと）に提示される。このようにしてT細胞の感作とエフェクターT細胞（抗原を認識して活性化され異物の排除にかかわるT細胞のこと）への分化が局所リンパ組織内で行われる。そして、活性化されたT細胞は局所リンパ組織を離れ、感染組織に移動して細胞性免疫を発現するか、あるいは移動せずに抗原特異的B細胞を局所リンパ節内で活性化する。どちらの反応が起こるかは、分泌されるサイトカインに依存する。

　獲得免疫の最も重要な機能の1つが免疫学的記憶の成立である。免疫学的記憶は、抗原特異的なT細胞やB細胞のクローン増殖と一部がメモリー細胞として長期生存するために起こる。

A ■ T細胞への抗原提示とT細胞応答

　微生物の多くは、生体の外界と接している部分である皮膚、粘膜上皮などから侵入してくる。このような組織の直下に抗原提示細胞と総称される細胞が存在し、侵入してくる微生物の処理にあたっている。抗原提示細胞は、微生物あるいはそれに由来するタンパク分子（抗原）を取り込み、分解してペプチドをつくる。この外来非自己抗原由来のペプチド（抗原ペプチド）は、主にMHC［ヒトのMHCは、human leukocyte antigen（HLA）と呼ばれる］分子に結合した後、細胞表面に発現する（図 1.3.3）。

　T細胞の表面には、MHC分子などに結合した抗原ペプチドあるいは脂質などを特異的に識別するT細胞レセプター（T cell receptor；TCR）が発現している。TCRには、α鎖とβ鎖によって構成されるαβTCRと、γ鎖とδ鎖からなるγδTCRの2種類があり、個々のT細胞は、それぞれにユニークな1種類のTCRを発現する。ヘルパーT細胞は、細胞表面にCD4分子とαβTCRを発現しており、αβTCRがMHCクラスⅡ分子とペプチドの複合体を認識すると、TCRを介してT細胞に活性化シグナルが入り、細胞の増殖に必要なサイトカインおよびそのレセプターの

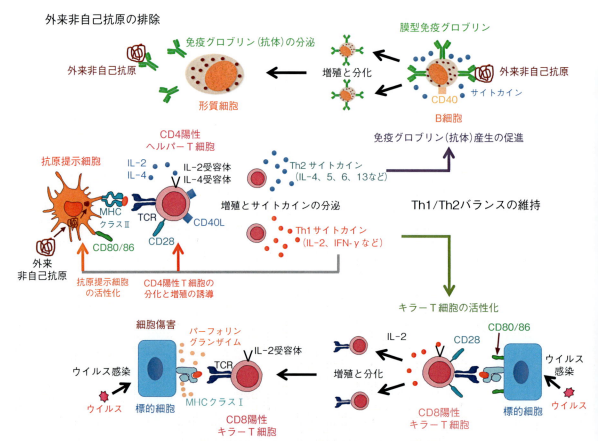

図 1.3.3 獲得免疫系による外来非自己抗原の排除

外来の非自己抗原は、抗原提示細胞に取り込まれ、抗原由来のペプチドが MHC クラス II 分子に結合したかたちで細胞表面に提示される。CD4 陽性ヘルパー T 細胞は、これを認識して活性化し、増殖するとともに種々のサイトカインを分泌する（中）。Th2 サイトカインは B 細胞による抗体産生を誘導し、液性免疫応答を促進する（上）。Th1 サイトカインは CD8 陽性キラー T 細胞の活性化を促し、パーフォリン、グランザイムなどの分泌による標的細胞の傷害に至る細胞性免疫を活性化する（下）。Th1/Th2 バランスは、免疫応答の方向性（細胞性免疫か、液性免疫か）を決める重要な要因となる。

遺伝子を発現する。そして、免疫応答が生じた局所で T 細胞が増殖し、微生物由来のペプチドに反応する T 細胞の数とサイトカインの濃度が増加する。

　このような反応は、微生物が侵入した局所でも生じるが、むしろ微生物を取り込んだ抗原提示細胞が、リンパ管を通ってリンパ節へと移動し、ここで血行性にリンパ節に到達した T 細胞と遭遇することによって生じるものの方が重要である。さらに、微生物由来の物質がリンパ管を経由してリンパ節へ到達し、その場に存在する抗原提示細胞に取り込まれ、T 細胞を活性化する経路もある。このような機序により、微生物に感染して T 細胞が増殖することで、微生物が侵入してきた局所の所属リンパ節が腫張する。

B ■ ヘルパー T（Th）細胞の分化

　胸腺で成熟し、末梢に供給された CD4 ナイーブ T 細胞は、抗原刺激、サイトカイン刺激など

表1.3.1 CD4陽性ヘルパーT細胞（Th細胞）の各サブセットの性質

	Th1細胞	Th2細胞	Th17細胞	Tfh細胞	Treg細胞
これらの細胞への分化を誘導するサイトカイン	IFN-γ IL-12	IL-4	TGF-β IL-6 IL-23	IL-6	TGF-β
産生するサイトカイン	IFN-γ IL-2 TNF-α	IL-4 IL-5 IL-13	IL-17 IL-22	IL-21	TGF-β IL-10
活性化する細胞	マクロファージ	好塩基球 肥満細胞 好酸球	好中球	B細胞	―
標的病原体	細胞内寄生性細菌	寄生虫	細胞外細菌	多様	―

によってTh1細胞、Th2細胞、Th17細胞、Tfh細胞（T follicular helper cell；濾胞性ヘルパーT細胞）、Treg細胞（regulatory T cell；制御性T細胞）などのサブセットに分化する。CD4ナイーブT細胞が抗原提示細胞を介して抗原刺激を受けることによって、機能的なエフェクターT細胞に分化するが、この際に共存するサイトカインにより、いずれかのTh細胞サブセットに誘導される（表1.3.1）。Th1細胞は、IL-2、IFN-γなどのTh1サイトカインを産生し、細胞性免疫を活性化して炎症反応や組織破壊を誘導する。Th2細胞は、IL-4、IL-5、IL-13などのTh2サイトカインを産生し、寄生虫排除やB細胞による抗体産生を促進する。Th1/Th2バランスは、免疫応答の方向性を決める重要な要因であり、生体内ではその恒常性が保たれている（図1.3.3）。しかし、Th1/Th2バランスが乱れ、Th1が優勢になると自己免疫疾患、Th2が優勢になるとアレルギー疾患の発症につながりやすくなる。

Th17細胞は、腸管、気管、尿管などの粘膜に存在し、IL-17やIL-22の産生によって、上皮細胞のバリア機能を亢進する。Tfh細胞は、リンパ節に存在し、IL-21を産生することによって、B細胞による抗体産生を促進する。Treg細胞は、TGF-βやIL-10などの抑制性サイトカインを産生し、過度な免疫応答の抑制や自己免疫疾患発症を防ぐ。

C ■ 細胞傷害性T細胞によるウイルス感染細胞の排除

ウイルスに感染した細胞は、T細胞の中でも、細胞傷害性T細胞［cytotoxic T lymphocyte（CTL）；キラーT細胞］と呼ばれる細胞によって排除される。ウイルス感染細胞の表面に発現しているMHCクラスI分子は、細胞質内でウイルス由来のタンパクが分解されてできたペプチドを結合している。細胞表面にCD8分子を発現するCTLは、αβTCRを介してこれを識別し、ウイルス感染細胞にアポトーシスを誘導して破壊する（図1.3.3下）。このようなウイルス感染細胞の殺傷によって、ウイルスは根絶される。

D ■ B細胞の活性化と免疫グロブリンの産生

B細胞の表面は、抗原分子に特異的かつ直接結合できるレセプターとして免疫グロブリン

(immunoglobulin；Ig)分子を発現している。Igは、抗体あるいはB細胞レセプターとも呼ばれ、無数の抗原に対応するだけの多様な構造をとりうるという特徴がある。個々のB細胞は、それぞれ異なる抗原を識別する1種類のIg分子を発現している。微生物が侵入すると、微生物由来の物質に結合できるIg分子を発現したB細胞のみが、このIg分子を介した活性化シグナルを受けてサイトカインレセプターを発現する。そして、MHC-抗原ペプチド複合体を認識して活性化されたヘルパーT細胞が産生するサイトカインや、その表面に発現するCD40リガンド(CD40L)分子と作用して増殖し、形質細胞(plasma cell)に分化する(図1.3.3上)。形質細胞はB細胞と異なり、膜結合型Igでなく分泌型Igを産生する。形質細胞から分泌されたIgは抗体として体液中に拡散し、抗原と遭遇するとこれに結合する。抗体の作用には、①ウイルスや細菌性毒素(トキシン)に結合し、その作用を中和する、②細菌の表面の抗原に結合し、このような細菌を食細胞に取り込まれやすくする(オプソニン作用)、そして③補体古典経路の活性化を惹起して膜侵襲複合体(MAC)の形成を細菌表面に誘導し、これを殺菌する、などがある。

E ■ 抗原レセプターの多様性の発現機構

1) 免疫グロブリン

　免疫系において、最初に種々の抗原を特異的に識別する物質として同定されたのが、免疫グロブリン(Ig)である。**図1.3.4**にIg分子の例としてIgGの基本的な構造を示す。Ig分子には5つのクラスがある(後述)が、いずれも分子量が大きいH鎖(heavy chain；重鎖)と分子量が小さいL鎖(light chain；軽鎖)によって構成される。Ig分子の基本的な構造の単位は、2本のH鎖と2本のL鎖が、これらタンパク中のシステイン残基の間に生じたジスルフィド結合(S-S結合)によって結合したものである。H鎖とL鎖は、共に抗原を識別して結合する可変

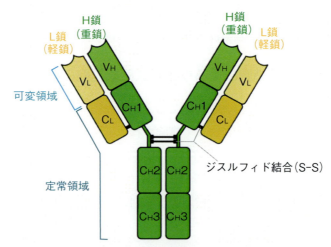

図1.3.4　免疫グロブリン分子(IgG)の基本的な構造
V_HおよびV_Lは、それぞれH(重)鎖あるいはL(軽)鎖の可変領域を示し、$C_H1 \sim C_H3$およびC_Lは、それぞれH(重)鎖の第1、第2、第3定常領域あるいはL(軽)鎖の定常領域を示す。

領域(variable region；V 領域)と、抗原特異性とは無関係に一定の構造をとっている定常領域(constant region；C 領域)とから構成される。可変領域は、Ig が認識する抗原の多様性に対応して構造が変化する。可変領域には、アミノ酸の変異が集中している部位が 3 ヵ所ある。これ

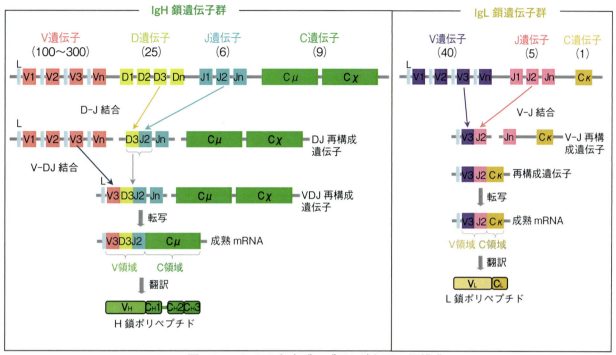

図 1.3.5　ヒトの免疫グロブリン遺伝子の再構成

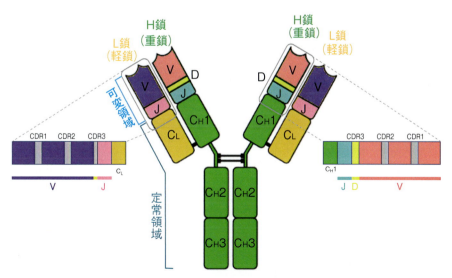

図 1.3.6　IgG 抗体における可変領域の構造構成

IgG 抗体は、H 鎖と L 鎖に存在する可変領域(V)と定常領域(C)から構成されている。H 鎖の可変領域には、VDJ(Variable-Diversity-Joining)領域が、L 鎖の可変領域には、VJ 領域が存在する(D 領域がない)。H 鎖と L 鎖の可変領域に存在する相補性決定領域(CDR) 1〜3 は抗原と接触する抗原結合部位を構成し、アミノ酸の変異が特に集中している。

らは、超可変領域(hyper-variable region；HV領域)、あるいは相補性決定領域(complementarity determining region；CDR)1〜3と呼ばれ、抗原分子と接触して抗原を識別する重要な役割を担っている。

　B細胞では、生殖細胞型(germ line)Ig遺伝子に再構成(rearrangement)と呼ばれる現象が生じる(図1.3.5・1.3.6)。生殖細胞型H鎖遺伝子には、V、DおよびJ遺伝子断片が多数存在する。ある1種類のDおよびJ遺伝子断片の間に介在する遺伝子領域が切り取られ、DおよびJ遺伝子断片が隣り合わせになるD-J結合が生じる。さらに同様の機構である、1種類のV遺伝子断片とD-J遺伝子断片との間の遺伝子領域が切り取られ、V-DJ結合が完了する。このようにして、VDJ再構成を終了したH鎖遺伝子に対応してmRNAが転写されてH鎖タンパクを発現する。L鎖遺伝子の再構成では、D遺伝子断片が存在しない点がH鎖と異なる。このようなランダムなV、(D)、J遺伝子断片の組み合わせで遺伝子再構成がなされることによって、膨大な特異性をもったレパートリーの抗体分子がつくられることになる。

　Ig遺伝子の再構成に際して、遺伝子組換えが起こる位置にズレが生じることによって、V領域の塩基配列が変化してさらなる多様性が生まれる。また、再構成における遺伝子組換えが生じるDNAの局所に余分な塩基が挿入されることによって、V領域の多様性がさらに増大する。このような現象がH鎖とL鎖で独立に生じるため、H鎖とL鎖の組み合わせによってもV領域の

表1.3.2　ヒト免疫グロブリンの特性

免疫グロブリンクラス	IgG				IgA		IgM	IgD	IgE
H鎖(重鎖)定常部	γ				α		μ	δ	ε
ドメイン数	3				3		4	3	4
H鎖サブクラス	γ1	γ2	γ3	γ4	α1	α2	なし	なし	なし
サブクラスの割合(%)	60〜65	20〜25	5〜10	4未満	85	15			
H鎖分子量(kDa)	59	50	60	50	55	55	75	62	70
L鎖(軽鎖)定常部	κ (67%)、λ (33%)								
L鎖分子量(kDa)(κおよびγ)	23								
総分子量(kDa)	150	150	170	150	160(血清型) 390(分泌型)	160(血清型) 390(分泌型)	970	180	200
血清中濃度基準値(mg/dL)	861〜1747				93〜393		男性33〜183 女性50〜269	9以下	170IU/mL以下
血清中半減期(日)	23	23	7	23	5.5	5.5	5〜10	<1	2
補体結合/活性化	±	+	±	−	−	−	±	−	−
Fc受容体結合	±	±	±	+	±	±	±	−	±
脂肪細胞、好塩基球の脱顆粒	−	−	−	−	−	−	−	−	±
胎盤通過性	±	+	±	±					

多様性が増す。さらに、V領域には体細胞高頻度突然変異と呼ばれる遺伝子変異の導入によっても多様性が増大する。

Igは、H鎖におけるC領域の構造的違いによって、IgA、IgD、IgE、IgGとIgMの5つのクラスに分類される(**表1.3.2**)。IgMは5量体を、IgAは2量体(分泌型の場合)を形成している。ヒトのIgGは、IgG1、IgG2、IgG3、IgG4の4種類のサブクラスが、またIgAはIgA1とIgA2の2種類のサブクラスが、それぞれ存在する。抗原に初めて出会った際の初回免疫応答は、まず抗原に特異的なIgMが血清中に出現し、遅れて量的に勝るIgGがつくられ、これが抗原の排除の主役を演じる。クラスの違いによって、分子の大きさ、血清中での半減期、その機能などが異なる。

2) T細胞レセプターの多様性の発現機構

T細胞レセプター(T cell receptor;TCR)遺伝子の再構成は、免疫グロブリン遺伝子のそれと非常によく似ている。TCRα鎖遺伝子は、IgL鎖遺伝子と同様にVおよびJ遺伝子断片からなる。このJ遺伝子断片に引き続いて、C遺伝子断片が連鎖している。一方、TCRβ鎖遺伝子は、IgH鎖遺伝子と同様にV、D、JおよびC遺伝子断片から構成されている(**図1.3.7**)。

TCRのV、DあるいはJ遺伝子断片は、Ig遺伝子のそれと同様に再構成を行う。さらに、TCRβ鎖のV、D、J遺伝子断片の結合部における塩基の挿入が認められる点も、IgH鎖遺伝子と同じである。TCRα鎖遺伝子では、VとJ遺伝子断片の間に塩基が挿入されうる。αβTCR遺伝子は、このようにして約10^{16}種類もの多様なTCR分子をコードすることが可能である。ただし、TCR遺伝子はIg遺伝子とは異なり、V領域をコードする遺伝子断片において体細胞高頻度突然変異によって多様性を増大させることがない。

TCRαおよびβの多様性は、Igと同様にCDR1、CDR2およびCDR3の3ヵ所の領域に集中している。Ig分子は、これら3つの領域それぞれに高度の多様性を示すが、TCR分子の多様性は、特にCDR3領域に集中している。TCR分子は、この多様性に富むCDR3領域およびCDR1領域の一部で、MHC分子に結合しているペプチドのアミノ酸残基の側鎖と接触し、これを識別している。一方、CDR1の一部とCDR2領域は、MHC分子と接触し、これが自己に由来することを識別している(「Ⅱ-3. HLAクラスⅡ系」65〜80頁参照)。

TCRγおよびδ鎖遺伝子は、TCRαおよびβ鎖遺伝子と類似しているが、以下の重要な特徴がある。①すべてのTCRδ鎖遺伝子は、α鎖遺伝子のVおよびJ遺伝子断片の間に位置している。したがって、α鎖遺伝子に再構成が起こると同時にδ鎖遺伝子は失われる。②γ、δ鎖遺伝子のV遺伝子断片の数は、IgあるいはαβTCR遺伝子に比べてはるかに少ない。③多様性がV-D-JあるいはV-J結合領域に集中している。

ヒトのδ鎖遺伝子の再構成に際して、2個のD遺伝子断片が同時に使用され、さらにV-DおよびD-J結合部のみならず、D-D結合部にも塩基が付加されることによって、δ鎖のV-D-D-J結合領域の多様性が著明に増大する。このようにして、γδTCR分子においても10^{16}種類もの多様なレセプターが形成される。

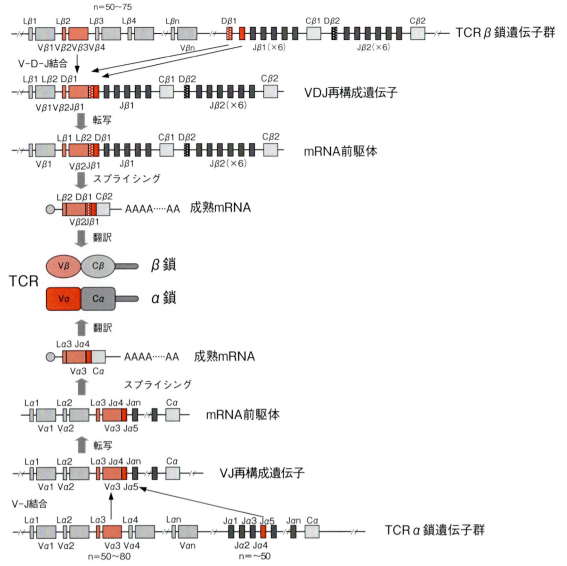

図 1.3.7　ヒトの TCR 遺伝子の再構成
TCRβ鎖遺伝子は、IgH 鎖遺伝子と同様に V、D、J および C 遺伝子断片から構成される。TCRα鎖遺伝子は、IgL 鎖遺伝子と同様に V、J および C 遺伝子断片からなり、D 遺伝子断片が存在しない。

3) 胸腺におけるαβT細胞の分化

　T細胞は、骨髄から胸腺（thymus gland）に移動したT細胞前駆細胞に源を発し、胸腺で分化成熟する。胸腺に存在するT細胞への分化段階にある細胞を胸腺細胞と呼ぶ。胸腺細胞の分化段階に応じて細胞表面のCD4、CD8およびTCRの発現が変化する。初期の未分化な胸腺細胞は、これら3種類の分子の発現を認めない。このような胸腺細胞は、CD4とCD8をともに発現しないことからダブルネガティブ胸腺細胞と呼ばれる。この細胞は、胸腺細胞の約5％を占め、その約75％が将来αβTCRを発現するαβT細胞へと分化する運命にあり、約20％はγδTCR分子を発現するγδT細胞となる。
　初期の胸腺細胞では、TCRαおよびβ鎖遺伝子の再構成が始まっていない。αβTCR遺伝子の

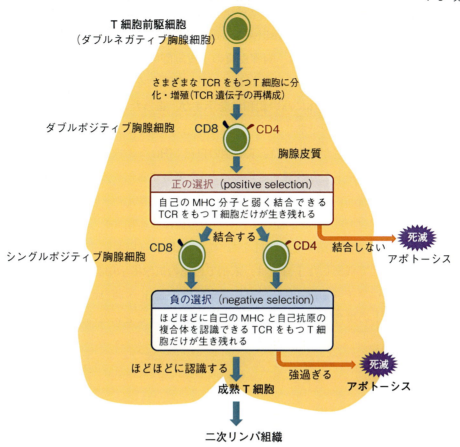

図 1.3.8　胸腺細胞の分化過程における、正の選択と負の選択
正の選択により自己の MHC にある程度の親和性をもつ胸腺細胞が選択されて、MHC 拘束性が付与される。また負の選択では自己 MHC/自己タンパク由来のペプチドに強く反応する胸腺細胞は除去されて、自己反応性 T 細胞が末梢に出る危険性を排除している。

再構成は、まず β 鎖において D–J、V–DJ の順に生じる。再構成に成功して正しいかたちをした TCRβ 鎖ができると、TCRβ 鎖は TCRα 鎖の代替分子であるプレ TCRα 鎖と複合体を形成し、細胞の表面に発現して細胞内に増殖シグナルを送る。そのシグナルにより細胞は増殖し、CD4 および CD8 分子の発現が誘導される。したがって、この分化段階の細胞をダブルポジティブ胸腺細胞と呼ぶ。増殖中のダブルポジティブ胸腺細胞では TCRα 鎖遺伝子の再構成は生じないが、増殖が止まると同時にこれが始まる。したがって、同一の β 鎖を発現する胸腺細胞であっても、α 鎖遺伝子の再構成の違いにより異なる α 鎖と複合体をつくるものが現れる。

4) 胸腺細胞の分化における 2 つの選択

　ダブルポジティブ胸腺細胞の約 90% は、分化を遂げることができずにアポトーシスで死滅する。これは、できあがった αβTCR の品質検査によって胸腺細胞の選択が行われるためである。この関門をくぐり抜けた胸腺細胞は CD4 または CD8 と αβTCR 分子とを発現するシングルポジティブ胸腺細胞へと分化を遂げ、末梢に成熟 T 細胞として供給される。

この品質検査には、正の選択（positive selection）と負の選択（negative selection）と呼ばれる2つがある（**図 1.3.8**）。正の選択は、胸腺皮質の上皮細胞に発現する自己の MHC 分子と自己のタンパクに由来するペプチドの複合体に対して、低い親和性を示す $\alpha\beta$TCR を発現する胸腺細胞が選択的に生き残るが、複合体に高い親和性を示すか、まったく親和性を示さない TCR を発現する胸腺細胞は死滅する過程である。この過程で自己の MHC に対するある程度の親和性をもった TCR を発現する胸腺細胞が選択され、T 細胞の自己 MHC への拘束性（T 細胞が自己の MHC 分子に結合した抗原ペプチドしか認識できないこと）を獲得する。一方、負の選択は、正の選択で生き残った細胞の中から、胸腺に存在する抗原提示細胞や髄質実質細胞の表面に発現する自己の MHC と自己のタンパクに由来するペプチドの複合体に高親和性を示す細胞、すなわち末梢で自己に反応する T 細胞に成熟する可能性をもつ危険な胸腺細胞を除去する過程である。これら2つの検査をパスして成熟した T 細胞は、末梢で自己の抗原提示細胞上の自己 MHC・自己のタンパクに由来するペプチドの複合体には反応せず、自己 MHC・非自己（病原体など）のタンパクに由来するペプチドの複合体に対して強い交差反応性を示すことになる。

II 組織適合抗原

Chapter 1 HLAの概要

1 MHCとHLAの関係

　ヒトの組織適合抗原であるHLA(human leukocyte antigen；ヒト白血球抗原)はMHC(major histocompatibility complex)とも表現される。このMHCとは、日本語では主要組織適合性遺伝子複合体と呼ばれ、組織適合性を決定する主要遺伝子の複合体であることを意味する。MHCは脊椎動物より上位の生物すべての主要組織適合複合体を指すが、ヒトを含む各種動物種(脊椎動物より上位)は固有の名称をもつと同時に、総称であるMHCとも言い換えることができる。一般的には脊椎動物以上の生物に共通の分子生物学的事象についてはMHCの表記を用い、特定の生物固有の現象や遺伝子の識別などについては固有呼称を用いる。

　脊椎動物における最初の組織適合抗原の発見は、近交系マウス間の免疫反応から定義づけられた抗原系で、異なる系統間の皮膚移植では生着がみられない(拒絶)ことから、自己と非自己の系統を規定する組織適合抗原の存在が突き止められた。これをH-2抗原と命名し、後にH2に表記が改変されたことにより、H2はマウスのMHCに相当する固有呼称として用いられている。

　一方ヒトにおいては、経産婦や妊婦の血清中に含まれる抗白血球抗体により白血球が凝集することが明らかになり、この抗原はHL-A(human leukocyte-antigen)と命名された。後にWHOに命名委員会が設置されると、後述の第6回ワークショップにおいてHL-AはHLAへと表記が変更され、現在に至っている。すなわち、HLAはMHCのヒトにおける固有呼称である。

　近年は各種脊椎動物のMHC遺伝子についての研究が進み、ウシ(bovine leucocyte antigens；*BoLA*)、ヤギ(caprine leukocyte antigen；*CLA*)などのように固有呼称が定義されている動物種が多く存在する。一方でヒト以外の霊長類については、学名の頭文字を並列(macaca mulatta；*Mamu*、アカゲザル)して用いるが、固有呼称表記の存在しない動物種も多数存在しており、その場合には動物名＋MHCの表記を用いることが一般的である。

2 HLAとワークショップの歴史

A ■ 国際HLAワークショップ

　HLAが白血球抗原として発見された1950年代は、主に白血球を凝集させる抗体の存在が必須であった。各研究者が独自に抗原抗体反応により新たな抗体を検出し、それをもとに抗原特異性を決定したが、異なる研究室で独自に報告された名称は、抗原や抗体特異性に一貫性がな

く混乱を招くこととなった。これらの抗原の存在や同一性を精査し、統一、標準化を行う必要が生じたことから、1964年に米国で第1回国際組織適合性(HLA)ワークショップが開催された（表2.1.1）。ワークショップでは主催者が参加者から提出された抗血清(抗体)を配布し、参加者はパネルリンパ球と呼ばれる異なるヒト個体由来リンパ球を用いて反応を精査し、結果のクラスター解析から抗体特異性を判定することで抗原の存在を同定していった。第1回では標準化、分類されたクラスターグループ(特異性)が"Hu-1"、"LA"、"Four"と名づけられた。翌年に開催された第2回ワークショップ(オランダ)では、混合リンパ球培養試験(mixed lymphocyte culture testing；MLC)による反応性の違いに焦点が当てられた。さらに2年後の1967年、イタリアで開催された第3回ワークショップでは、抗原抗体反応やMLCの信頼度を増すために、遺伝的に同一の抗原をもつ血縁者家族の細胞を使用するファミリースタディーの手法が採用され、これま

表2.1.1 国際組織適合性ワークショップ

回数	開催年	開催国	主な概要
第1回	1964	アメリカ	"Hu-1"、"LA"、"Four"の3つの特異性を同定
第2回	1965	オランダ	MLCによる(後のクラスⅡ抗原)反応性
第3回	1967	イタリア	ファミリースタディー、HLAと腎移植の関係
第4回	1970	アメリカ	HLA-A抗原の特異性27種の同定、HLA-B、-C座の同定
第5回	1972	フランス	世界49民族集団のHLAハプロタイプ観察
第6回	1975	デンマーク	Dw特異性
第7回	1977	イギリス	DR1-7の特異性同定、HTCの収集とタイピング
第8回	1980	アメリカ	MB(DQ)座、MT(DR52/53)座の同定、HLAと移植、HLAと疾患感受性
第9回	1984	ドイツ/オーストリア	HLAクラスⅠおよびクラスⅡ特異性、HLAクラスⅡと腎移植成績
第10回	1987	アメリカ	RFLP、T細胞クローン、HTCパネル細胞収集
第11回	1991	日本	HLAクラスⅡのDNAタイピング、人類遺伝学
第12回	1996	フランス	HLAクラスⅠのDNAタイピング、人類遺伝学
第13回	2002	カナダ/アメリカ	SNP解析、人類遺伝学、疾患関連解析、造血幹細胞移植
第14回	2005	オーストラリア	MHCと人類遺伝学/疾患/感染/造血幹細胞移植/がん/サイトカイン遺伝子群
第15回	2008	ブラジル	人類遺伝学、造血幹細胞移植、インフォマティクス
第16回	2012	イギリス	NGS、造血幹細胞移植
第17回	2017	アメリカ	NGS、造血幹細胞移植
第18回	2022	オランダ	抗原性と免疫原性、免疫遺伝学、バイオインフォマティクス

MLC（mixed lymphocyte culture testing；混合リンパ球培養試験）
HTC（homozygous typing cells；HLAホモ接合体細胞）
RFLP（restriction fragment length polymorphism；制限酵素断片長多型）
SNP（single nucleotide polymorphism；単塩基多型）
NGS（next genelation sequence；次世代シーケンス）
(https://hla.alleles.org/nomenclature/workshops.html より作成)

で単一の遺伝子に規定されていると思われたHLAに、少なくとも"LA"、"Four"の2つの抗原座が存在することが明らかになった。こうして先人の研究者らが拓いたHLA研究の扉は、第3回にWHO命名委員会が発足するといよいよ発展し、その後はほぼ2〜4年ごとに国際ワークショップが開催され現在に至っている。

　初期の国際ワークショップの大きな目的は抗原特異性の分類と統一であるが、そのためには抗原の同定に用いる良質な抗血清の検出、収集が必須であった。そこで、各国の研究者は経産婦、妊婦、頻回輸血患者などから血清を採取し、ワークショップで特異性同定済のパネルリンパ球を用いて抗HLA抗体を含む血清スクリーニングを盛んに行い、特異性の高い抗血清の収集に努めた。得られた抗血清は国際ワークショップで世界の参加研究室に配布され、特異性の確認が行われた。結果、多くのHLA抗原が命名委員会によって対立抗原特異性として公認されてきた。

　日本勢による国際ワークショップへの正式な参加は第6回（1975年）からで、4施設から10種の抗血清を提出し、現在のHLA-B54および-B67に相当する新規抗原の存在を報告したが、残念ながらこのときは日本人由来抗血清が相応の評価を得られず、抗原公認の機会を逃した。これは、参加者の多くが欧米の研究者であったことから、日本の研究者が提出した日本人由来抗血清は欧米人のリンパ球との反応性に乏しく、特異性が正しく評価されなかったことによるものである。しかし、日本の研究者はその後も参加の機会を重ねた結果、その努力の成果として第10回までに日本人由来の抗原特異性が公認されるようになると、1991年に横浜で日本主催の第11回ワークショップが開かれた。この第11回は日本が開催国となったほかに大きな意味をもつ。それは、本ワークショップが世界のHLA研究の大きな転換点となったことである。すなわち、HLA DNAタイピングの本格的な導入である。目的の遺伝子のみを大量に増幅可能なPCR（polymerase chain reaction）法が開発されるとDNAタイピング法にも積極的に応用され、第11回ではこのPCR法を用いて、木村彰方博士らが中心となってSSOP（sequence specific oligonucleotide probe）法のプライマー、プローブセットを参加者に配布し、既知HLAホモ接合体細胞DNAを用いて血清学的方法との比較を行った。この第11回を境に、DNAタイピングは血清学的タイピングに代わって主流となっていった。やがてDNAタイピングが普及し、DNAタイピングの結果から各対立遺伝子（アレル）が正確に抗原特異性に対応していることが明らかになると、煩雑な収集や配布作業が必須の血清学的タイピングワークショップへの参加者は次第に減少し、抗血清の評価や抗原の公認というワークショップそのものの意義は消滅していった。したがって、現在行われているワークショップは従来のワークショップと同義ではなく、DNAタイピング技術の標準化や、集団サンプルを用いてのテーマごとの解析が主流である。

B ■ 日本HLAワークショップとアジア・オセアニアHLAワークショップ

　第6回国際HLAワークショップの前年にあたる1974年、第1回日本HLAワークショップが開催されている。国際的なHLA研究に参加していた日本の研究者らは、欧米人主導で配布された欧米人由来の抗血清が日本人のリンパ球には反応が乏しく、逆に日本人由来抗血清は欧米人

由来リンパ球には反応しないことを見い出し、本ワークショップで日本人に特徴的な抗原特異性の存在を確認するに至った。しかし、これらの成果は第6回国際ワークショップで公認されずに終わったことから、国内では毎年ワークショップが開催され、精力的な解析とその結果を以て国際HLAワークショップで多数の抗原特異性を提唱した。こうした成果が国際ワークショップでの日本人や東洋人由来抗原特異性の公認につながり、また、公認を得られなかった特異性についても、後のDNA解析で個々の対立遺伝子との対応が明らかにされ、存在が証明されていった。この事実がその後のHLA研究における人類集団に特徴的なHLA多様性の概念に影響を与えたことは、特記すべきことである。

　前述のように日本人や東洋人の抗血清は、日本をはじめとするアジア諸地域で評価するべきとの観点から、1979年に第1回アジア・オセアニアHLAワークショップが日本で開催された。日本HLAワークショップはその後1993年の第11回まで開催されたが、DNAタイピングの普及に伴ってその役割を終え、現在では日本組織適合性学会がHLAタイピング技術の標準化のためのワークショップを毎年開催し、タイピングの精度維持に貢献している。また、アジア・オセアニアHLAワークショップにおいて日本は3度開催国を務めているが、第8回まで開催された後にアジア・オセアニアHLAタイピング実務者の集うASEATTA(Australasian and South East Asian Tissue Typing Association)と統合され、現在はAPHIA(Asia and Pacific Histocompatibility and Immunogenetics Association)に名称変更されている。

3 HLA分子の種類と構造

A ■ クラスⅠ分子とクラスⅡ分子

　HLA遺伝子の解析が進むと、血清中に見い出される抗HLA抗体は、細胞表面に発現しているHLA分子の一部分を認識していることが明らかとなった。つまり、抗血清により同定されたHLA抗原特異性とはHLA分子の多様性を指している。HLA分子は構造の違いによりクラスⅠとクラスⅡの2種類に大別され、クラスⅠ分子はすべての有核細胞に発現し、ウイルスなどの内因性ペプチドを細胞表面の溝に挟み込んでCD8陽性T細胞に提示する役割を担っている。一方のクラスⅡ分子は、マクロファージ、樹状細胞、B細胞、活性化T細胞などの抗原提示細胞にのみ発現し、微生物や外来性由来のペプチドを挟んでCD4陽性T細胞に提示する。

　HLAクラスⅠおよびクラスⅡ分子は膜結合型タンパクであるが、両者の構造は大きく異なっている。クラスⅠ分子は分子量4万前後のα鎖と1.3万のβ$_2$ミクログロブリンが非共有結合によりヘテロ二量体を形成し、α鎖は外来性ペプチドとの結合ドメインにあたるα1、α2ドメイン、免疫グロブリンに相同性のあるα3ドメイン、細胞膜との結合ドメイン、膜貫通ドメイン、細胞質ドメインより構成される(**図2.1.1**)。HLAクラスⅠ多型性を示す部分はα1およびα2ドメインに集中しているが、α3ドメインにも多型は存在する。対するクラスⅡ分子は分子量2.9万のα鎖と3万のβ鎖の非共有結合ヘテロ二量体である。α鎖は外来抗原由来ペプチドを結合

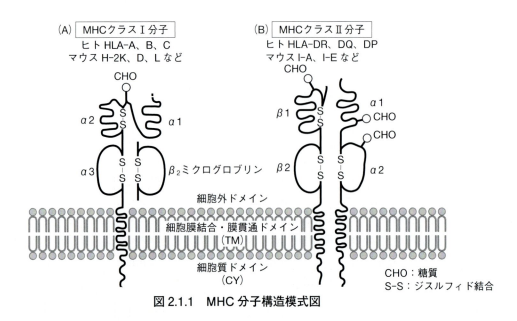

図 2.1.1　MHC 分子構造模式図

するα1ドメイン、下部のα2ドメイン、細胞膜結合ドメイン、膜貫通ドメイン、細胞質ドメインで構成され、β鎖においても外来抗原由来ペプチドを結合するβ1ドメイン、下部のβ2ドメイン、細胞膜結合ドメイン、膜貫通ドメイン、細胞質ドメインで構成される。α鎖とβ鎖は互いに向き合った形で存在し、細胞外先端部にあたるα1およびβ1ドメインが溝を形成してペプチドを収容する。

B ■ 古典的分子と非古典的分子

クラスI、クラスIIに属する個々の分子はまた、発現様式や機能の違いから多型性に富む古典的分子と多型性の乏しい非古典的分子に分類される。古典的HLA分子には、クラスIではHLA-A、-B、-C分子が、クラスIIではHLA-DR、-DQ、-DP分子が相当する。対する非古典的分子には、クラスIのHLA-E、-F、-G分子、クラスIIのHLA-DM、-DO分子が相当している。

C ■ HLA 関連分子

厳密な意味でのHLA分子に加えて、HLA分子と極めて相同性の高い関連分子の存在が知られている（図2.1.2）。例えば、MHCクラスI分子α鎖と高い相同性を示すMIC（MHC class I chain-related gene protein）分子は、分子構造や高度な多型性など、特徴がHLA分子に相似している。このように構造がHLAに類似する分子としてはHFE（homeostatic iron regulator）が挙げられ、これらを規定する遺伝子はHLAクラスI遺伝子領域やその付近に存在することから、両分子は進化の過程でMHCから分岐したと考えられている。一方、HLAクラスII遺伝子領域に規定されるHLA以外の分子としては、内因性ペプチドトランスポーター分子であるTAP（transporter associated with antigen processing）にも多型が認められ、WHO命名委員会はこのような特殊な

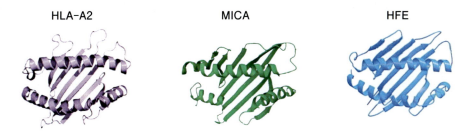

図 2.1.2　HLA 分子と極めて高い構造類似性を示す関連分子の例
MICA：MHC class Ⅰ chain-related gene protein A
HFE：hemochromatosis protein

分子を例外的に「HLA 関連分子」として公認している（「Ⅱ-1.5. HLA 分子の発現様式と機能」38 頁参照）。

4 HLA 遺伝子群の種類と構造

　HLA 分子を規定する HLA 遺伝子群は、第 6 染色体短腕の 6p21.3 領域内に位置し、全長 3.6Mb 中には HLA 遺伝子とともに免疫関連遺伝子やその他の多様な機能をもつ 220 以上の遺伝子が含まれている。この領域を総称して HLA 遺伝子領域と呼ぶ。HLA 遺伝子領域は、最もテロメア側に位置する約 1.8Mb のクラス Ⅰ 領域、セントロメア側 1.1Mb にわたるクラス Ⅱ 領域、両者に挟まれる形で中央部に位置する 0.7Mb のクラス Ⅲ 領域の 3 領域に区分されている（「Ⅰ-2.2.B. HLA ゲノム領域の特徴」11 頁参照）。各領域に存在する遺伝子のうち、WHO 命名委員会が公認している HLA 遺伝子および HLA 関連遺伝子についてにまとめた。

　HLA クラス Ⅰ 領域には、機能遺伝子として古典的クラス Ⅰ の *HLA-A*・*-B*・*-C* と、非古典的遺伝子である *HLA-E*・*-F*・*-G* が存在している。加えて、13 個の HLA クラス Ⅰ 偽遺伝子（*HLA-H*・*-J*・*-K*・*-L*・*-N*・*-P*・*-S*・*-T*・*-U*・*-V*・*-W*・*-X*・*-Y*）も存在する。このほかに、HLA クラス Ⅰ 分子と高い相同性を示す MHC クラス Ⅰ 様分子を規定している MIC 遺伝子群（機能遺伝子である *MIC-A*・*-B* および偽遺伝子の *MIC-C*・*-D*・*-E*）もクラス Ⅰ 領域内に存在する。実際にはこれら以外の遺伝子も存在しており、遺伝子総数は 100 以上である。

　対照的に HLA クラス Ⅱ 領域は、ほとんどが *HLA* と関連遺伝子で構成されている。機能遺伝子としては古典的クラス Ⅱ の HLA-DR・-DQ・-DP を構成している *HLA-DRA*・*-DRB1*・*-DRB3*・*-DRB4*・*-DRB5*・*-DQA1*・*-DQB1*・*-DPA1*・*-DPB1* と、非古典的遺伝子の *HLA-DOA*・*-DOB*・*-DMA*・*-DMB* が存在し、このほかにタンパク分子としての発現が認められていない *HLA-DQA2*・*-DQB2*・*-DQB3*、さらに偽遺伝子である *HLA-DRB2*・*-DRB6*・*-DRB7*・*-DRB8*・*-DRB9*・*-DPA2*・*-DPB2*・*-DPA3*、および *HLA-Z* が存在する。*HLA-Z* は *HLA-DMB* 近傍に位置しているが、例外として構造的にはクラス Ⅰ 偽遺伝子に分類される。また、クラス Ⅰ 分子の抗原提示にかかわる TAP や PSMB（proteasome 20S subunit beta）分子を規定する機能遺伝子である

TAP1、*TAP2* や *PSMB9*、*PSMB8* もこのクラスⅡ領域に位置している。

　HLA クラスⅢ遺伝子領域は、遺伝子領域としてはクラスⅠ、クラスⅡに倣ってクラスⅢと定義されているが、HLA 遺伝子は存在していない。クラスⅢ領域には約 60 の免疫関連遺伝子が存在しており、中でも *C2*、*C4*、*Bf* などの補体遺伝子はよく知られている。そのほかにも *HLA* と関連する遺伝子や多型を示すものもあるが、これらは命名委員会が定義した HLA 関連遺伝子には含まれない。なお、これら一連の詳細については https://hla.alleles.org/genes/index.html を参照のこと。

5 ｜ HLA 分子の発現様式と機能

　細胞膜上に発現している古典的 HLA 分子は、自身が結合したペプチドとの複合体として、クラスⅠは CD8 陽性細胞、クラスⅡは CD4 陽性細胞に認識されることにより免疫機構が活性化される。古典的 HLA 分子の発現に至るまでの過程は、クラスⅠ分子とクラスⅡ分子では異なっている。

　古典的クラスⅠ分子は粗面小胞体にて内因性ペプチドを結合後、ゴルジ体で糖鎖付加後に細胞表面に発現するが、古典的クラスⅡ分子では粗面小胞体を通過後にエンドソームにて外来抗原由来ペプチドと結合し、細胞表面に発現する。各 HLA 分子は構成アミノ酸の種類に違いがあり、これこそが HLA の最も重要な存在意義である。HLA 分子を構成するアミノ酸が異なることで、より多種多様な抗原ペプチドを結合することが可能になり、提示するペプチドの種類を増やすことが可能である。HLA 分子の遺伝的多型は、ヒトの祖先である霊長類の MHC 分子多型と高い相同性を示しているが、このことは哺乳類がヒトへの進化の過程で細菌やウイルスなどの感染から生体を守るために、より多くの多様性を獲得してきたことの証しである。

　一方、非古典的 HLA 分子の発現や機能は必ずしも古典的 HLA と同様ではない。非古典的クラスⅠ分子である HLA-E、-F、-G は遺伝的多様性に乏しく、発現細胞も局限的であるが、E は NK 細胞レセプターの活性化、F や G は妊娠免疫に関与していることが知られている。また、非古典的クラスⅡ分子である HLA-DM、-DO 分子はペプチド収容溝が狭く抗原提示能をもたないが、細胞コンパートメント内で古典的クラスⅡが選択的に外来抗原由来ペプチドと結合するのを補助している。

6 ｜ HLA 抗原・遺伝子の命名法と表記法

A ■ WHO 命名委員会による公認、命名の変遷

　WHO 命名委員会は、基本的に国際ワークショップの終了後に開催され、創生期からしばらくは抗血清により同定される抗原の特異性と、後には MLC により分類されるクラスターグループの遺伝子座として、D 抗原と呼ばれる HLA クラスⅡ抗原グループなどについて公認を行ってきた。しかし、1980 年代後半より DNA タイピングの手法が数多く開発されると、それまでの

抗原の公認に代わって対立遺伝子（アレル）の公認を行うことが主な目的となっている。

　命名委員会最初の命名は第3回国際HLAワークショップ終了後の1968年で、これまで研究者が個々に名づけていたヒトのMHC抗原の表記を"HL-A"に統一することとし、公認された各抗原特異性には番号が付記されていった。1970年代になると、これまでに分類していた抗原特異性には、異なる遺伝子座の抗原が含まれている（遺伝子座が1つではない）ことが明らかになり、1975年の命名委員会においてこれをA座とB座に分け、名称もHLAに改めた。その後、AJ座と呼ばれていた新規抗原座についてもこれをC座と命名した。このようにクラスI抗原の名称整備が進むにつれ、多数のクラスI対立抗原特異性が公認されていった。

　一方、クラスII抗原座の解析については、1975年の命名委員会で細胞学的手法により検出された6種の特異性が公認され、新たに抗原座をD座と命名した。後にBリンパ球を用いた血清学的解析が進むと、D座は単一の抗原座ではなく、複数のクラスII分子による総合的な細胞反応性であることが明らかとなり、それぞれの特異性はDの後ろに異なるアルファベットを付記して、それぞれDR座とDQ座と命名された。次いでMLCに二次刺激を与えることで新たな抗原座も発見され、DP座として公認された。こうしてそれぞれの抗原座については主に血清学的方法と、クラスIIでは細胞学的方法によっても多数の対立抗原特異性が同定、公認されていった。

　HLA遺伝子領域の解析が進むと、HLA分子を規定する複数のHLA遺伝子の存在や、遺伝子多型の存在が次第に明らかとなった。特にクラスII領域についてはBリンパ球に反応する良質な抗血清の入手や、細胞学的方法の煩雑さなどの問題から、目的の遺伝子領域を大量に増幅可能なPCR（polymerase chain reaction）法を基本とした遺伝子解析法の導入が積極的に進められると、従来とは比較にならない速度で多くの対立遺伝子（アレル）が報告され始めた。そこで、命名委員会は抗原特異性とアレルの両方について公認作業を行うようになったが、その後の遺伝子解析の進展により次第に抗原特性における新規性が薄れたこともあり、現在では原則として抗原特異性については更新を行わず、アレルでの公認を行っている。

B ■ HLA分子（抗原特異性）の命名法と表記法（表 2.1.2）

　HLA分子の解析は抗血清や細胞を用いて特異性を同定することから、命名は抗血清グループの分類に基づいて行われてきた。命名の際には最初にHLA、後ろにハイフン"-"を挿入し、続いて抗原座のアルファベット、特異性に与えられる識別番号の順で命名、表記される。例えば、HLA-A1という抗原名は、A座の1番目として公認された特異性である。しかし実際には、既に述べたようなHLA研究の変遷とHLA領域の複雑な遺伝子構成により、表 2.1.2に示すように多数の例外が存在することから、この理由についての理解が必須となる。

　まず、A座とB座については、抗原特異性として表された番号は、C座やクラスII抗原座のような規則正しい通し連番ではない。番号は現在のA座かB座のどちらかに順に振り分けられ、お互いに重複はみられない。これはA座とB座が初期に同一座とみなされていたことの名残りで、例えば、A1、A2、A3と続いた後、Bw4（wについては後述）、B5、Bw6、B7、B8、次はA座に

表 2.1.2　WHO 命名委員会に公認されている HLA 抗原特異性

抗原座							
A	B		C	D	DR	DQ	DP
A1	B5	B50(21)	Cw1	Dw1	DR1	DQ1	DPw1
A2	B7	B51(5)	Cw2	Dw2	DR103	DQ2	DPw2
A203	B703	B5102	Cw3	Dw3	DR2	DQ3	DPw3
A210	B8	B5103	Cw4	Dw4	DR3	DQ4	DPw4
A3	B12	B52(5)	Cw5	Dw5	DR4	DQ5(1)	DPw5
A9	B13	B53	Cw6	Dw6	DR5	DQ6(1)	DPw6
A10	B14	B54(22)	Cw7	Dw7	DR6	DQ7(3)	
A11	B15	B55(22)	Cw8	Dw8	DR7	DQ8(3)	
A19	B16	B56(22)	Cw9(w3)	Dw9	DR8	DQ9(3)	
A23(9)	B17	B57(17)	Cw10(w3)	Dw10	DR9		
A24(9)	B18	B58(17)		Dw11(w7)	DR10		
A2403	B21	B59		Dw12	DR11(5)		
A25(10)	B22	B60(40)		Dw13	DR12(5)		
A26(10)	B27	B61(40)		Dw14	DR13(6)		
A28	B2708	B62(15)		Dw15	DR14(6)		
A29(19)	B35	B63(15)		Dw16	DR1403		
A30(19)	B37	B64(14)		Dw17(w7)	DR1404		
A31(19)	B38(16)	B65(14)		Dw18(w6)	DR15(2)		
A32(19)	B39(16)	B67		Dw19(w6)	DR16(2)		
A33(19)	B3901	B70		Dw20	DR17(3)		
A34(10)	B3902	B71(70)		Dw21	DR18(3)		
A36	B40	B72(70)		Dw22	DR51		
A43	B4005	B73		Dw23	DR52		
A66(10)	B41	B75(15)		Dw24	DR53		
A68(28)	B42	B76(15)		Dw25			
A69(28)	B44(12)	B77(15)		Dw26			
A74(19)	B45(12)	B78					
A80	B46	B81					
	B47	B82					
	B48	Bw4					
	B49(21)	Bw6					

■ アソシエート抗原　■ スプリット抗原　■ パブリック抗原
(https://hla.alleles.org/antigens/recognised_serology.html より作成)

戻り A9…となる。

　次に A23(9)など、カッコ内に数字が示されているのは、初期に同一と分類された特異性が後の解析によりさらに詳細に分類されたことを示す。A23(9)、A24(9)とあるのは、かつて A9 と命名された特異性が A23 と A24 に細分類されたものであり、A23 や A24 のことを「A9 のスプリット抗原」と呼ぶ（表 2.1.3）。A9 はそのスプリット抗原が 23、24 番と番号に開きがあるが、

II-1 HLAの概要

表2.1.3 スプリット抗原とアレル表記の関係

HLA抗原特異性	スプリット抗原	対応アレル表記
A9	A23、A24	A*23、A*24
A10	A25、A26、A34、A66	A*25、A*26、A*34、A*66
A19	A29、A30、A31、A32、A33、A74	A*29、A*30、A*31、A*32、A*33、A74
A28	A68、A69	A*68、A*69
B5	B51、B52	B*51、B*52
B12	B44、B45	B*44、B*45
B14	B64、B65	B*14
B15	B62、B63、B75、B76、B77	B*15
B16	B38、B39	B*38、B*39
B17	B57、B58	B*57、B*58
B21	B49、B50	B*49、B*50
B22	B54、B55、B56	B*54、B*55、B*56
B40	B60、B61	B*40
B70	B71、B72	B*15
Cw3	Cw9、Cw10	C*03
DR2	DR15、DR16	DRB1*15、DRB1*16
DR3	DR17、DR18	DRB1*17、DRB1*18
DR5	DR11、DR12	DRB1*11、DRB1*12
DR6	DR13、DR14	DRB1*13、DRB1*14
DQ1	DQ5、DQ6	DQB1*05、DQB1*06
DQ3	DQ7、DQ8、DQ9	DQB1*03

■ この抗原は対応するアレルの表記が原則に従わず、第一区域の血清学特異性はもとの抗原（オリジナル抗原）特異性が付与されている。その他は第一区域はスプリット抗原特異性となる。

これは命名の際に既に10番から22番までをほかの抗原に付与してしまっていたためである。こうした事情により、スプリット抗原の番号は実際かなり離れた番号が付与されている場合が多い。なお、表2.1.3にはスプリット抗原における抗原特異性と後述する対立遺伝子型（アレル）表記について示した。黄色ハイライトの抗原は対応するアレルの表記が原則に従わないので注意が必要である。

　抗原特異性については、原則として、1桁または2桁で表記するが、稀にA203などの3桁やB2708のような4桁表記も存在する。これらは、単一アレルに対応する抗血清が見い出され、抗原特異性として同定、命名されたもので、アソシエート抗原と呼ばれる。

　上述のBw4、Bw6、およびC座、D座、DP座については、抗原座のアルファベットと番号の間に"w"が付記されているが、これはかつて国際ワークショップで暫定公認された抗原名に、wが付記されていたことの名残りである。第11回国際ワークショップにおいてwは削除されることとなったが、例外として3種のパターンが存在する。1つめはBw4、Bw6であるが、B座においてはこの2種をパブリック抗原と呼び、ほかのB抗原特異性と区別している。Bw4、Bw6はもともと単一の抗原特異性と考えられていたが、実はHLA-B分子に共通の抗原決定基（エピトープ）

が存在することが明らかとなった。特異性内訳の詳細は https://hla.alleles.org/antigens/bw46.html 内の Bw4 & Bw6 のページを参照。また、2つめは C 座で、クラスⅢ領域に存在する *C2*、*C4* などの補体遺伝子との混同を避けるための措置として w を付記している。3つめは Dw、DPw であるが、D 座、DP 座は細胞学的手法により検出、同定された抗原特異性であり、個々に対する抗血清が検出されていなかったことから血清学的グループ分類に基づかない抗原座として w を付記している。なお、HLA-DR は「D-related」に由来する名称であり、HLA-D 型に対応する抗血清が検出されたことから命名されたものである。

また、DR 抗原特異性については DR18 の後に続く抗原名は DR51、DR52、DR53 と、番号にかなりの開きが生じている。これは HLA-DR 分子を形成する HLA-DRB 遺伝子群の構成が特殊であることに由来する。DR1 から DR18 までは *DRB1* により構成される分子であるが、DR51 分子は *DRB5*、DR52 分子は *DRB3*、さらに DR53 分子は *DRB4* により構成される個別の分子である。

C ■ HLA 対立遺伝子（アレル）の命名法と表記法

1989 年に遺伝子多型としてのアレルの命名が開始されて以来、WHO 命名委員会は現在まで絶えず公認作業を行っている。2024 年 4 月現在、38,975 の HLA アレルが公認されており（表 2.1.4）、アレルの命名、表記については定められたルールに従っている（図 2.1.3）。まず、HLA-A など対立遺伝子座名を表し、次にアスタリスク（＊）で、この表記が遺伝子多型に基づくアレルである（抗原特異性ではない）ことを示す。その後は、血清学的特異性に基づき、塩基配列多型の性質によって分類し、命名はすべて数字とアルファベットにより行われる。数字は左から、血清学的特異性グループ、分子特異性（アミノ酸置換を伴う）レベル、エキソン[注1]部同義置換多型（アミノ酸置換を伴わない塩基配列多型）、非アミノ酸翻訳塩基配列多型とし、末尾には特記すべき発現レベル情報をアルファベットで付記している（表 2.1.5）。旧式の表記法では HLA 対立遺伝子座名の後にそれぞれの特異性レベルグループに対応する 2 桁ごとの番号を 2〜8 桁の数字として羅列する表記を基本としていたが、この方法は当初の予測をはるかに上回ってしまったアレルの増加への対応が不可能であるため、2010 年に現行の表記法に改定された。現行ルールではそれぞれのコロン（：）で区切られた数字の部分を「区域」と呼び、左から第 1 区域、第 2 区域と

表 2.1.4　WHO 命名委員会に公認されている HLA 分子と遺伝子の登録数
（2024 年 4 月現在）

HLA クラスⅠ対立遺伝子（アレル）	27,301
HLA クラスⅡ対立遺伝子（アレル）	11,674
全 HLA 対立遺伝子（アレル）	38,975
HLA 遺伝子領域に存在するその他の関連対立遺伝子（アレル）	911

（https://hla.alleles.org/nomenclature/stats.html より作成）

注 1）：エクソンとも表記されることがあるが、日本学術会議 基礎生物学委員会・統合生物学委員会合同生物科学分科会の提言「高等学校の生物教育における重要用語の選定について（改訂）2019 年 7 月 8 日」に従って、本書ではエキソンと表記する。

II-1 HLAの概要

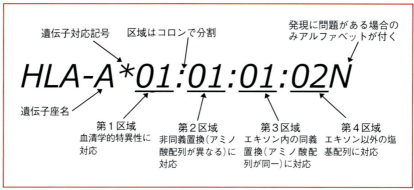

図 2.1.3　HLA 対立遺伝子の命名・表記法
(https://hla.alleles.org/nomenclature/naming.html より作成)

表 2.1.5　特記すべき発現レベル情報

	記号	概要
N	Null	分子としての発現が認められないヌルアレル
L	Low expression	分子の細胞表面発現が通常よりも弱い
S	Soluble	細胞表面には発現しない可溶性分子
C	Cytoplasm	細胞表面には発現しない細胞質発現分子
A	Aberrant expression	分子の正常発現が可能か疑問である
Q	Questionable	当該の塩基置換が、分子の正常な発現に影響すると推測される

区別することで各区域は100番台(3桁)以上の数字にも対応可能となった。なお、定義としては第4区域まで設定されているが、アレル命名に最低必要とされるのは第2区域の分子特異性レベルまでであり、第3区域以降は必要に応じて付加される。

また、アレルの表記についてはイタリックで表示するが、これはタンパク分子との区別を行うための分子生物学的な国際表記法に従っており、HLA遺伝子のみに特別なルールではない。

Chapter 2 HLAクラスⅠ系

1 HLAクラスⅠ分子の種類と構造

　HLA分子はクラスⅠ（HLA-Ⅰ）分子とクラスⅡ（HLA-Ⅱ）分子に大別される。さらに、HLA-Ⅰ分子は古典的HLA-Ⅰ分子と非古典的HLA-Ⅰ分子とに分けられる。古典的HLA-Ⅰ分子は、ほとんどの有核細胞に発現する膜タンパクであり、HLA-A、BおよびC分子がある。HLA-Ⅰ分子は細胞質でタンパクが分解されてできたペプチド断片を、CD8陽性の細胞傷害性T細胞に提示することにより、感染細胞や腫瘍細胞のように細胞内で異常なタンパクを産生する細胞の存在をT細胞に知らしめ、これを排除させる機能を担っている。近年になって構造と機能が解明されつつある、非古典的HLA-Ⅰ分子であるHLA-E、FおよびG分子については、「Ⅱ-2.3.F. HLA-E、F、G分子の構造、発現細胞と機能」（57頁）にまとめて記載する。なおHLA-Ⅰ分子と類似しているが構造と機能が異なる、その他の非古典的HLA-Ⅰ分子については、「Ⅱ-2.2.B. 各非古典的クラスⅠ遺伝子」（49頁）、「Ⅱ-2.5. HLAクラスⅠ関連分子の種類と構造」（60頁）および「Ⅱ-2.6. HLAクラスⅠ関連分子の遺伝子の種類と構造」（62頁）を参照されたい。

A ■ HLA-Ⅰ分子が発現する細胞と組織の特異性とHLA-Ⅰ分子および結合ペプチドの構造

1) HLA-Ⅰ分子が発現する細胞と組織の特異性

　HLA-Ⅰ分子は有核細胞のほとんどすべてに発現している。したがってすべての臓器移植において、HLA-Ⅰ分子の不適合は拒絶反応の原因となりうる。核をもたない成熟した赤血球はHLA-Ⅰ分子を発現しないが、巨核球（メガカリオサイト）から産生される血小板にはHLA-Ⅰ分子が発現している。

2) HLA-Ⅰ分子の構造

　HLA-Ⅰ分子はHLA-Ⅰα鎖とβ_2ミクログロブリン（β_2m）が会合した膜結合型糖タンパクである。HLA-Ⅰ分子のα鎖はα1、α2およびα3の3つの細胞外ドメインと、膜貫通部分および短い細胞質部分により構成されている（図2.2.1-A）。HLA-Ⅰ分子の先端の部分を構成するα1とα2ドメインには対面するαヘリックス構造が側壁を、またβシート構造が底面を構成する溝状の構造が存在し、通常ペプチドは、この溝に両端がはみ出すことなく収容される（図2.2.1-B・C）。このペプチド収容溝は平坦ではなく、さらにA〜Fポケットと称される大小6個の窪みを有して

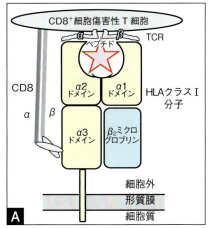
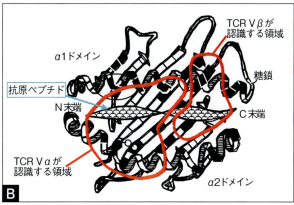
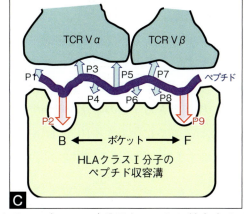

図2.2.1　HLAクラスⅠ（HLA-Ⅰ）分子と、これに結合するペプチドの構造
A：HLA-Ⅰ分子の形態と、そのCD8陽性細胞傷害性T細胞のTCRおよびCD8分子による認識を示した模式図。
B：HLA-Ⅰ-ペプチド複合体をTCR側から見た図であり、TCRのα鎖およびβ鎖の可変領域（TCR VαおよびTCR Vβ）が認識する表面の大まかな分布を赤線で示した。HLA-Ⅰ分子中の黒く塗り潰したアミノ酸残基は多型性を示し、その多くはペプチド収容溝の底面や側壁に位置する。この多型が結合可能なペプチドの構造に一定の制約を与える。
C：HLA-Ⅰ分子のペプチド収容溝にある大小のポケットと、これに結合する9個のアミノ酸からなるペプチドを構成する各アミノ酸残基（P1～P9）の側鎖を矢印で示し、さらにTCRによる認識を示した模式図。

いる。HLA-Ⅰ分子とペプチドの複合体の立体構造については、下記のデータベースを参照されたい（https://www.rcsb.org/structure/3MRN）。

　HLA-Ⅰ分子で多型を示すアミノ酸残基の多くは、ペプチド収容溝を構成するα1およびα2ドメインに集中している（**図2.2.1-B**）。この多型により、ペプチド収容溝の形状がHLA-Ⅰ分子ごとに変化するため、結合可能なペプチドの構造もHLA-Ⅰ対立遺伝子産物ごとに異なっている。このようなHLA-Ⅰ分子の多型性は、人類を脅かしてきた多種多様な微生物が引き起こす感染症に対抗すべく、感染細胞を排除する細胞傷害性T細胞に、多様な抗原ペプチドを提示することを可能ならしめる。その結果、感染免疫を誘導できるHLA-Ⅰ分子を有する個体を生殖年齢に達するまで生存させることにより、個体レベルではなく、集団（種）としての人類を感染症から守り、種の保存に貢献してきたと考えられている。

3）HLA-Ⅰ分子に結合するペプチドの構造

　HLA-Ⅰ結合ペプチドは8～13個のアミノ酸により構成され、とりわけ9個のアミノ酸により構成されるものが多い。9個のアミノ酸よりなるペプチドの場合は、各アミノ酸残基はN末端側よりC末端側に向けてポジション1(P1)～P9と表記される。特にペプチドのNあるいはC末端寄りのアミノ酸(P2あるいはP8、P9)の側鎖は、HLA-Ⅰ分子のペプチド収容溝のそれぞれBあるいはFポケットと呼ばれる窪みに収容されることが多い（図2.2.1-C）。ペプチドのこの部位をアンカーアミノ酸残基と呼び、結合するHLA-Ⅰ分子ごとに一定の傾向が認められる。ペプチド上の特定の位置に存在するアンカーアミノ酸の側鎖の大きさ、疎水性、親水性および荷電などの性質が、HLA-Ⅰ分子のポケットの性状に適合する場合に、ペプチドはHLA-Ⅰ分子に結合する。また、これらのアンカー残基の間に介在するアミノ酸の側鎖は、T細胞レセプター(TCR)と接触して、抗原特異的な構造として識別される。

　このように、HLA-Ⅰ分子の多型によるペプチド収容溝の形状の変化が、提示されるペプチドのアミノ酸配列に制約を与える。このため、現在では特定のHLA-Ⅰ分子に結合すると予測されるペプチドを、Web上に公開されているHLA-Ⅰ分子結合性ペプチドの推定アルゴリズムを利用して、かなりの精度で探索できる。この手法を用いて、後述（「Ⅶ-5.1. **腫瘍免疫とがん免疫療法**」268頁）するように、がん抗原に由来するHLA-Ⅰ分子結合性ペプチドを推定して合成し、これを用いてがん細胞を破壊する細胞傷害性T細胞を誘導するワクチン（がん抗原ペプチドワクチン）を作成することができる。

4）T細胞レセプター(TCR)とCD8分子によるHLA-Ⅰ-ペプチド複合体の識別

　細胞傷害性T細胞のTCRはα鎖とβ鎖により構成され、それぞれHLA-Ⅰ-ペプチド複合体の表面の左下と右上の半分を分担して認識している（図2.2.1-B）。さらにTCRの中でもアミノ酸配列が多様性に富む3つの相補性決定領域(complementarity determining region；CDR)のうち、CDR3はペプチドを、CDR2は自己HLA-Ⅰ分子を、またCDR1は自己HLA-Ⅰ分子とペプチドの一部をともに識別している。このようにして、細胞傷害性T細胞は、標的細胞の表面に発現している自己のHLA-Ⅰ分子に結合した非自己抗原ペプチドを識別して標的細胞を破壊する。

　細胞傷害性T細胞は、細胞表面に通常はα鎖とβ鎖により構成されるCD8分子を発現する。CD8分子はHLA-Ⅰ分子のα3ドメイン中で、多型性がなく、進化的によく保存された部位に結合して、細胞傷害性T細胞のTCRによるHLA-Ⅰ-非自己ペプチドの認識効率を著明に高めている（図2.2.1-A）。したがってCD8やHLA-Ⅰ分子のα3ドメインに変異が発生すると、細胞傷害性T細胞の機能が低下して感染免疫や腫瘍免疫が損なわれる場合がある。

2 ｜ HLAクラスⅠ遺伝子群の構造

　HLAクラスⅠ領域には、機能をもたない偽遺伝子を含めて18個のクラスⅠ遺伝子が位置す

る。発現遺伝子に限定した場合、*HLA-F*、*HLA-G*、*HLA-A*、*HLA-E*、*HLA-C*、*HLA-B*が6番染色体短腕部のテロメア側からセントロメア側（クラスⅢ領域側）の順で位置する。それらのうち、*HLA-B*と*HLA-C*における遺伝子の転写方向はセントロメア側からテロメア側であるのに対して、その他のクラスⅠ遺伝子の転写方向はテロメア側からセントロメア側である（10頁参照）。クラスⅠ遺伝子は、機能的な違いから古典的クラスⅠ遺伝子（*HLA-A*、*HLA-B*および*HLA-C*）と非古典的クラスⅠ遺伝子（*HLA-E*、*HLA-F*および*HLA-G*）に分けられる。

A ■ 古典的クラスⅠ遺伝子

1）遺伝子構造

古典的クラスⅠ遺伝子の長さは、プロモーター領域から3'側の非翻訳領域（untranslated region；UTR）までを含めた場合、3.5kb（キロ塩基対）程度であり、いずれも8個のエキソンから構成される。それらのうちの7個（*HLA-B*）あるいは8個（*HLA-A*および*HLA-C*）のエキソンにα鎖ポリペプチドをコードする配列が含まれており、各コード配列を合計した長さは1,089〜1,101 bpである（図2.2.2-A）。これらのエキソン番号とクラスⅠ分子のドメイン構造との大よ

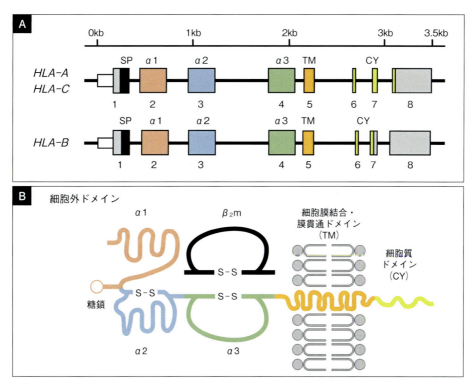

図2.2.2 古典的クラスⅠ遺伝子の構造と分子構造との関連性

A：古典的クラスⅠ遺伝子の構造を示す。ボックスの上段と下段にクラスⅠ分子との位置関係とエキソン番号をそれぞれ示す。白色と灰色のボックスはプロモーター領域と非翻訳領域（エキソン1側：5' UTR、エキソン8側：3' UTR）をそれぞれ示す。黒色のボックスはシグナルペプチドをコードするエキソンを示す。赤色、青色、緑色、オレンジ色および黄色のボックスはHLA分子をコードするエキソンを示す。
B：クラスⅠ分子のドメイン構造との対応関係を示す。エキソンと対応するドメインを同色で示す。

その対応関係は、古典的クラスⅠ遺伝子がコードする mRNA（messenger RNA；伝令 RNA）解析ならびに機能解析により明らかにされている。具体的には、エキソン1はクラスⅠ分子を発現させるために必要なシグナルペプチド（signal peptide；SP）と、エキソン2・3および4はα1・α2およびα3ドメインとそれぞれ対応する。また、エキソン5は細胞膜結合・膜貫通ドメイン（transmembrane region；TM）と、エキソン6・7および8（*HLA-B* ではエキソン6と7）は細胞質ドメイン（cytoplasmic region；CY）とそれぞれ対応する。さらに、エキソン1とエキソン8（*HLA-B* ではエキソン7と8）には、それぞれ 5' 側の UTR（5'UTR）と 3' 側の UTR（3'UTR）が含まれる（図2.2.2-B）。

2）プロモーター領域の構造

　古典的クラスⅠ遺伝子の転写は、2種類のエンハンサー（エンハンサー A およびエンハンサー B）、ISRE（interferon stimulated response element）ボックス、CAAT ボックスおよび TATA ボックスからなるプロモーター領域により主に制御されている。エンハンサー A はκB1 ボックスとκB2 ボックスから、またエンハンサー B は S ボックス、X ボックス、Y ボックスからそれぞれ構成される。プロモーター領域は翻訳開始点（メチオニン開始コドン ATG の A）の上流 40〜220 塩基以内に位置する。例えば *HLA-A*01:01:01:01* の場合、κB2 はコード領域の 191 塩基上流に、ISRE ボックスは 171 塩基上流に、S ボックスは 156 塩基上流に、X1&2 ボックスは 122 塩基上流に、Y ボックスは 99 塩基上流に、CAAT ボックスは 74 塩基上流に、TATA ボックスは 47 塩基上流にそれぞれ位置する（図2.2.3）。古典的クラスⅠ遺伝子の転写は、プロモーター領域に NF-Y（nuclear factor-Y）や NFκB と呼ばれる転写因子が結合し、最終的に RNA ポリメラーゼⅡが結合することにより開始される。またインターフェロンαやβが存在する場合、ISRE ボックスにインターフェロン制御因子（interferon regulatory factor；IRF）と呼ばれる別の転写因子がさらに結合することにより転写量が増強される。さらにインターフェロンγが存在する場合、プロモーター領域の DNA と直接結合しない転写因子（class I transactivator；CITA、遺伝子名：*NLRC5*）が転写量を増強させる。この CITA は古典的クラスⅠのみならず、非古典的クラスⅠ遺伝子や *B2M*、さらには *TAP1* や *PSMB8* などの抗原提示プロセシングに関与する遺伝子の発現を誘導する。一方、TNF（tumor necrosis factor；腫瘍壊死因子）が存在する場合、エンハンサー

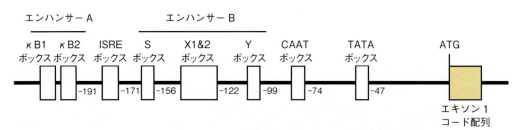

図2.2.3　古典的クラスⅠ遺伝子のプロモーター領域の構造
ATG はメチオニン開始コドンの位置を示す。図中の数字は *HLA-A*01:01:01:01* のメチオニン開始コドン（ATG）の最初の塩基 A を1番目とした場合のプロモーター配列やエンハンサー配列の位置を示す。

AにNFκBが新たに結合することにより転写量が増強される。

3) 古典的クラスⅠ遺伝子の特徴

❶ *HLA-A*

　*HLA-A*は8個のエキソンから構成され、8個のエキソンに跨るコード配列の長さは1,098bpである。終止コドンの3bpを除いた1,095bpのmRNAから翻訳される365個のアミノ酸残基からなるポリペプチドは、翻訳後修飾の過程でN末端側の24個のシグナルペプチドが除かれる。最終的に341個のアミノ酸残基からなるポリペプチドがさらなる修飾を受けてHLA-A分子のα鎖として発現する。

❷ *HLA-B*

　*HLA-B*は8個のエキソンから構成され、7個のエキソン(エキソン1〜7)に跨るコード配列の長さは1,089bpである。終止コドンの3bpを除いた1,086bpのmRNAから翻訳される362個のアミノ酸残基からなるポリペプチドは、翻訳後修飾の過程でN末端側の24個のシグナルペプチドが除かれる。最終的に338個のアミノ酸残基からなるポリペプチドがさらなる修飾を受けてHLA-B分子のα鎖として発現する。

❸ *HLA-C*

　*HLA-C*は8個のエキソンから構成され、8個のエキソンに跨るコード配列の長さは1,101bpである。終止コドンの3bpを除いた1,098bpのmRNAから翻訳される366個のアミノ酸残基からなるポリペプチドは、翻訳後修飾の過程でN末端側の24個のシグナルペプチドが除かれる。最終的に342個のアミノ酸残基からなるポリペプチドがさらなる修飾を受けてHLA-C分子のα鎖として発現する。

B ■ 非古典的クラスⅠ遺伝子

1) 遺伝子構造

　非古典的クラスⅠ遺伝子の長さは古典的クラスⅠ遺伝子と同様に3〜5kb程度であり、いずれも7個(*HLA-F*)あるいは8個(*HLA-E*と*HLA-G*)のエキソンから構成されている。それらのうちの6〜8個のエキソンにα鎖ポリペプチドをコードする配列が含まれており、各エキソンのコード配列を合計した長さは1,017〜1,077bpである。これらのエキソン番号とクラスⅠ分子のドメイン構造との大よその対応関係は、古典的クラスⅠ遺伝子と同様な傾向を示す。すなわち、エキソン1(*HLA-G*ではエキソン2)はクラスⅠ分子を発現させるために必要なシグナルペプチド(SP)と、エキソン2・3および4(*HLA-G*ではエキソン3・4および5)は、α1・α2およびα3ドメインとそれぞれ対応する。また、エキソン5(*HLA-G*ではエキソン6)は細胞膜結合・膜貫通ドメイン(TM)と、*HLA-E*のエキソン6〜8、*HLA-F*のエキソン6と7および*HLA-G*のエキソン7は細胞質ドメイン(CY)とそれぞれ対応する。さらに、コード配列を含むエキソンの5'側ならびに3'側のエキソンにはそれぞれ5'UTRと3'UTRが含まれる(**図2.2.4**)。非古典的クラスⅠ遺伝

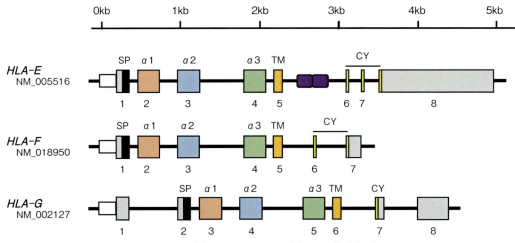

図2.2.4 非古典的クラスI遺伝子の基本構造

ボックスの上段と下段にクラスI分子との位置関係とエキソン番号をそれぞれ示す。白色と灰色のボックスはプロモーター領域と非翻訳領域（エキソン1側：5'UTR、エキソン7あるいは8側：3'UTR）をそれぞれ示す。黒色のボックスはシグナルペプチドをコードするエキソンを示す。赤色、青色、緑色、オレンジ色および黄色のボックスはHLA分子をコードするエキソンを示す。クラスI分子のドメイン構造との対応関係は、図2.2.2-Bを参照されたい。紫色のボックスは反復配列の一種であるAlu配列を示す。NM_002127、NM_005516およびNM_018950は、遺伝子構造のもとになった塩基配列のアクセッション番号を示す。

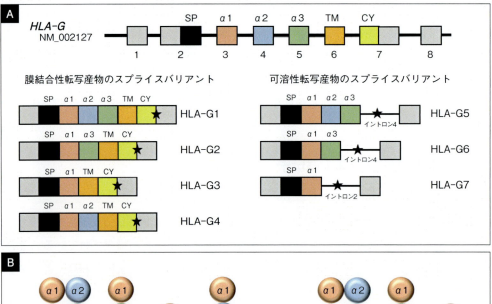

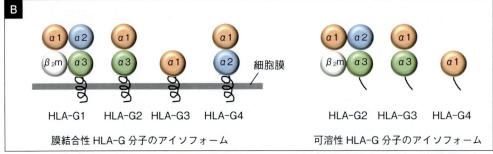

図2.2.5 HLA-GのスプライスバリアントとHLA-G分子のアイソフォームの種類

AはHLA-Gのスプライスバリアントの種類を示す。星印は終止コドンの位置を示す。Bは転写産物のスプライスバリアントから生成されるHLA-G分子のアイソフォームを示す。HLA-G分子のドメイン構造との対応関係は図2.2.4を参照されたい。

子には、選択的スプライシングにより、分子構造の異なる数種類のmRNAを発現するスプライスバリアント(splice variant)が古典的クラスI遺伝子に比べて多く観察される。

2) 各非古典的クラスI遺伝子の特徴
❶ *HLA-E*

HLA-E の基本構造は8個のエキソンから構成され、8個のエキソンに跨るコード配列の長さは1,077bpである。終止コドンの3bpを除いた1,074bpのmRNAから翻訳される358個のアミノ酸残基からなるポリペプチドは、翻訳後修飾の過程でN末端側の21個のシグナルペプチドが除かれる。最終的に337個のアミノ酸残基からなるポリペプチドがさらなる修飾を受けてα鎖として発現する。この基本構造を含めて少なくとも2種類のスプライスバリアントが見い出されている。ほかのクラスI遺伝子に認められない特徴は、1.5kbに及ぶ長い3'UTRの存在と散在性反復配列の一種である2個のAlu配列がイントロン5(エキソン5と6の間の非翻訳領域)に位置することである。

❷ *HLA-F*

HLA-F の基本構造は7個のエキソンから構成され、7個のエキソンに跨るコード配列の長さは1,041bpである。終止コドンの3bpを除いた1,038bpのmRNAから翻訳される346個のアミノ酸残基からなるポリペプチドは、翻訳後修飾の過程でN末端側の21個のシグナルペプチドが除かれる。最終的に325個のアミノ酸残基からなるポリペプチドがさらなる修飾を受けてα鎖として発現する。この基本構造以外に少なくとも10種類以上のスプライスバリアントが見い出されている。

❸ *HLA-G*

HLA-G の基本構造は8個のエキソンから構成され、6個のエキソン(エキソン2〜7)に跨るコード配列の長さは1,017bpである。終止コドンの3bpを除いた1,014bpのmRNAから翻訳される338個のアミノ酸残基からなるポリペプチドは、翻訳後修飾の過程でN末端側の24個のシグナルペプチドが除かれる。最終的に314個のアミノ酸残基からなるポリペプチドがさらなる修飾を受けてα鎖として発現する。この基本構造を含めて少なくとも7種類のスプライスバリアントが見い出されており、それらmRNAから合成される4種類の膜結合性分子と3種類の可溶性分子の計7種類のアイソフォームが見い出されている(図2.2.5)。

3 | HLAクラスI分子の機能

A ■ HLAの免疫システムにおける役割

生体防御を担う免疫システムの最も重要な特徴は、自己を攻撃することなく、異物である非自己抗原を識別して排除することである。この獲得免疫応答において、T細胞による抗原認識を可能にするのが、主要組織適合性遺伝子複合体(*major histocompatibility complex*;*MHC*)によりコー

ドされる MHC 分子[ヒトでは *human leukocyte antigen*(*HLA*)によりコードされる HLA 分子]である。獲得免疫系における抗原の識別は主に免疫グロブリン(抗体；Ig)と、T 細胞レセプター(T cell receptor；TCR)により行われる。抗体は抗原の立体構造を直接認識して結合できるが、TCR は抗原をそのまま認識することはできず、タンパク抗原の分解産物である非自己ペプチドを、自己の HLA 分子に結合した形でのみ認識して(図 2.2.1-B 45頁、図 2.3.1-B 66頁)、T 細胞に活性化シグナルを伝達し非自己抗原を排除すべく免疫応答を誘導する。このような T 細胞の抗原認識における自己 HLA への依存性を、「自己 HLA(MHC)への拘束性」と呼び、胸腺における T 細胞の正の選択(「Ⅰ-3.2. 獲得免疫」21 頁参照)の過程で形成される。

　ペプチドを結合しない HLA 分子は不安定で分解されてしまうため、通常 HLA 分子は自己のタンパクに由来するペプチドを結合した状態で細胞表面に発現する。たとえ非自己抗原が存在する状態でも、樹状細胞の表面に発現する非自己ペプチド-HLA 分子複合体は HLA 分子全体の 0.01～1% に過ぎず、発現する HLA の大多数は自己ペプチドを結合している。末梢に存在する成熟 T 細胞が発現する TCR は、胸腺における負の選択の過程を経て、自己 HLA に結合した自己タンパク由来のペプチドに対して親和性がないか低親和性を示すが、強い自己反応性は示さない。末梢 T 細胞では、自己ペプチド-HLA 複合体を低親和性ながら認識することにより弱い活性化シグナルが誘導され、これが末梢における T 細胞の生存を維持している。つまり、HLA は末梢における T 細胞の恒常性(ホメオスタシス)の維持にも重要な役割を担っている。

B ■ HLA-Ⅰ分子の機能の概要

　HLA-Ⅰ分子は、核や細胞質に局在するタンパクが、細胞質で分解されてできたペプチドを結合して、CD8 陽性の細胞傷害性 T 細胞に提示することにより、感染細胞や腫瘍細胞のように細胞内で異常なタンパクを産生する細胞の存在を T 細胞に知らしめ、これを排除させる機能を担っている。TCR を介して HLA-Ⅰ-非自己ペプチド複合体を認識した細胞傷害性 T 細胞は、パーフォリンやグランザイムなどの細胞傷害性分子(サイトトキシン)を標的細胞に向かって放出し、同細胞を破壊することにより感染免疫や腫瘍免疫で重要な役割を果たしている。

　また HLA-Ⅰ分子の中でも HLA-C 分子などは、NK 細胞の表面に発現する抑制型 KIR(killer cell immunoglobulin-like receptor)に結合して、NK 細胞による HLA 発現細胞の傷害を抑制している。一方、感染細胞やがん細胞などで、HLA-Ⅰ分子の発現を失った細胞は NK 細胞により認識されて排除される。

C ■ HLA-Ⅰ分子により提示される抗原ペプチドの細胞内での産生 (抗原のプロセシング)

　核や細胞質内に存在するタンパクの 20～30% は利用されることなく、そのリジン残基に複数のユビキチンが結合して、これらのタンパクは分解される運命をたどる。細胞質中に存在する ATP 依存性タンパク分解酵素であるプロテアソームは、このような細胞質に存在するユビキチ

ン化されたタンパクを識別してペプチド断片へと分解する。この仕組みにより、正常な自己のタンパクのみならず、細胞内に侵入したウイルス、細菌や原虫などに由来するタンパクあるいは腫瘍抗原なども分解される。産生されたペプチドは ATP 依存性のペプチド輸送ポンプである TAP (transporter associated with antigen processing) を介して細胞質から小胞体 (ER) 内に運ばれ HLA-Ⅰ分子に結合する。この HLA-Ⅰ-ペプチド複合体はゴルジ (Golgi) 体を経由して糖鎖修飾を受けた後に、小胞輸送により細胞表面に提示される (図 2.2.6)。

1) プロテアソーム

プロテアソームはタンパクの分解を触媒するユニットである 20S プロテアソームの両端に、調節ユニットが会合した巨大なタンパク分解酵素 (プロテアーゼ) の集合体である。コアとなる 20S プロテアソームは環状に並んだ 7 つの α サブユニット ($\alpha 1 \sim \alpha 7$) と、7 つの β サブユニット ($\beta 1 \sim \beta 7$) が $\alpha\beta\beta\alpha$ の順に 4 層に重積した円筒型の粒子である。PA700 と呼ばれる調節ユニットを 20S プロテアソームの両端にもつ 26S プロテアソームは ATP 依存性のプロテアーゼであり、ユビキチン化されたタンパクを PA700 の部分で捕捉して内腔に導き、タンパクを分解してペプチドを産生する (図 2.2.6-①)。

触媒ユニットである 20S プロテアソームのプロテアーゼ活性は、$\beta 1$、$\beta 2$ および $\beta 5$ サブユニットが担っている。ウイルス感染などに対する免疫応答により IFN-γ が産生されると、$\beta 1$、$\beta 2$、$\beta 5$ は減少し、これらのサブユニットとよく類似した $\beta 1i$/LMP2、$\beta 2i$/MECL1、$\beta 5i$/LMP7 の 3 種のサブユニットが誘導されて、これが $\beta 1$、$\beta 2$、$\beta 5$ と置き換わる。IFN-γ は PA700 調節サブユニットの PA28 への置換も促進する。その結果、HLA-Ⅰ分子のペプチド収容溝に収まりやすい、カルボキシル (C) 末端に疎水性アミノ酸をもつペプチドが、効率よく産生されるようになる。このように再構成されたプロテアソームを免疫プロテアソームと呼ぶ (図 2.2.6-②)。

一方、T 細胞の前駆細胞である胸腺細胞が正の選択を受ける胸腺上皮細胞には、この細胞に特異的に $\beta 5t$ サブユニットが発現する。$\beta 5t$ を有する胸腺プロテアソームにより、胸腺上皮細胞上の HLA-Ⅰ分子は、負の選択を行うペプチドとは異なるペプチドを提示し、正の選択を受けた胸腺細胞が同じ HLA-Ⅰ-ペプチド複合体による負の選択により排除されることを、回避しているのではないかと推定されている。

2) TAP (transporter associated with antigen processing)

TAP 分子は TAP1 と TAP2 により構成されるヘテロ 2 量体で小胞体膜を貫通しており、ATP のエネルギーを利用してペプチドを細胞質から小胞体内腔へと能動輸送する (図 2.2.6-④)。HLA-Ⅰ分子に結合しているペプチドの多くは、8〜11 個のアミノ酸により構成されているが、TAP は 8〜16 アミノ酸残基からなるペプチドを効率よく輸送する。また HLA-Ⅰ分子に結合するペプチドの多くは、C 末端に疎水性アミノ酸を有しているが、TAP 分子も C 末端に疎水性アミノ酸を有するペプチドを好んで輸送する。HLA-Ⅰ分子はペプチドと会合することにより安定

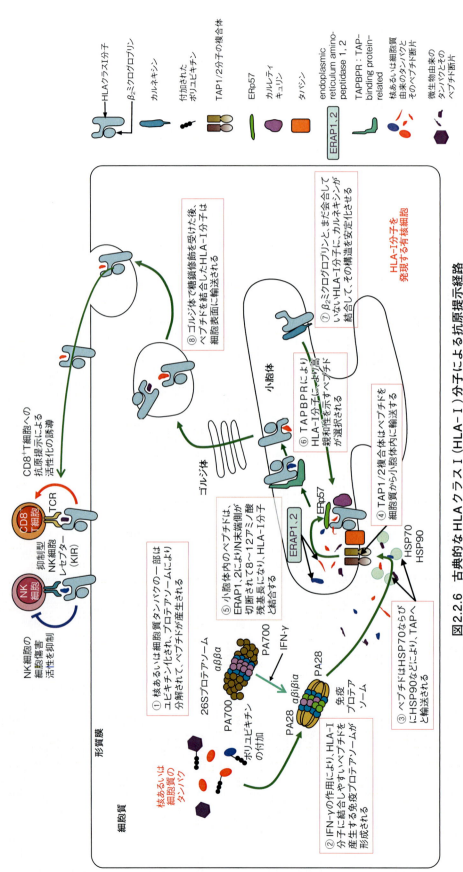

図 2.2.6 古典的な HLA クラス I（HLA-I）分子による抗原提示経路

ユビキチン修飾を受けた核あるいは細胞質由来のタンパクは、プロテアソームによりペプチドへと分解される（①）。ウイルス感染などによりIFN-γが増加すると、HLA-I分子により高い親和性を示すペプチドを産生しやすい、免疫プロテアソームの発現が誘導される（②）。プロテアソームで産生したペプチドはHSP70やHSP90などに結合してTAPへと輸送される（③）。TAPにより細胞質から小胞体内に輸送されたペプチド（④）の、N末端はERAP1・2により切断されて（⑤）HLA-I分子と結合する。その後、TAPBPRがHLA-I分子に低親和性を示すペプチドを駆逐し、より親和性の高いペプチドを選択的にHLA-I分子に結合させる（⑥）。ペプチド編集⑥。β₂ミクログロブリンと会合する前のHLA-I分子は、カルネキシンが結合して、HLA-I分子の構造を安定化させる（⑦）。β₂ミクログロブリンと会合した後のHLA-I分子は、ゴルジ体で糖鎖修飾を受けた後、細胞表面へと輸送される（⑧）。

して細胞表面に発現するため、TAPの発現を欠損する細胞ではHLA-Ⅰ分子に結合するペプチドの供給が不足して、HLA-Ⅰ分子の細胞表面への発現が著しく減少する。さらにTAPを欠損する個体では、胸腺におけるCD8陽性T細胞の正の選択ができないため、CD8陽性T細胞の分化誘導が著しく損なわれる。

小胞体内腔に入ったペプチドは、さらに小胞体アミノペプチダーゼ1(endoplasmic reticulum aminopeptidase 1；ERAP1)やERAP2によりアミノ(N)末端側のアミノ酸が切断され、HLA-Ⅰ分子のペプチド収容溝に収まりやすい長さのペプチドが産生される(図2.2.6-⑤)。

3) 抗原提示にかかわるシャペロン分子群

プロテアソームにより産生されたペプチドは、HSP70やHSP90などの熱ショックタンパクに結合してTAPへと輸送される(図2.2.6-③)。小胞体内では生合成された直後で、まだペプチドを結合しておらず構造が不安定なHLA-Ⅰ分子にカルネキシンが結合して、その構造を安定化させている(図2.2.6-⑦)。さらにERp57、カルレティキュリン(calreticulin)などの分子シャペロンが、次々に不安定なHLA-Ⅰ分子に結合して、HLA-Ⅰ分子がペプチドを結合して安定化するまで、その構造を保持する役割を引き継ぐ。タパシン(tapasin)はHLA-Ⅰ分子をTAPに結合させることにより、TAPを介して細胞質から輸送されたペプチドが効率よく、HLA-Ⅰ分子に結合することを可能ならしめている(図2.2.6)。

さらに近年、HLA-Ⅰ分子と物理的に接触することにより、HLA-Ⅰ分子に結合する低親和性ペプチドを遊離させて、高親和性ペプチドとの結合を促進する分子として、TAPBPR(TAP-binding protein-related)が同定され、その構造と機能が解明された。この分子により、よりHLA-Ⅰ分子に親和性が高いペプチドが選択されるため、この過程はペプチド編集(peptide-editing)と呼ばれている(図2.2.6-⑥)。安定したHLA-Ⅰ-ペプチド複合体が形成されると、これはERp57、カルレティキュリン、タパシンから解離し、ゴルジ体で糖鎖修飾を受けた後に細胞表面に発現する(図2.2.6-⑧)。

D■クロスプレゼンテーション(交差抗原提示)

上述のように、HLA-Ⅰ分子により、核や細胞質内に局在する自己のタンパクや微生物に由来するペプチドが提示される。しかし免疫系は、抗原提示細胞に感染しないウイルスに対しても、これに特異的なCD8陽性T細胞を誘導することができる。この現象は抗原提示細胞が、細胞外の微生物や細胞破壊産物、タンパクなどを細胞内に取り込み、そのペプチド断片をHLA-Ⅰ分子に結合して提示できることに起因する。この抗原提示機構をクロスプレゼンテーション(cross-presentation)と呼ぶ。

クロスプレゼンテーションは抗原提示細胞の中でも、樹状細胞とマクロファージの特定のサブセットのみが行うことができる。その機序は十分には解明されていないが、プロテアソームとTAPに依存する経路と依存しない経路がある(図2.2.7)。TAP依存性経路では、樹状細胞により

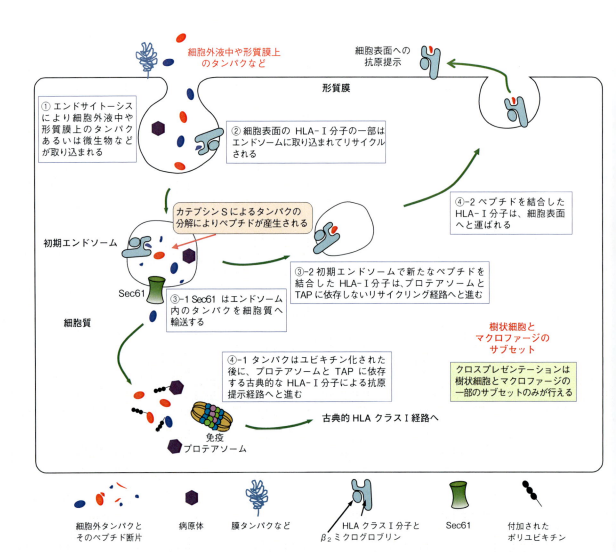

図2.2.7 樹状細胞におけるクロスプレゼンテーション（交差抗原提示）経路

樹状細胞は下記の機序により、細胞外から取り込んだタンパクに由来するペプチドを、HLA-I分子を介して細胞表面に提示することができ、これをクロスプレゼンテーション（交差抗原提示）と呼ぶ。細胞外のタンパクや細胞表面のHLA-I分子ほかの膜タンパクが、エンドサイトーシスによりエンドソームに取り込まれる（①、②）。取り込まれたタンパクは、Sec61により細胞質に輸送される（③-1）か、あるいはカテプシンSによりペプチドへと分解されて、エンドソーム内に存在するHLA-I分子に結合する（③-2）。Sec61により細胞質に輸送されたタンパクは、ほかの細胞質のタンパクと同様にユビキチン化された後に、古典的HLAクラスI経路により処理される（④-1）。エンドソーム内のペプチド-HLA-I分子複合体は、リサイクリングにより細胞表面に運ばれる（④-2）。

取り込まれた細胞外のタンパクが、Sec61と呼ばれる輸送ポンプにより早期エンドソーム内から細胞質へと逆輸送され（図2.2.7-③-1）、その後にプロテアソームにより分解され、さらにこれらのペプチド断片がTAPにより小胞体内へと送られて、通常のHLA-I抗原提示経路に入るものである（図2.2.7-④-1）。一方TAP非依存性経路では、エンドサイトーシスにより形質膜上のHLA-I分子が、細胞外のタンパクと共にエンドソームに取り込まれ、そこでタンパクが分解されてできたペプチドがHLA-I分子と結合して、リサイクリング経路により再び細胞表面に送達されるためプロテアソームやTAPに依存しない（図2.2.7-③-2）。

E ■ ナチュラルキラー(NK)細胞活性の抑制

NK細胞は自然免疫系に属する血球細胞である。NK細胞は特定のウイルスあるいは細菌に感染した細胞、あるいは腫瘍細胞を破壊する。NK細胞の表面には、主にHLA-I分子などのリガンドを認識するKIR (killer cell immunoglobulin-like receptor)が発現している。KIRにはリガンドを認識してNK細胞の細胞傷害活性を抑制するもの(抑制型KIR)と、逆に活性化するもの(活性型KIR)がある。KIR分子には構造の異なるものが複数存在し、1個のNK細胞は通常数種類のKIR分子を発現し、その多くは不特定の自己ペプチドを結合したHLA-I分子と結合する。HLA-C分子のほぼすべてが抑制型KIRと結合するが、HLA-AとBについては一部の対立遺伝子産物しか抑制型KIRと結合できない。感染細胞や腫瘍細胞のあるものは、HLA-Iの発現を欠損することにより、細胞傷害性T細胞による排除から逃避する。しかし、このような細胞は抑制型KIRを介してNK細胞に抑制性シグナルを伝達できないために、活性型KIRのリガンドを発現していればNK細胞により傷害されて排除される。このようにCD8陽性細胞傷害性T細胞とNK細胞の連携により、感染免疫や腫瘍免疫が維持されている。

F ■ HLA-E、F、G分子の構造、発現細胞と機能

HLA-E、F、G分子は共に、HLA-A、B、C分子と同様の、HLA-Iα鎖とβ_2ミクログロブリン(β_2m)の複合体であり、分子の先端には溝状の構造を有するが多型性には乏しい。

HLA-E分子は、HLA-A、B、C、Gのリーダーペプチドを結合し、広く有核細胞に発現している。またNK細胞やCD8陽性細胞傷害性T細胞に発現するCD94/NKG2AあるいはCD94/NKG2Bに結合して、両細胞の細胞傷害活性を抑制する。一方、HLA-E分子がNK細胞に発現するCD94/NKG2Cと結合すると、NK細胞は活性化される。このようにHLA-Eの機能は、主にNK細胞の制御にあると考えられている。

HLA-F分子は、胎盤の絨毛外トロフォブラスト、活性化されたT細胞、B細胞、NK細胞、およびEBウイルスで形質転換した細胞の表面に発現が確認されている。リンパ球および単球ではHLA-F分子は主に細胞質内に発現しており、細胞の活性化により発現が増強する。活性化細胞の表面にはペプチドあるいはβ_2mを結合していないHLA-F分子が発現し、これがペプチドを結合していないHLA-A、B、C分子と会合して、その膜表面への発現を安定化させるため、クロスプレゼンテーションに寄与していると考えられている。HLA-FはKIRであるKIR3DL2、KIR2DS4、KIR3DS1に結合して、NK細胞における細胞傷害性を抑制あるいは活性化する。このようにHLA-F分子の機能もNK細胞の制御にあると考えられるが、まだ十分には解明されていない。

HLA-G分子は、胎児由来の胎盤トロフォブラストや、がん細胞に発現している。この分子は細胞外ドメインのシステイン残基の間にジスルフィド(S-S)結合が形成され2量体を形成するものもあり、LILRB1あるいはLILRB2による認識を介して、T細胞、NK細胞やマクロファージの

細胞傷害活性を抑制する。このような機能により、HLA-A、B、Cを発現しない胎盤トロフォブラストがNK細胞により傷害されることを防いでおり、母児間のトレランス誘導や、がん細胞の免疫逃避に関与していると考えられている。

● 参考文献

1）入江　厚, 西村泰治(訳)：T細胞への抗原提示．Janeway's 免疫生物学(原著第9版), 笹月健彦(監訳), pp213-256, 南江堂, 東京, 2019 [Murphy K, Casey Weaver：Janeway's Immunobiology, 9th ed, W.W. Norton and company Inc., New York, 2016].
2）入江　厚, 西村泰治：MHCの構造と機能．標準免疫学, 改訂第3版, 谷口　克(監), 宮坂昌之, 小安重夫(編), pp115-121, 医学書院, 東京, 2019.
3）塚本博丈, 西村泰治：抗原提示メカニズム, 標準免疫学, 改訂第3版, 谷口　克(監), 宮坂昌之, 小安重夫(編), pp122-128, 医学書院, 東京, 2019.

4 HLAクラスI遺伝子の多型性

2024年4月現在、IPD-IMGT/HLA(HLAアレル情報を統括する英国のデータベース)から38,975種類もの膨大な数のHLAアレルがIPD-IMGT/HLA(Release 3.56)から公開されており、年間に公開される新規アレル数は増加傾向にある(図2.2.8)。

HLAクラスI遺伝子では27,301種類のアレルが公開されており、古典的クラスI遺伝子は非古典的クラスI遺伝子よりも圧倒的に多数のアレルが見い出されている(古典的クラスI遺伝子：26,526種類、非古典的クラスI遺伝子：604種類)。古典的クラスI遺伝子においては、8,288種類の*HLA-A*アレル、9,877種類の*HLA-B*アレルおよび8,361種類の*HLA-C*アレルが公開されている。それらの多型の多くは、抗原提示部位(ペプチド収容溝)に集約されており、アミノ酸置換を促進させるような自然選択が働いていることが明らかにされている。実際に、古典的クラスIアレルの58%(15,335アレル)は異なるアミノ酸配列をコードすることから、古典的クラス

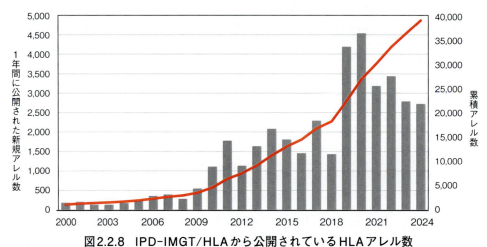

図2.2.8　IPD-IMGT/HLAから公開されているHLAアレル数
2000年4月〜2024年4月までにIPD-IMGT/HLAから公開されたアレル情報に基づく。灰色の棒グラフと赤色の折れ線グラフは、1年間に公開された新規アレル数および累積アレル数をそれぞれ示す。

Ⅰ遺伝子は単に多型性に富むのみならず、多様性にも富むといえる。一方、正常な HLA 分子を発現することのできない null アレルは古典的クラスⅠアレルの 4.4%(1,156 アレル)に検出されており、その検出率は HLA DNA タイピング技術の向上により年々増加傾向にある(表 2.2.1)。

日本人集団では、54 種類の第 2 区域レベルの *HLA-A* アレル、85 種類の *HLA-B* アレルおよび 33 種類の *HLA-C* アレルが日本組織適合性学会から報告されている。日本人で頻度 0.1% 以上を示す比較的高頻度なアレルとして、16 種類の *HLA-A* アレル(10 種類の HLA 型)、34 種類の *HLA-B* アレル(26 種類の HLA 型)および 16 種類の *HLA-C* アレル(11 種類の HLA 型)が検出されている(表 2.2.2)。このようなヒトゲノムで高度な多型性を示す HLA 遺伝子はメンデルの法則に従って次世代に遺伝することから、親子鑑定、個人識別、人類進化・移動に関する民族学的調査などにおいて、有用な DNA 多型マーカーとして広く利用されている。

表 2.2.1　IPD-IMGT/HLA から公開されているクラスⅠ遺伝子のアレル数

HLA クラスⅠ遺伝子		アレル数	アミノ酸配列数	null アレル
古典的クラスⅠ	*HLA-A*	8,288	4,848	432
	HLA-B	9,877	5,883	348
	HLA-C	8,361	4,604	376
	小計	26,526	15,335	1,156
非古典的クラスⅠ	*HLA-E*	353	140	10
	HLA-F	91	17	2
	HLA-G	160	50	6
	小計	604	207	18
その他		171	0	0
	合計	27,301	15,542	1,174

(IPD-IMGT/HLA データベース Release 3.56(2024 年 4 月公開)参照)

表 2.2.2.　日本人に検出される代表的なクラスⅠアレルの頻度と HLA 型

HLA-A			*HLA-B*			*HLA-B*			*HLA-C*		
推定アレル	頻度(%)	HLA 型	推定アレル	頻度(%)	HLA 型	推定アレル	頻度(%)	HLA 型	推定アレル	頻度(%)	HLA 型
*A*01:01*	0.442	A1	*B*07:02*	5.492	B7	*B*40:03*	0.445	B61	*C*01:02*	17.218	Cw1
*A*02:01*	11.227	A2	*B*13:01*	1.187	B13	*B*40:06*	4.808	B61	*C*01:03*	0.340	Cw1
*A*02:06*	9.415	A2	*B*13:02*	0.276	B13	*B*44:02*	0.421	B44	*C*03:02*	0.681	Cw10
*A*02:07*	3.236	A2	*B*15:01*	7.911	B62	*B*44:03*	6.672	B44	*C*03:03*	13.723	Cw9
*A*02:10*	0.426	A210	*B*15:07*	0.623	B62	*B*46:01*	4.498	B46	*C*03:04*	12.201	Cw10
*A*03:01*	0.436	A3	*B*15:11*	0.950	B75	*B*48:01*	2.895	B48	*C*04:01*	4.321	Cw4
*A*11:01*	8.907	A11	*B*15:18*	1.558	B71	*B*51:01*	8.748	B51	*C*05:01*	0.415	Cw5
*A*11:02*	0.163	A11	*B*15:27*	0.109	B62	*B*51:02*	0.224	B5102	*C*06:02*	0.820	Cw6
*A*24:02*	36.268	A24	*B*27:04*	0.204	B27	*B*52:01*	11.019	B52	*C*07:02*	12.712	Cw7
*A*24:20*	0.769	A24	*B*35:01*	8.339	B35	*B*54:01*	7.578	B54	*C*07:04*	0.968	Cw7
*A*26:01*	7.590	A26	*B*37:01*	0.516	B37	*B*55:02*	2.479	B55	*C*08:01*	7.381	Cw8
*A*26:02*	1.864	A26	*B*38:02*	0.267	B38	*B*55:04*	0.149	B55	*C*08:03*	1.445	Cw8
*A*26:03*	2.508	A26	*B*39:01*	3.382	B3901	*B*56:01*	0.911	B56	*C*12:02*	11.015	Cw12
*A*30:01*	0.178	A30	*B*39:02*	0.305	B3902	*B*56:03*	0.184	B56	*C*14:02*	6.863	Cw14
*A*31:01*	8.635	A31	*B*39:04*	0.229	B39	*B*58:01*	0.669	B58	*C*14:03*	6.526	Cw14
*A*33:03*	7.406	A33	*B*40:01*	5.559	B60	*B*59:01*	2.005	B59	*C*15:02*	3.054	Cw15
			*B*40:02*	7.801	B61	*B*67:01*	1.132	B67			

日本組織適合性学会精度管理委員会の「HLA 推定アレル一覧表 2024 年度版」を参照し、頻度 0.1% 以上のアレルについて記載した。推定アレルについては、同委員会の「HLA タイピング結果のアレル表記法と結果報告の原則(2017 年版)」を参照されたい。

5 | HLA クラス I 関連分子の種類と構造

　HLA クラス I 分子には、顕著な多型性を示し細胞性傷害 T 細胞に抗原ペプチドを提示する古典的クラス I 分子(クラス I a 分子：HLA-A、-B、-C)と、多型性が低く特殊な抗原(ペプチド、非ペプチド)提示、または提示能をもたない非古典的クラス I 分子(クラス I b 分子：HLA-E、HLA-F、HLA-G、MIC、HFE、CD1、MR1、FcRn、ZAG、EPCR、ULBP、UL18など)がある。さらに、多様な機能を有する非古典的クラス I 分子には、脊椎動物の進化で 6,500 万年以前に発生し、構造・機能において明確な相違がみられないクラス I 関連分子がある(**表2.2.3**)。HLA クラス I 関連分子は、その遺伝子の局在位置と進化の背景から HLA 遺伝子と同じ領域に存在している MIC-A、MIC-B(MHC class I chain-related A, B；6p21.3)遺伝子と HFE(homeostatic iron regulator；6p22.2)遺伝子、HLA 遺伝子とは異なった染色体上に存在している ULBPs(UL16-binding proteins)遺伝子領域、CD1(thymocyte antigen CD1；1q21-23)遺伝子領域、AZGP1(alpha-2-glycoprotein, zinc；7q22.1)遺伝子、FCGRT(Fc fragment of IgG, receptor transporter, alpha；19q13.3)遺伝子、MR1(MHC class I -related；1q25.3)遺伝子と PROCR(protein C receptor, endothelial；20q11.2)遺伝子などに分類される。また、HLA クラス I 分子と構造的に類似した human cytomegalovirus の遺伝子にコードされた UL18 は、内在性ペプチドを提示する機能を有している。

　MIC-A と MIC-B は、β_2ミクログロブリン(β_2m)を伴わない α($\alpha 1 \sim \alpha 3$、膜貫通、細胞質ドメイン)鎖のみから構成されており、ストレス時に腸管上皮細胞や樹状細胞などでは発現量が増し、NK 細胞活性制御にかかわる NKG2D レセプターと結合する。特に MIC-A は平常時でも血管内皮細胞表面に発現しているが、細胞膜内ドメインに相当するエキソン 5 内の GCT(アラニン；Ala)繰り返し構造型 A5.1(GCT に 1 塩基挿入→GGCT)のヒトは、ほかの構造型を示すヒトに比べ 7〜10 倍発現量が高いことが報告されている。MIC-A5.1 は *MIC-A*008* と強い連鎖不平衡を示す。さらに、MIC-A 分子の 129 番目の非同義置換(Met/Val)は NK 活性型レセプター NKG2D との結合能に差が認められている(Met＞Val)。

　ULBP はヒトのサイトメガロウイルス(HCMV)UL16 と結合するタンパクで、分子構造は $\alpha 1$ と $\alpha 2$ ドメインから形成されているが、$\alpha 3$ ドメインを欠き、β_2m も伴っていない。また、ULBP4 と 5 は膜貫通と細胞質ドメインを保有するタンパクであるが、ULBP1、2、3、6 は GPI(glycosylphosphatidylinositol)アンカーを通して細胞に固定したタンパクである。ULABP1、2、3、6 は NKG2D レセプターと結合し、ULBP4、5 は $\gamma\delta$TCR および NKG2D レセプターと結合する。

　HFE 分子は、鉄と結合したトラスフェリン(Tf)がトランスフェリンレセプター(TfR)を通して細胞内に取り込まれるのを制御しており、分子構造は、HLA クラス I 分子同様 α 鎖に β_2m を伴った構造をしている。

　CD1 分子は、CD1a、CD1b、CD1c と CD1e のグループ I と CD1d のグループ II に分けられる。ヒト、マウス、ウシ、ブタなど哺乳類において種を超えて保存されている CD1d 分子は、α-グ

表2.2.3　HLAクラスⅠ、クラスⅠ関連分子の種類と特徴

	分子	遺伝子名	β_2mとの会合	α1、α2ドメインとの結合分子	TCR結合	NKR結合	相互作用する分子
古典的クラスⅠ	HLA-A HLA-B HLA-C	HLA-A HLA-B HLA-C	有 有 有	内在性ペプチド 内在性ペプチド 内在性ペプチド	αβTCR	LIRs、KIR	
非古典的クラスⅠ	HLA-E HLA-F HLA-G	HLA-E HLA-F HLA-G	有 有 有	クラスⅠシグナルペプチド由来 ペプチド		CD94/ NKG2A、2C LIR1 LILRB1、ILRB2	
HLAクラスⅠ関連	NKG2Dリガンド	MICA、MICB ULBP1, 2, 3, 6 ULBP4, 5	無 無 無	無 無 無	γδTCR (ULBP4) γδTCR	NKG2D NKG2D	
	HFE	HFE	有	無			Tf receptor
	グループ1 CD1	CD1A CD1B CD1C CD1E	有	外来性糖脂質	αβTCR、 γδTCD		
	グループ2 CD2	CD1D	有	内在性・外来性糖脂質	V14α/ V24αTCR		
	MR1 ZAG FcRn EPCR UL18	MR1 AZGP1 FCGR2B PROCR UL18	有 無 有 無 有	微生物の ビタミンB$_2$代謝物 脂肪酸 無 リン脂質 タンパク	MAIT TCR γδTCR	 LIR1	 PIP IgG プロテインC

MR1：MHC-Ⅰ related molecule、ZAG：zinc-alpha-2-glycoprotein、FcRn：neonatal Fc receptor、
EPCR：endothelial protein C recepotr、LIR：leukocyte immunoglobulin-like receptor、PIP：phosphatidylinositol

リコシルセラミド（α-galactosylceramide；α-GalCer）やグリコシルホスファチジルイノシトール（glycosylphosphatidylinositol；GPI）をのせて抗原提示細胞に発現し、TCRレパートリーが均一であるNKT細胞によって認識される。その結果、IL-4が産生され、B細胞に作用し、抗脂質抗体の産生を促す。このNKTの活性化に同時刺激分子（costimulatory molecule）としてCD40が必要である。CD1a、CD1bとCD1c分子は、小胞体でβ_2mと会合し、ゴルジ装置を経由して細胞表面に発現される。一方、CD1d分子は、小胞体でβ_2mと会合し、ゴルジ装置を経由して細胞表面に発現される経路と、小胞体でHLAクラスⅡ分子と結合してゴルジ装置とエンドソームを経由して細胞表面に発現される経路とが知られている。なお、CD1e分子は、細胞表面に発現されないと考えられている。

　ZAG分子の機能はまだ十分解明されていない。しかし、ZAG分子はヒト血漿から分離した42kDaの可溶性タンパクであり、体液中（汗、唾液、脳脊髄液、精液など）に存在することが報告されている。分子における3つのドメインのアミノ酸組成は、HLAクラスⅠ分子の3つの細胞外α鎖ドメインと30～40％の相同性を示す。この分子は肝臓、心臓、肺、前立腺、脂肪細胞などから分泌され、脂肪酸と結合する。また、体重の制御や脂肪細胞の分解にかかわり、肥満者の脂肪組織では発現が下方制御されている。

新生児の受動免疫における IgG の取り込みに働く Fc レセプターである FcRn は、腸管上皮細胞の尖端表面で選択的に母乳の IgG と結合した後、基底外側部で解離し、新生児の血中や組織液中に移行して受動免疫を成立させている。また、FcRn は身体中の IgG 抗体の配分、輸送、持続などの動的挙動制御に中心的な役割を果たしている。この抗原構造は、古典的 HLA クラス I 分子の α 鎖と類似した α 鎖と $β_2m$ が非共有結合し、アミノ酸はほぼ 35% の相同性を示している。

MR1 分子は、古典的 HLA クラス I 分子と同様に $β_2m$ と結合し、CD8 と接触する部位も保存されている。MR1 分子も 3 つの細胞外ドメイン（α1、α2、α3 ドメイン）をもち、ペプチド結合ドメイン部は HLA クラス I 分子と構造学的に類似し、40〜50% の相同性を示す。分子は、すべての細胞に普遍的に発現しているが、感染病原体がないときは発現量は非常に低く、通常は細胞内にとどまっている。この分子は、病原体であるビタミン B_2 誘導体抗原と結合すると細胞表面上に過剰発現し、宿主の反応として働く粘膜関連インバリアント T 細胞（mucosal-associate invariant T cell；MAIT）レセプターと選択的に結合し、感染・炎症細胞の活性を制御している。

6 HLA クラス I 関連分子の遺伝子の種類と構造

HLA クラス I 関連分子の遺伝子（**表 2.2.3** 参照）構造は、基本的には古典的 HLA クラス I 分子の遺伝子と類似している（**図 2.2.9**）。MIC 遺伝子群には *MIC-A*、*MIC-B*、*MIC-C*、*MIC-D*、*MIC E*、*MIC-F* と *MIC-G* が HLA クラス I 遺伝子領域内に確認されているが、*MIC-A* と *MIC-B* 以外は偽遺伝子である。MIC 遺伝子は、ほかの HLA クラス I 関連遺伝子と異なり高度な多型性を示し、2024 年 3 月時点で 533 種類の *MIC-A* と 247 種類の *MIC-B* が報告されている。また、日本人のアレル頻度を**表 2.2.4** に示す。*MIC-A* は、*HLA-B* から 46.5kb セントロメア側に、*MIC-B* は、*MIC-A* からさらに 83kb セントロメア側に局在している。*MIC-A* は *HLA-B* アレルと強い連鎖不平衡（**表 2.2.4**）を示す。*MIC-A* は、一般に約 11.7 kb で、*MIC-B* は約 12.9kb というゲノムサイズである。遺伝子のエキソン-イントロン構造は、HLA クラス I 遺伝子と同様であるが、イントロン 1 が長い（*MIC-A* は約 6.8 kb、*MIC-B* は約 7.4 kb）特徴がある。また、*MIC-A* は、MIC-A 分子の細胞膜内領域に相当するエキソン 5 に、GCT（アラニン；Ala）の単純繰り返し（4〜10 回）構造がみられる。さらに、この繰り返し領域に 1 塩基（G）の挿入（GCT → GGCT）の結果、フレームシフト変異が起こり、細胞質ドメインの欠如した MIC-A 分子や第 4 エキソンのスプライシング部位の 1 塩基欠損でフレームシフトが起こり、細胞膜結合・膜貫通ドメインの構造が大きく変化し、かつ細胞質ドメインが欠如する MIC-A 分子もある。また、東アジア人に特徴的な *HLA-B*48-MIC-A*del-MIC-B*0170N* ハプロタイプをもつ人は、MIC-A と MIC-B 分子のいずれも発現していない。

HLA 遺伝子領域に近接して存在する *HFE* は、約 9.5kb の大きさで 6 個のエキソンからなり、その転写産物は $β_2m$ と結合し細胞表面に発現する。この遺伝子の多型性は乏しいが、エキソン 4 の非同義置換（G → A、Cys → Tyr）とエキソン 2 の 1 塩基置換（C → G）が欧米人のヘモクロマトー

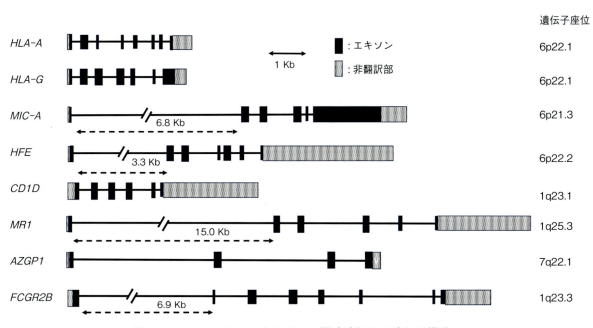

図2.2.9 HLAクラスⅠとクラスⅠ関連遺伝子の遺伝子構造

表2.2.4 日本人における*MIC-A*アレル頻度と*HLA-B*アレルとの連鎖

*MIC-A*アレル	頻度(%)	TM領域タイプ	*HLA-B*アレルとの連鎖不平衡
MICA*002/020/055	12.87	*A9	*35:01、*39:01、*58:01、*67:01
MICA*004	6.59	*A6	*44:03
MICA*007/026	0.31	*A4	*27:05
MICA*008	12.87	*A5.1	*40:01、07:02
MICA*009/49	18.05	*A6	*52:01、*51:01
MICA*010	15.86	*A5	*15:01、*46*01
MICA*012	13.82	*A4	*54*01、*55:02、*59:01
MICA*019	2.36	*A5	*15*18
MICA*045	2.02	*A4	*13:01
null	2.51	−	*48*01

TM領域タイプ：エキソン5内のGCT繰り返し構造、*A5.1は1塩基挿入のあるタイプ
（アレル頻度はHLA研究所アレル頻度より抜粋　https://hla.or.jp/med/frequency_search/en/mica/）

シスと相関するという報告がある。

　第1染色体長腕部1q21-23にあるCD1遺伝子領域は、5つの遺伝子（*CD1A*、*CD1B*、*CD1C*、*CD1D*と*CD1E*）からなり、*CD1E*以外に由来するタンパク分子は、β_2mと結合し細胞表面上に発現する。CD1遺伝子群は、いずれも多型性に乏しく、各遺伝子のエキソン2内にそれぞれ1つの塩基置換が報告されているのみである。

　同じく第1染色体長腕部1q25.3に存在する*MR1*は、選択的スプライシング（alternative splicing）の効果により、4種類のアイソフォームを形成している。また、この遺伝子も多型性に乏しく、2ヵ所に同義置換がみられるだけである。

　ここで示したようにHLAクラスⅠ関連遺伝子は、第6染色体以外にいくつかみられるが、ど

れも古典的 HLA クラス I 遺伝子が示すような多型性が認められていない。なお、HLA 領域以外には HLA クラス II 関連遺伝子はみつかっていない。

Chapter 3 HLAクラスⅡ系

1 HLA クラスⅡ分子の種類と構造

　HLA クラスⅡ（HLA-Ⅱ）分子としては HLA-DR、DQ、DP 分子の 3 種類が存在し、その発現は樹状細胞などのプロフェッショナル抗原提示細胞に限定している。HLA-Ⅱ分子は主としてエンドサイトーシスにより取り込まれた細胞外液中、あるいは細胞膜のタンパクが分解されてできたペプチド断片を、CD4 陽性 T 細胞に提示する。抗原のプロセシングと提示にかかわる HLA-DM および HLA-DO 遺伝子は、いずれも HLA-Ⅱ遺伝子領域に位置しており、HLA-DM ならびに HLA-DO 分子は、非古典的 HLA-Ⅱ分子と呼ばれることがある。

A ■ HLA-Ⅱ分子が発現する細胞と組織の特異性と HLA-Ⅱ分子および結合ペプチドの構造

1）HLA-Ⅱ分子が発現する細胞と組織の特異性

　HLA-Ⅱ分子は、通常は樹状細胞、皮膚のランゲルハンス細胞、一部のマクロファージや B 細胞のような、プロフェッショナル抗原提示細胞に限定して発現している。さらに活性化された T 細胞や、IFN-γ などのサイトカインに曝露された内皮細胞や上皮細胞などにも、HLA-Ⅱ分子が発現する。

2）HLA-Ⅱ分子の構造

　HLA-Ⅱ分子は、α 鎖と β 鎖が会合した膜結合型糖タンパクで、α 鎖および β 鎖の細胞外部分は、α1、α2、β1 および β2 の 4 つのドメインにより構成される（図 2.3.1-A）。形質膜から遠い側の α1 および β1 ドメインが組み合わさり、HLA-Ⅰ分子と同様に対面する α ヘリックス構造がつくる側壁と、さらに 2 枚の β シート構造からなる底面が溝状の構造（ペプチド収容溝）を形成する（図 2.3.1-B）。この HLA-Ⅱ分子の先端の溝には、通常は HLA-Ⅰ結合ペプチドより長い 9 ～30 数個（多くは 15 個前後）のアミノ酸からなるペプチドが結合している。HLA-Ⅰ分子ではペプチド収容溝の両端が閉じているのに対して、HLA-Ⅱ分子では開放されているために、ペプチド両端のアミノ酸残基は溝の両端からはみ出していることが多い（図 2.3.1-B・C）。HLA-Ⅱ分子とペプチドの複合体の立体構造については、下記のデータベースを参照されたい（https://www.rcsb.org/structure/3L6F）。

　ペプチド収容溝に収まるペプチド部分は HLA-Ⅰ分子と同様に約 9 個のアミノ酸（P1～P9）に

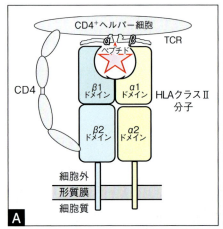
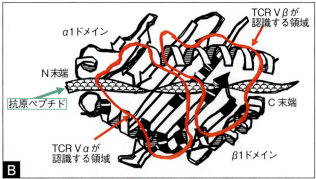
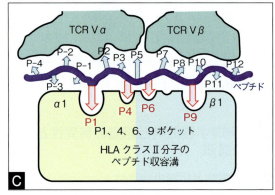

図2.3.1 HLAクラスⅡ（HLA-Ⅱ）分子と、これに結合するペプチドの構造
A：HLA-Ⅱ分子の形態と、そのCD4陽性ヘルパーT細胞のTCRおよびCD4分子による認識を示した模式図。
B：HLA-Ⅱ-ペプチド複合体をTCR側から見た図。TCRのα鎖およびβ鎖の可変領域（TCRVαおよびTCRVβ）が認識する表面の大まかな分布を赤線で示す。HLA-Ⅱ分子中の黒く塗り潰したアミノ酸残基は多型性を示し、ペプチド収容溝の底面や側壁に多く認められる。この多型が結合可能なペプチドの構造に一定の制約を与える。
C：HLA-Ⅱ分子のペプチド収容溝にある大小のポケットと、これに結合する16個のアミノ酸からなるペプチドを構成する各アミノ酸残基（P-4～P12）の側鎖を矢印で示し、さらにTCRによる認識を示した模式図。

より構成され、HLA-Ⅱ分子上のペプチド収容溝にある大小4～5個のポケットに、うまく収容される側鎖を有するアンカーアミノ酸残基が特定の位置に存在する場合に、ペプチドはHLA-Ⅱ分子に結合する（図2.3.1-C）。HLA-Ⅱ分子の多型については、HLA-DR分子では、α鎖はほとんど多型性を示さないが、β鎖は高度の多型性を示す。一方、HLA-DQならびにHLA-DP分子は、α鎖とβ鎖が共に多型性を示すが、その程度はHLA-DRβ鎖の多型性には及ばない。3種類のHLA-Ⅱ分子のうち、抗原提示に圧倒的に高頻度で利用されるのはHLA-DR分子である。TCR側より覗き込んだDR分子のβ鎖が構成する右下半分のみが高度の多型性を示し（図2.3.1-B）、結合するペプチドのHLA-Ⅱ結合アンカーアミノ酸の種類に制約を与えるが、このような進化を遂げた理由は大きな謎である。

3）HLA-Ⅱ分子に結合するペプチドの構造

HLA-Ⅱ分子のペプチド収容溝に結合するペプチドは、HLA-Ⅰ分子に結合するペプチドより長

く、その多くは9〜30数個(多くは15個前後)のアミノ酸により構成されている。P1はHLA-Ⅱ分子に結合するペプチドの最もN末端側に位置し、HLA-Ⅱアンカーアミノ酸残基と定義されており、そこからC末端方向に向けて各アミノ酸残基に番号を付けることになっている。通常P1、P4、P6(時にP7)およびP9のアミノ酸残基の側鎖がHLA-Ⅱ分子の溝に向かい、ポケットに収容されるアンカーアミノ酸残基となっていることが多い(図2.3.1-C)。HLA-Ⅱ分子の多型もα1およびβ1ドメインにより構築されるペプチド収容溝を形成するアミノ酸残基に集中している(図2.3.1-B)。このため、HLA-Ⅱ分子に結合するペプチドのHLA-Ⅱアンカーアミノ酸の種類はHLA-Ⅱ分子ごとに異なっている。

　また、これらのアンカーアミノ酸残基の間に介在するアミノ酸の側鎖がTCRと接触して、その抗原特異性が識別される(図2.3.1-C)。前述のように、HLA-Ⅱ分子に結合するペプチドを構成するアミノ酸の数は多様で、アンカーを決定しにくいこともあり、HLA-Ⅰ分子に結合するペプチドと比較して、HLA-Ⅱ分子に結合するペプチドのアミノ酸配列を予測することはより多くの困難を伴う。しかしこれまでに、多型性を示す多様なHLA-Ⅱ分子に結合するペプチドが数多く同定されており、これらのデータベースの解析により、HLA-Ⅱ分子に結合するペプチド配列を予測するアルゴリズムが開発され、その精度が増しつつある。

4) T細胞レセプター(TCR)とCD4分子によるHLA-Ⅱ-ペプチド複合体の識別

　CD4陽性T細胞のTCRはα鎖とβ鎖により構成され、それぞれHLA-Ⅱ-ペプチド複合体の表面の左下と右上の半分を分担して認識している(図2.3.1-B)。さらにTCRの中でもアミノ酸配列が多様性に富む、3つの相補性決定領域(complementarity determining region；CDR)のうち、CDR3はペプチドの多様性を、CDR2は自己HLA-Ⅱ分子を、またCDR1は自己HLA-Ⅱ分子とペプチドを識別している。このようにして、CD4陽性T細胞は、自己のHLA-Ⅱ分子に結合した非自己抗原ペプチドを識別して活性化され、種々のサイトカインを産生して免疫応答を示す。

　CD4陽性T細胞の細胞表面に発現するCD4分子は、HLA-Ⅱ分子のβ2ドメインの多型がなく、進化上よく保存された部位に結合することにより(図2.3.1-A)、CD4陽性T細胞のTCRによるHLA-Ⅱ-非自己ペプチドの認識効率を著明に高めている。したがってCD4やHLA-Ⅱ分子のβ2ドメインに変異が発生すると、CD4陽性T細胞の免疫応答が著しく損なわれる場合がある。

2 HLAクラスⅡ遺伝子群の構造

　HLAクラスⅡ領域には、機能をもたない偽遺伝子を含めて染色体あたり15〜19個のクラスⅡ遺伝子が位置する。発現遺伝子に限定した場合、*HLA-DRA*、*HLA-DRB3*(ないし*HLA-DRB4*か*HLA-DRB5*)、*HLA-DRB1*、*HLA-DQA1*、*HLA-DQB1*、*HLA-DQA2*、*HLA-DQB2*、*HLA-DOB*、*HLA-DMB*、*HLA-DMA*、*HLA-DOA*、*HLA-DPA1*および*HLA-DPB1*の15個がテロメア側(クラスⅢ領域側)からセントロメア側の順で位置する。それらのうち、機能的な違いから古典的ク

ラスⅡ遺伝子[*HLA-DRA*、*HLA-DRB1*、*HLA-DRB3*(ないし*HLA-DRB4*か*HLA-DRB5*)、*HLA-DQA1*、*HLA-DQB1*、*HLA-DQA2*、*HLA-DQB2*、*HLA-DPA1*および*HLA-DPB1*]と非古典的クラスⅡ遺伝子(*HLA-DMA*、*HLA-DMB*、*HLA-DOA*および*HLA-DOB*)に分けられる(「Ⅱ-2.2.B. HLAゲノム領域の特徴」11頁参照)。

A ■ 古典的クラスⅡ遺伝子

1) 遺伝子構造

　古典的クラスⅡ遺伝子は、HLAクラスⅡ分子のα鎖ポリペプチドをコードする遺伝子*A*とβ鎖ポリペプチドをコードする遺伝子*B*に分けられる。例えばHLA-DR分子は、*HLA-DRA*(α鎖をコードする*A*)および*HLA-DRB1*(β鎖をコードする*B*)から転写され、翻訳されたα鎖とβ鎖のポリペプチドが非共有的に結合したヘテロ2量体を形成する。このα鎖をコードする*HLA-DRA*、*HLA-DQA1*および*HLA-DPA1*の長さは5〜9kb程度であり、いずれも5個のエキソンから構成されている。それらのうちの4個のエキソンにα鎖ポリペプチドを合成するコード配列が含まれており、各エキソンのコード配列を合計した長さは765〜783bpである(図2.3.2-A)。一方、β鎖をコードする*HLA-DRB1*、*HLA-DRB3*、*HLA-DRB4*、*HLA-DRB5*、*HLA-DQB1*および*HLA-DPB1*は7〜16kb程度であり、*HLA-DRB1*では遺伝子の長さがアレルにより5kb程度異なる。いずれの遺伝子とも6個のエキソンから構成され、それらのうちの5〜6個のエキソン(*HLA-DPB1*では5個、*HLA-DQB1*では5個と6個)にβ鎖ポリペプチドを合成するコード配列が含まれており、各エキソンのコード配列を合計した長さは777〜810bpである(図2.3.2-B)。これらのエキソン番号とクラスⅡ分子のドメイン構造との大よその対応関係は、HLAクラスⅡα鎖やβ鎖分子をコードするmRNA解析ならびに機能解析により明らかにされている。すなわち、エキソン1はクラスⅡ分子を発現させるために必要なシグナルペプチド(SP)と対応し、エキソン2および3はα鎖分子のα1およびα2ドメインやβ鎖分子のβ1およびβ2ドメインとそれぞれ対応する。エキソン4はα鎖遺伝子の場合、細胞膜結合・膜貫通ドメイン(TM)および細胞質ドメイン(CY)と対応するが、β鎖遺伝子ではTMと対応する。β鎖遺伝子のエキソン5や6(*HLA-DPB1*はエキソン5のみ)はCYと対応する。さらに、エキソン1とα鎖遺伝子のエキソン4と5ならびにβ鎖遺伝子のエキソン6(*HLA-DPB1*はエキソン5と6)には、5'側のUTR(5'UTR)と3'側のUTR(3'UTR)がそれぞれ含まれる(図2.3.2-C)。

2) プロモーター領域の構造

　β鎖ポリペプチドをコードする古典的クラスⅡ遺伝子*B*は、Sボックス、Xボックス、Yボックス、CAATボックス、TATAボックスからなるプロモーター領域によってその転写が主に制御されている。プロモーター領域はアミノ酸翻訳開始点(メチオニン開始コドンATGのA)の上流70〜220 bp以内に位置する。例えば*HLA-DRB1*08:02:01:01*の場合、Sボックスはコード領域の204塩基上流に、Xボックスは169塩基上流に、Yボックスは148塩基上流に、CAAT

II-3 HLAクラスII系

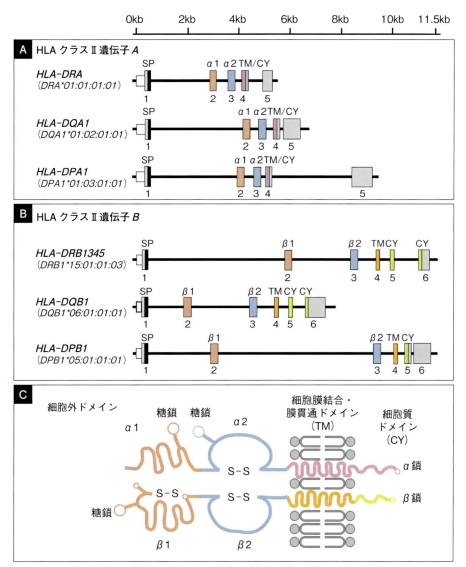

図2.3.2 古典的クラスII遺伝子構造と分子構造との関連性

AとB：古典的クラスII遺伝子Aと遺伝子Bの構造をそれぞれ示す。ボックスの上段と下段にクラスII分子との位置関係とエキソン番号をそれぞれ示す。白色と灰色のボックスはプロモーター領域と非翻訳領域（エキソン1側：5' UTR、エキソン5あるいは6側：3' UTR）をそれぞれ示す。黒色のボックスはシグナルペプチドをコードするエキソンを示す。赤色、青色、桃色、オレンジ色および黄色のボックスはHLA分子をコードするエキソンを示す（SP：シグナルペプチド、UTR：非翻訳領域）。

C：クラスII分子のドメイン構造との対応関係を示す。エキソンと対応するドメインを同色で示す。

ボックスは124塩基上流に、TATAボックスは86塩基上流にそれぞれ位置する（図2.3.3）。一方、α鎖ポリペプチドをコードする古典的クラスII遺伝子Aに、Sボックス、Xボックス、YボックスはTATAボックスやCAATボックスは認められない。これらのようにプロモーターの構造はクラスI遺伝子とクラスII遺伝子の間で異なっており、その制御機構も大きく異なる。さらにインターフェロンγが存在する場合、プロモーター領域のDNAと直接結合しない転写因子（class II transactivator；CIITA、遺伝子名：*NLRA*）が転写量を増強させる。

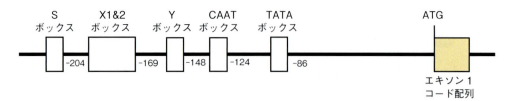

図2.3.3　古典的クラスⅡ遺伝子Bのプロモーター領域の構造
ATGはメチオニン開始コドンの位置を示す。図中の数字は*HLA-DRB1*08：02：01：01*のメチオニン開始コドン（ATG）の最初の塩基Aを1番目とした場合のプロモーター配列やエンハンサー配列の位置を示す。

3）HLA-DR遺伝子の特徴

❶ *HLA-DRA*

　*HLA-DRA*は5個のエキソンから構成され、4個のエキソン（エキソン1～4）に跨るコード配列の長さは765bpである。終止コドンの3bpを除いた762bpのmRNAから翻訳される254個のアミノ酸残基からなるポリペプチドは、翻訳後修飾の過程でN末端側の25個のシグナルペプチドが除かれる。最終的に229個のアミノ酸残基からなるポリペプチドがさらなる修飾を受けてHLA-DR分子のα鎖として発現する。

❷ *HLA-DRB1*、*HLA-DRB3*、*HLA-DRB4*、*HLA-DRB5*

　HLA-DRB1、*HLA-DRB3*、*HLA-DRB4*および*HLA-DRB5*はいずれも6個のエキソンから構成され、6個のエキソンに跨るコード配列の長さはいずれも801bpである。終止コドンの3bpを除いた798bpのmRNAから翻訳される266個のアミノ酸残基からなるポリペプチドは、翻訳後修飾の過程でN末端側の29個のシグナルペプチドが除かれる。最終的に237個のアミノ酸残基からなるポリペプチドがさらなる修飾を受けてHLA-DR分子のβ鎖として発現する。*HLA-DRB1*イントロン1には、SINEやLINEなどの散在性反復配列の挿入の有無があるため、遺伝子の長さはHLA型により顕著に異なる。具体的には、DR1分子やDR2（DR15とDR16）分子をコードする*HLA-DRB1*では11kb程度であるのに対して、DR3、DR8、DR10、DR5（DR11とDR12）およびDR6（DR13とDR14）分子をコードする*HLA-DRB1*は13kb程度、DR4、DR7およびDR9分子をコードする*HLA-DRB1*は15kb程度と多様性に富む。

❸ HLA-DR領域の遺伝子構成

　HLA-DRB遺伝子群の数は、HLA型によりHLA-DR領域の遺伝子構成が異なる。最も単純な遺伝子構成を示すDR8型では*HLA-DRB1*と1個の偽遺伝子（*HLA-DRB9*）が同一染色体上の*HLA-DRA*と*HLA-DQA1*の間に位置する。これと同様にDR1およびDR10型では*HLA-DRB1*と2個の偽遺伝子（*HLA-DRB6*と*HLA-DRB9*）が位置する。DR2（DR15とDR16）型では*HLA-DRB1*のほかにDR51分子のβ鎖をコードする*HLA-DRB5*と2個の偽遺伝子（*HLA-DRB6*と*HLA-DRB9*）が位置する。DR3（DR17とDR18）型、DR5（DR11とDR12）型およびDR6（DR13とDR14）型では*HLA-DRB1*のほかにDR52分子のβ鎖をコードする*HLA-DRB3*および2個の偽遺伝子（*HLA-DRB2*と*HLA-DRB9*）が位置する。最も複雑な構造を示すDR4、DR7およびDR9型では*HLA-*

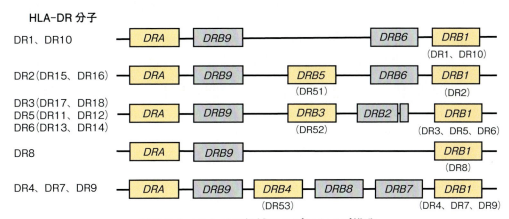

図2.3.4 HLA-DR領域のハプロタイプ構造
テロメア側（クラスIII領域側）からセントロメア側の順にHLA-DR領域に位置する遺伝子を記載した。黄色と灰色のボックスは発現遺伝子と偽遺伝子をそれぞれ示す。

DRB1 と DR53 分子の β 鎖をコードする *HLA-DRB4* および 3 個の偽遺伝子（*HLA-DRB7*、*HLA-DRB8* および *HLA-DRB9*）が同一染色体上に位置する（図 2.3.4）。

❹ DR 分子における α 鎖と β 鎖の組み合わせ

　DR1～DR18 分子は *HLA-DRA* から合成された α 鎖ポリペプチドと *HLA-DRB1* から合成された β 鎖ポリペプチドとが会合して DR 分子を形成する。また DR51 分子は、*HLA-DRA* から合成された α 鎖ポリペプチドと *HLA-DRB1* とは異なる *HLA-DRB5* から合成された β 鎖ポリペプチドとが結合したものである。これと同様に DR52 分子および DR53 分子は、*HLA-DRA* から合成された α 鎖ポリペプチドと *HLA-DRB3* および *HLA-DRB4* から合成された β 鎖ポリペプチドとが結合してそれぞれの分子を形成する。これらの連鎖関係はほとんど例外なく認められることから、例えば DR4 の抗原特異性を有する人は、DR53 分子も同時に有することになる。

4) HLA-DQ 遺伝子の特徴

❶ *HLA-DQA1*

　HLA-DQA1 は 5 個のエキソンから構成され、4 個のエキソン（エキソン 1～4）に跨るコード配列の長さは 765bp ないし 768bp である。終止コドンの 3bp を除いた 762bp ないし 765bp の mRNA から翻訳される 254 ないし 255 個のアミノ酸残基からなるポリペプチドは、翻訳後修飾の過程で N 末端側の 23 個のシグナルペプチドが除かれる。最終的に 231 ないし 232 個のアミノ酸残基からなるポリペプチドがさらなる修飾を受けて HLA-DQ 分子の α 鎖として発現する。なお、コード配列の長さの違いはエキソン 2 に存在し、*HLA-DQA1*01* および *HLA-DQA1*03* アレルグループはその他のグループよりも 3bp 長い特徴がある。

❷ *HLA-DQB1*

　HLA-DQB1 は 6 個のエキソンから構成され、5～6 個のエキソンに跨るコード配列の長さは 786bp ないし 810bp である。この 24bp の違いはエキソン 5 が mRNA に使用されるアレルと使

用されないアレルが存在するためである。コード配列から終止コドンの 3bp を除いた 783bp ないし 807bp の mRNA から翻訳される 261 個ないし 269 個のアミノ酸残基からなるポリペプチドは、翻訳後修飾の過程で N 末端側の 32 個のシグナルペプチドが除かれる。最終的に 229 個ないし 237 個のアミノ酸残基からなるポリペプチドがさらなる修飾を受けて HLA-DQ 分子の β 鎖として発現し、*HLA-DQA1* から合成された α 鎖と結合して HLA-DQ 分子を形成する。

❸ その他の HLA-DQ 遺伝子

　HLA-DQ 遺伝子には、機能的な *HLA-DQA1* と *HLA-DQB1* 以外に転写産物が確認されている *HLA-DQA2* と *HLA-DQB2* が位置する。*HLA-DQB3* は機能をもたない偽遺伝子である。

5) HLA-DP 遺伝子

❶ *HLA-DPA1*

　HLA-DPA1 は 5 個のエキソンから構成され、4 個のエキソン(エキソン 1～4)に跨るコード配列の長さは 783bp である。終止コドンの 3bp を除いた 780bp の mRNA から翻訳される 260 個のアミノ酸残基からなるポリペプチドは、翻訳後修飾の過程で N 末端側の 31 個のシグナルペプチドが除かれる。最終的に 229 個のアミノ酸残基からなるポリペプチドがさらなる修飾を受けて HLA-DP 分子の α 鎖として発現する。

❷ *HLA-DPB1*

　HLA-DPB1 は 6 個のエキソンから構成され、5 個のエキソン(エキソン 1～5)に跨るコード配列の長さは 777bp である。終止コドンの 3bp を除いた 774bp の mRNA から翻訳される 258 個のアミノ酸残基からなるポリペプチドは、翻訳後修飾の過程で N 末端側の 29 個のシグナルペプチドが除かれる。最終的に 229 個のアミノ酸残基からなるポリペプチドがさらなる修飾を受けて HLA-DP 分子の β 鎖として発現し、*HLA-DPA1* から合成された α 鎖と会合して HLA-DP 分子を形成する。

❸ その他の HLA-DP 遺伝子

　HLA-DP 遺伝子には、機能的な *HLA-DPA1* と *HLA-DPB1* のほかに、機能をもたない偽遺伝子として *HLA-DPA2*、*HLA-DPA3* および *HLA-DPB2* がある。

B ■ 非古典的クラス II 遺伝子

　HLA クラス II 領域の *HLA-DQ* と *HLA-DP* との間のゲノム領域に、クラス II 分子への抗原ペプチドの結合に重要な役割を担っている *HLA-DM* と *HLA-DO* が位置する。HLA-DM および HLA-DO 分子は、古典的 HLA クラス II 分子と類似した α 鎖と β 鎖からなる構造をもつが、自らペプチドを結合することがないため非古典的クラス II 分子と呼ばれる。

1) HLA-DM 遺伝子

❶ *HLA-DMA*

　HLA-DMA は 5 個のエキソンから構成され、5 個のエキソンに跨るコード配列の長さは 786bp である。終止コドンの 3bp を除いた 783bp の mRNA から翻訳される 261 個のアミノ酸残基からなるポリペプチドは、翻訳後修飾の過程で N 末端側の 26 個のシグナルペプチドが除かれる。最終的に 235 個のアミノ酸残基からなるポリペプチドがさらなる修飾を受けて HLA-DM 分子の α 鎖として発現する。

❷ *HLA-DMB*

　HLA-DMB は 6 個のエキソンから構成され、6 個のエキソンに跨るコード配列の長さは 792 bp である。終止コドンの 3bp を除いた 789bp の mRNA から翻訳される 263 個のアミノ酸残基からなるポリペプチドは、翻訳後修飾の過程で N 末端側の 18 個のシグナルペプチドが除かれる。最終的に 245 個のアミノ酸残基からなるポリペプチドがさらなる修飾を受けて HLA-DM 分子の β 鎖として発現し、*HLA-DMA* から合成された α 鎖と結合して HLA-DM 分子を形成する。

2) HLA-DO 遺伝子

❶ *HLA-DOA*

　HLA-DMB は 5 個のエキソンから構成され、5 個のエキソンに跨るコード配列の長さは 753 bp である。終止コドンの 3bp を除いた 750bp の mRNA から翻訳される 250 個のアミノ酸残基からなるポリペプチドは、翻訳後修飾の過程で N 末端側の 25 個のシグナルペプチドが除かれる。最終的に 225 個のアミノ酸残基からなるポリペプチドがさらなる修飾を受けて HLA-DO 分子の α 鎖として発現する。

❷ *HLA-DOB*

　HLA-DOB は 6 個のエキソンから構成され、6 個のエキソンに跨るコード配列の長さは 822bp である。終止コドンの 3bp を除いた 819bp の mRNA から翻訳される 273 個のアミノ酸残基からなるポリペプチドは、翻訳後修飾の過程で N 末端側の 26 個のシグナルペプチドが除かれる。最終的に 247 個のアミノ酸残基からなるポリペプチドがさらなる修飾を受けて HLA-DO 分子の β 鎖として発現し、*HLA-DOA* から合成された α 鎖と結合して HLA-DO 分子を形成する。

3 HLA クラス II 分子の機能

A ▪ HLA-II 分子の機能の概要

　HLA-I 分子と HLA-II 分子に共通する機能の概要については、「II-2.3.A. HLA の免疫システムにおける役割」(51 頁)を参照されたい。HLA-II 分子に特有の機能を以下に記す。細胞外液中の病原体や破壊された腫瘍細胞の分解産物、あるいは細胞膜上の膜タンパクなどは、エンドサイトーシスにより樹状細胞、マクロファージあるいは B 細胞などの抗原提示細胞(antigen presenting cell；APC）に取り込まれる。取り込まれたタンパクはエンドソームの内部で、カテプシンなどのリソソーム酵素により分解される。産生されたペプチドは HLA-Ⅱ分子と結合し、細胞表面に提示される。

　HLA-Ⅱ分子に結合した非自己抗原ペプチドを認識して活性化された CD4 陽性 T 細胞は、種々のサイトカインを産生して免疫応答を増強あるいは抑制する。CD4 陽性ヘルパー T（Th）細胞は、主に産生するサイトカインの種類と免疫応答の特徴により、Th1 細胞、Th2 細胞、濾胞性ヘルパー T（T$_{fh}$）細胞および Th17 細胞などに分類される（詳細については、「Ⅰ-3.2. 獲得免疫」21 頁参照）。Th1 細胞は IFN-γ、TNF-α、IL-2 などを産生し、細胞傷害性 T 細胞の分化と活性化や細胞内寄生性細菌の排除を介して、細胞性免疫と炎症反応を誘導することにより、感染免疫や腫瘍免疫で重要な役割を担っている。Th2 細胞は、IL-4、IL-5、IL-13 などを産生して B 細胞に形質細胞への分化を誘導し、抗体産生を促して細胞外のタンパクを捕捉して排除する液性（抗体性）免疫を誘導する。T$_{fh}$ 細胞は主にリンパ節の胚中心に存在し、B 細胞からの形質細胞や記憶 B 細胞への分化を促進する。Th17 細胞は IL-17 を産生し好中球などの遊走を促して、炎症反応を誘導する。CD4 陽性 T 細胞の中には、HLA-Ⅱ - 抗原ペプチド複合体を認識して抗原特異的に活性化され、周囲の T 細胞の免疫応答を抗原非特異的に抑制する制御性 T 細胞（Treg）が存在し、末梢における免疫寛容の維持に重要な役割を担っている。

B ■ HLA-Ⅱ分子により提示される抗原ペプチドの細胞内での産生（抗原のプロセシング）

　エンドソームは、取り込まれたタンパク、HLA-Ⅱ分子、カテプシン群のタンパク分解酵素が共存する場であり、外因性抗原の処理機構において最も重要な細胞内小器官である。図 2.3.5 に膜タンパクと細胞外タンパクのプロセシングと細胞内輸送機構の概要を示す。

1）エンドソームにおけるカテプシンによる膜ならびに細胞外タンパクの分解

　カテプシン（cathepsin）B、D、S および L は、エンドソーム / リソソーム酸性プロテアーゼ群の総称名である。エンドソームの内部環境は早期エンドソームから後期エンドソームに至る過程で、内部の pH が次第に低下し、その結果取り込まれた細胞外のタンパクが酸変性により高次構造を失うとともに、酸性に至適 pH をもつカテプシン群のタンパク分解酵素が作用しやすくなる（図 2.3.5-④）。どの酵素がタンパクの分解において重要であるかについては特定されていないが、カテプシン S は、早期〜後期エンドソームに広く分布し、その至適 pH 域も比較的広い。また、これを欠損する樹状細胞では、クロスプレゼンテーションの効率が著しく低下することなどから、エンドソーム内に取り込まれたタンパクの分解には、カテプシン S が重要であると考えられている。

　カテプシン S は樹状細胞、マクロファージおよび B 細胞などの抗原提示細胞に特異的に発現し、IFN-γ により発現が誘導される。エンドソーム内のタンパクの分解に加えて、樹状細胞と B 細

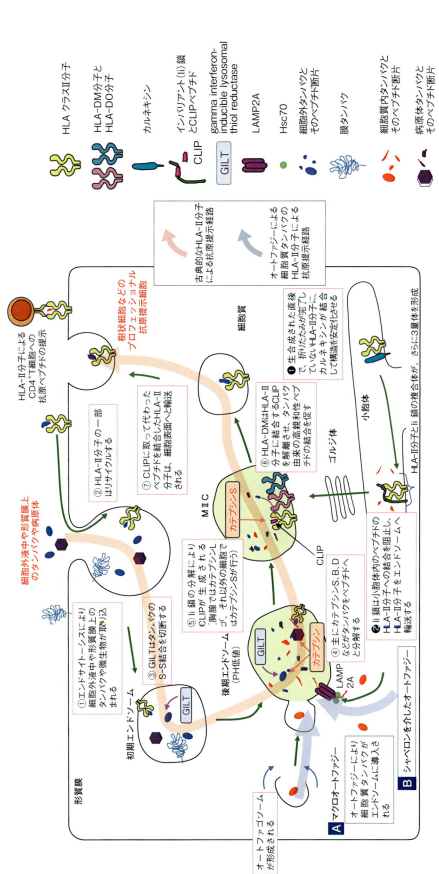

図 2.3.5　HLA クラス II（HLA-II）分子による抗原提示経路

膜タンパクや細胞外のタンパク、病原体、および細胞表面の MHC クラス II 分子の一部が細胞表面からエンドサイトーシスによりエンドソームに取り込まれる（①、②）。GILT はタンパクの S-S 結合を切断して、そのカテプシンによる分解を受けやすくする（③）。内部の pH が低い後期エンドソームで、タンパクはカテプシンによりペプチドへと分解されて MIIC に移行する（④）。MIIC では、HLA-II 分子に結合する Ii 鎖が、カテプシン S（胸腺ではカテプシン L）により分解され、HLA-II 分子には CLIP と呼ばれる Ii 鎖の一部が結合した状態になる（⑤）。HLA-DM は HLA-II 分子に結合した CLIP よりタンパク由来の CLIP より結合親和性が高いペプチドが、HLA-II 分子と結合する反応を促進する（⑥）。ペプチドに取って代わった HLA-II 分子は細胞表面へと輸送され、CD4+ T 細胞に対し抗原を提示する（⑦）。

新たに生合成された HLA-II 分子にカルネキシンが結合すると、その構造が安定化する（❶）。また、Ii 鎖の CLIP が HLA-II 分子に結合することにより、小胞体内のペプチドの HLA-II 分子への結合が阻害されるとともに、Ii 鎖は HLA-II 分子を細胞表面ではなくエンドソームへと輸送する（❷）。

オートファジーによる細胞質タンパクのエンドソームへの輸送機構として、以下の 2 つの経路が考えられている。
A：細胞質タンパクを囲い込んだオートファゴソームとエンドソームとの融合による細胞質タンパクのエンドソームへの移行。
B：LAMP2A などのシャペロンを介した、細胞質タンパクの送達。

胞では、カテプシンSはインバリアント(Ii)鎖の分解をも担っている(図2-3.5-⑤)。T細胞の分化に重要な胸腺皮質上皮細胞では、Ii鎖の分解はカテプシンLに依存している。

　カテプシン群酵素以外で抗原処理に関与する分子として、抗原提示細胞の後期エンドソームに存在するGILT(gamma interferon-inducible lysosomal thiol reductase)がある。抗原にタンパク分解酵素(プロテアーゼ)が作用する前に、抗原のS-S結合(ジスルフィド結合)を還元して解きほぐす必要があるが、この役割をGILTが担っている(図2.3.5-③)。またタンパクをアスパラギン残基のC末端側で切断するシステインプロテアーゼの一種である、アスパラギンエンドペプチダーゼ(AEP)も抗原のプロセシングに関与している。

2) インバリアント(Ii)鎖とHLA-Ⅱ分子との会合

　HLA-Ⅱ分子は、生合成直後のペプチドを結合していない状態では構造が不安定である。HLA-Ⅱ分子は粗面小胞体で生合成されるとカルネキシン(calnexin)と会合して安定化され(図2.3.5-❶)、その後にインバリアント鎖(invariant chain；Ii鎖、CD74)と結合して、さらにHLA-Ⅱ分子のα鎖、β鎖およびIi鎖の複合体が3つ集合して9量体を形成する。Ii鎖はHLA-Ⅱα/β鎖2量体形成のシャペロンとして働くのみでなく、Ii鎖がHLA-Ⅱ分子のペプチド収容溝をブロックすることにより、小胞体内に存在する細胞内タンパク由来のペプチドがHLA-Ⅱ分子に結合することを阻止する。さらにIi鎖のN末端近傍にはエンドソームへの送達シグナルが存在し、HLA-Ⅱ分子/Ii鎖複合体はゴルジ体を経由した後に、細胞表面ではなくエンドソームへと輸送される(図2.3.5-❷)。この過程でIi鎖はカテプシンS、F、Lにより段階的に分解され、最終的にCLIP(class Ⅱ-associated Ii chain peptide)と呼ばれるペプチドのみが、HLA-Ⅱ分子のペプチド収容溝に結合した形で残存する状態になる(図2.3.5-⑤)。Ii鎖分解の最終段階は、胸腺皮質上皮細胞ではカテプシンLが、それ以外の細胞ではカテプシンSが担っている。CLIPを結合したHLA-Ⅱ分子は、ペプチドをHLA-Ⅱ分子に負荷する小胞(MHCクラスⅡコンパートメント；MⅡC)に至るまでは、CLIP以外のペプチドを結合できない。

3) HLA-DM分子およびHLA-DO分子によるHLA-Ⅱ結合ペプチドの編集

　MⅡCでは、HLA-DM分子がHLA-Ⅱ分子と物理的に接触してHLA-Ⅱ分子のペプチド収容溝のうち、特にペプチドのP1アンカー残基を収容するポケット付近の形状を変化させ、CLIPはそのN末端側よりHLA-Ⅱ分子から解離してゆく(図2.3.5-⑥)。その後、CLIPよりHLA-Ⅱ分子への結合親和性が高いペプチドがHLA-Ⅱ分子に結合すると、ペプチドとHLA-Ⅱ分子の複合体は安定して、抗原提示細胞の表面に発現する(図2.3.5-⑦)。この過程は「HLA-Ⅱ分子に結合するペプチドの編集」とも呼ばれる。

　HLA-DO分子は、HLA-DM分子に結合して、両分子の複合体を小胞体から離脱させるために重要な役割を担っている。さらに、HLA-DO分子はHLA-DM分子のペプチド編集機能を抑制するが、MⅡCに到達するとHLA-DM分子から解離してHLA-DM分子によるペプチド編集機能が

発揮される。HLA-DM分子およびHLA-DO分子共に、HLA-Ⅱ分子とよく似たα鎖とβ鎖により構成されているが、分子の先端の溝は狭小でありペプチドを結合できない構造となっている。

4）オートファジーによる細胞質タンパクのHLA-Ⅱ分子による提示

　細胞質や核に局在するタンパクに由来するペプチドは、「Ⅱ-2.3.C. **HLA-Ⅰ分子により提示される抗原ペプチドの細胞内での産生（抗原のプロセシング）**」(52頁)で述べたようにHLA-Ⅰ分子に結合して、細胞表面に輸送されCD8陽性T細胞に向けて提示される。一方、HLA-Ⅱ分子を発現する抗原提示細胞では、オートファジーと呼ばれる自食作用により、細胞質のタンパクがオートファゴソーム(autophagosome)に取り込まれてエンドソームに輸送され、そこで分解されたペプチドがHLA-Ⅱ分子と結合して、細胞表面でCD4陽性T細胞に向けて提示される仕組みが存在する(図2.3.5-**A**)。もう1つの経路は、細胞質のタンパクがHsc70と呼ばれるシャペロンタンパクの助けを借りて、エンドソームの膜上のLAMP2Aの作用により、エンドソーム内に送り込まれる経路である(図2.3.5-**B**)。こうしてエンドソームに取り込まれた細胞質由来のタンパクは、通常のHLA-Ⅱ抗原提示経路に合流して、後期エンドソーム内でプロセシングされてHLA-Ⅱ分子と結合し細胞表面に提示される。

C ▪ 樹状細胞におけるMARCH-1 E3リガーゼによるHLA-Ⅱ経路を介した抗原提示機能の制御

　静止期の未熟な樹状細胞は、細胞外よりタンパクを取り込み分解してペプチドを産生する能力が高いが、その細胞表面におけるHLA-Ⅱ分子の発現量は少ない。これは樹状細胞において細胞膜タンパクを細胞内に取り込み、これらを再利用するリサイクリングエンドソームの膜に集積する、ユビキチンE3リガーゼであるMARCH-1(membrane-associated RING-CH-1)の作用によるものである。MARCH-1は樹状細胞、B細胞やマクロファージに発現しIL-10の存在下に発現が増強する。MARCH-1はHLA-Ⅱ分子のβ鎖の細胞内ドメインをユビキチン化し、HLA-Ⅱ分子の分解を誘導することにより、その発現量を減少させる。

　しかし、いったん感染が発生し微生物由来の物質がTLR(Toll-like receptor)-4などへの結合を介して自然免疫を活性化すると、MARCH-1のmRNAの転写が抑制され、その結果HLA-Ⅱ分子の分解が減少して細胞表面に発現するHLA-Ⅱ分子の数が増加する。同時にTLRからのシグナルにより、エンドソーム内の酸性化や取り込まれた微生物抗原の分解に関与する分子の活性化が亢進する。このようにしてできた大量の抗原ペプチドが、発現量を増したHLA-Ⅱ分子により成熟した樹状細胞の表面に効率よく提示され、微生物の排除に向けたT細胞への抗原提示が増強して、感染防御に適した一連の免疫応答が誘導される。

D ▪ HLA-Ⅱ分子を介したスーパー抗原によるT細胞の活性化(図2.3.6)

　細菌、ウイルス(動物のゲノム内に組み込まれた内在性ウイルスを含む)が産生するタンパクの

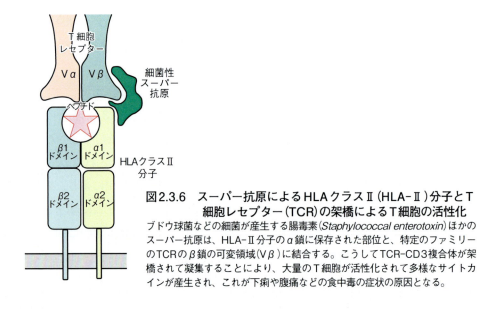

図2.3.6 スーパー抗原によるHLAクラスⅡ(HLA-Ⅱ)分子とT細胞レセプター(TCR)の架橋によるT細胞の活性化
ブドウ球菌などの細菌が産生する腸毒素(Staphylococcal enterotoxin)ほかのスーパー抗原は、HLA-Ⅱ分子のα鎖に保存された部位と、特定のファミリーのTCRのβ鎖の可変領域(Vβ)に結合する。こうしてTCR-CD3複合体が架橋されて凝集することにより、大量のT細胞が活性化されて多様なサイトカインが産生され、これが下痢や腹痛などの食中毒の症状の原因となる。

中には、多数のT細胞を活性化するスーパー抗原と呼ばれるものがある。例えばブドウ球菌の腸毒素(SE)、トキシック・ショック症候群毒素-1(TSST-1)やマウスの内在性レトロウイルス抗原などが挙げられる。これらのスーパー抗原は、HLA分子により提示された抗原ペプチドの認識を介してT細胞を活性化するわけではない。スーパー抗原はHLA-Ⅱ分子のα鎖あるいはβ鎖に保存された部位と、特定のファミリーのTCRのβ鎖の可変領域(Vβ)に結合して、TCR-CD3複合体を集積させることにより大量のT細胞を活性化して、多様なサイトカインの産生を誘導する。スーパー抗原は、ホストには強烈な腸管T細胞の免疫応答により下痢などの有害な食中毒症状を惹起するが、病原性微生物にとってみると、下痢便中に含まれる病原性微生物による感染の拡大などの利点がある。

● 参考文献

1) 入江 厚, 西村泰治(訳):T細胞への抗原提示. Janeway's 免疫生物学(原著第9版), 笹月健彦(監訳), pp213-256, 南江堂, 東京, 2019 [Murphy K, Casey Weaver:Janeway's Immunobiology, 9th ed, W.W. Norton and company Inc., New York, 2016].
2) 入江 厚, 西村泰治:MHCの構造と機能. 標準免疫学, 改訂第3版, 谷口 克(監), 宮坂昌之, 小安重夫(編), pp115-121, 医学書院, 東京, 2019.
3) 塚本博丈, 西村泰治:抗原提示メカニズム, 標準免疫学, 改訂第3版, 谷口 克(監), 宮坂昌之, 小安重夫(編), pp122-128, 医学書院, 東京, 2019.

4 HLAクラスⅡ遺伝子の多型性

2024年4月現在、11,674種類のクラスⅡアレルがIPD-IMGT/HLA(Release 3.56)から公開されており、その大半は古典的クラスⅡ遺伝子のアレルで占められている(古典的クラスⅡ遺伝子:11,267種類、非古典的クラスⅡ遺伝子:297種類)。HLAクラスⅠ分子と同様にクラスⅡ

遺伝子の多型は、ペプチド収容溝を構成するα1およびβ1ドメインをコードするエキソン2に集中して観察される。HLA-DRAのみが唯一の多型に乏しい古典的クラスⅡ遺伝子であり、これまでにわずか73種類のアレルと17種類のアミノ酸配列のみ見い出されている。一方、HLA-DRB1（3,671種類）、HLA-DQA1（773種類）、HLA-DQB1（2,549種類）、HLA-DPA1（678種類）やHLA-DPB1（2,569種類）は顕著な多型性を示し、近年ではHLA-DRB3（497種類）、HLA-DRB4（254種類）、HLA-DRB5（203種類）も多型性に富むことが明らかとなった（表2.3.1）。

古典的クラスⅡアレルの60％（6,808アレル）は異なるアミノ酸配列をコードすることから、古典的クラスⅡ遺伝子は単に多型性に富むのみならず、多様性にも富むといえる。一方、正常なHLA分子を発現することのできないnullアレルは、古典的クラスⅡアレルの4.4％（493アレル）に見い出されており、その検出率はHLA DNAタイピング技術の向上により年々増加傾向にある。

日本人では52種類の第2区域レベルのHLA-DRB1アレル、16種類のHLA-DQA1アレル、15種類のHLA-DQB1アレル、4種類のHLA-DPA1アレルおよび15種類のHLA-DPB1アレルが日本組織適合性学会から報告されている。日本人で頻度0.1％以上を示す比較的高頻度なアレルとして、27種類のHLA-DRB1アレル（14種類のHLA型）、15種類のHLA-DQA1アレル、15種類のHLA-DQB1アレル（7種類のHLA型）、4種類のHLA-DPA1アレルおよび14種類のHLA-DPB1アレル（12種類のHLA型）が検出されている（表2.3.2）。

表2.3.1　IPD-IMGT/HLAデータベースから公開されているHLAクラスⅡ遺伝子のアレル数

HLAクラスⅡ遺伝子		アレル数	アミノ酸配列数	nullアレル
古典的クラスⅡ	HLA-DRA	73	17	0
	HLA-DRB1	3,671	2,374	125
	HLA-DRB3	497	377	25
	HLA-DRB4	254	160	27
	HLA-DRB5	203	152	25
	HLA-DQA1	773	384	21
	HLA-DQB1	2,549	1,543	112
	HLA-DPA1	678	328	26
	HLA-DPB1	2,569	1,473	132
	小計	11,267	6,808	493
非古典的クラスⅡ	HLA-DMA	59	9	0
	HLA-DMB	82	9	0
	HLA-DOA	93	14	1
	HLA-DOB	63	16	0
	小計	297	48	1
その他		110	20	1
	計	11,674	6,876	495

(IPD-IMGT/HLAデータベース Release 3.56（2024年4月公開）参照)

表 2.3.2　日本人に検出される代表的な HLA クラス II アレルの頻度と HLA 型

HLA-DRB1			HLA-DQA1			HLA-DQB1		
推定アレル	頻度(%)	HLA型	推定アレル	頻度(%)	HLA型	推定アレル	頻度(%)	HLA型
DRB1*01:01	5.675	DR1	DQA1*01:01	6.608	—	DQB1*02:01	0.134	DQ2
DRB1*03:01	0.138	DR17	DQA1*01:02	13.411	—	DQB1*02:02	0.368	DQ2
DRB1*04:01	1.030	DR4	DQA1*01:03	19.173	—	DQB1*03:01	11.431	DQ7
DRB1*04:03	3.130	DR4	DQA1*01:04	4.688	—	DQB1*03:02	9.592	DQ8
DRB1*04:04	0.201	DR4	DQA1*01:05	0.553	—	DQB1*03:03	15.541	DQ9
DRB1*04:05	13.400	DR4	DQA1*02:01	0.358	—	DQB1*04:01	12.901	DQ4
DRB1*04:06	3.277	DR4	DQA1*03:01	11.068	—	DQB1*04:02	4.211	DQ4
DRB1*04:07	0.508	DR4	DQA1*03:02	14.421	—	DQB1*05:01	6.584	DQ5
DRB1*04:10	2.117	DR4	DQA1*03:03	16.504	—	DQB1*05:02	2.640	DQ5
DRB1*07:01	0.355	DR7	DQA1*04:01	2.832	—	DQB1*05:03	3.944	DQ5
DRB1*08:02	4.279	DR8	DQA1*05:03	2.767	—	DQB1*06:01	19.084	DQ6
DRB1*08:03	7.927	DR8	DQA1*05:05	4.427	—	DQB1*06:02	7.152	DQ6
DRB1*09:01	14.618	DR9	DQA1*05:06	0.326	—	DQB1*06:03	0.602	DQ6
DRB1*10:01	0.478	DR10	DQA1*05:08	0.781	—	DQB1*06:04	5.181	DQ6
DRB1*11:01	2.492	DR11	DQA1*06:01	2.018	—	DQB1*06:09	0.568	DQ6
DRB1*12:01	3.674	DR12						
DRB1*12:02	1.701	DR12						
DRB1*13:01	0.588	DR13	HLA-DPA1			HLA-DPB1		
DRB1*13:02	6.339	DR13	推定アレル	頻度(%)	HLA型	推定アレル	頻度(%)	HLA型
DRB1*14:05	2.146	DR14	DPA1*01:03	40.299	—	DPB1*02:01	24.107	DPw2
DRB1*14:06	1.535	DR14	DPA1*02:01	16.016	—	DPB1*02:02	3.405	DPw2
DRB1*14:07	0.106	DR14	DPA1*02:02	43.522	—	DPB1*03:01	3.978	DPw3
DRB1*14:54	3.485	DR14	DPA1*04:01	0.130	—	DPB1*04:01	5.057	DPw4
DRB1*14:03	1.623	DR1403				DPB1*04:02	9.778	DPw4
DRB1*15:01	7.857	DR15				DPB1*05:01	38.402	DPw5
DRB1*15:02	10.278	DR15				DPB1*06:01	0.573	DPw6
DRB1*16:02	0.821	DR16				DPB1*09:01	9.946	DPw9
						DPB1*13:01	1.956	DPw13
						DPB1*14:01	1.484	DPw14
						DPB1*17:01	0.135	DPw17
						DPB1*19:01	0.742	DPw19
						DPB1*36:01	0.135	DPw36
						DPB1*41:01	0.101	DPw41

日本組織適合性学会精度管理委員会の「HLA 推定アレル一覧表 2024 年度版」を参照し、頻度 0.1% 以上のアレルについて記載した。推定アレルについては、同委員会の「HLA タイピング結果のアレル表記法と結果報告の原則(2017 年版)」を参照されたい。

Chapter 4 HLAハプロタイプと連鎖不平衡

1 ハプロタイプ

A ■ ハプロタイプとは

　同一染色体上に存在する複数の多型座位(遺伝子座)のアレル(allele、対立遺伝子)の組み合わせをハプロタイプ(haplotype)と呼ぶ(**図2.4.1**)。ハプロタイプは、アレル間の連鎖不平衡(「Ⅱ-4.2. 連鎖不平衡」83頁で後述)の程度や連鎖の有無とは無関係に定義される。言い換えれば、1本の染色体上のすべての多型座位を対象にした場合でも、そのアレルの組み合わせがハプロタイプである。同一遺伝子内に複数の多型が存在する場合、それらのアレルの組み合わせを当該遺伝子のアレルと呼ぶことが以前は一般的であったが、そのような場合も現在はハプロタイプと呼ぶことが多い。

　HLA遺伝子は、6番染色体短腕上(6p21.3)の長さが4Mb程度の領域に存在する。HLA遺伝子の場合、*HLA-A*、*HLA-B*、*HLA-DRB1*などの各遺伝子座のアレルの組み合わせを特にHLAハプロタイプと呼ぶ。この領域の組み換え率は0.67cM/Mb程度と推定されており、1世代あたり2〜3%の割合が組み換え体として子へ伝達される。そのため、ヒト集団中には膨大な種類のHLAハプロタイプが存在する。

B ■ 相(ハプロタイプ)の推定

　ヒトは二倍体であり、両親からそれぞれ1本の染色体を受け継ぐ。個体のハプロタイプの組み合わせを相(phase)と呼ぶ。個体の遺伝子型から相を推定する場合、ヘテロ接合となっている多型座位が2ヵ所以上あると相を決定することができない。例えば、多型Aがアレルa_1とa_2のヘテロ接合で、多型Bがアレルb_1とb_2のヘテロ接合のとき、a_1とb_1、a_2とb_2がそれぞれ同一ハプロタイプ上に存在するのか、それともa_1とb_2、a_2とb_1がそれぞれ同一ハプロタイプ上に存

	多型座位			
	1	2	3	4
ハプロタイプ1	A	G	C	C
ハプロタイプ2	A	G	T	C
ハプロタイプ3	G	G	T	T
ハプロタイプ4	G	C	T	T

図2.4.1　ハプロタイプ
同一染色体上に存在する複数の多型座位のアレルの組み合わせをハプロタイプ(haplotype)と呼ぶ。この図は4種類の単塩基多型によって4種類のハプロタイプが存在する例。

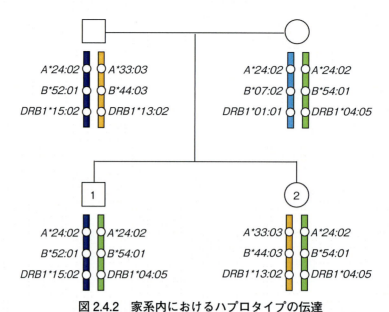

図2.4.2　家系内におけるハプロタイプの伝達
遺伝子座間で組み換えが起こらなければ、各遺伝子座の対立遺伝子がセット(ハプロタイプ)となって親から子へ伝わる。それぞれの子は両親より1組ずつハプロタイプを受け取る。

在するのかはわからない。なお、ある個体のヘテロ接合の多型座位数が$n(n \geq 2)$であるとき、その個体の可能な相は2^{n-1}通りある。個体の相を推定するには、両親と子の遺伝子型を調べる必要がある。HLAハプロタイプの家計調査例を図2.4.2に示す。子ども1は、*HLA-B*と*HLA-DRB1*の遺伝子座がヘテロ接合であるため、2種類の相が考えられる。子ども2は、*HLA-A*、*HLA-B*、*HLA-DRB1*の各遺伝子座がヘテロ接合であるため、4種類の相が考えられる。子どもの各遺伝子座の遺伝子型と両親の遺伝子型を見比べることで、各アレルがどちらの親に由来するかがわかれば、父親由来のアレル同士と母親由来のアレル同士が、子どもにおいてそれぞれハプロタイプを形成していると判断できる。HLA遺伝子座には多くのアレルが存在するため、両親と子どもの遺伝子型から子どものHLAハプロタイプを推定できる場合が多いが、父親と母親の遺伝子型が同じヘテロ接合の場合などは子どもの相は確定しないため、家系調査から相を確定できるとは限らない。

C■ハプロタイプ頻度の推定

ある集団のハプロタイプ頻度を調べるには、多数の家系を調べて子どものハプロタイプをカウントして集計すればよいが、前述したようにハプロタイプが確定しない場合があるし、家系データの収集には相当な労力を要する。そこで、一般的には多数の非血縁者(集団データ)を集め、統計学的手法を用いてハプロタイプ頻度を推定することが多い。最もよく利用されるのは、ハプロタイプ頻度がハーディ・ワインバーグ(Hardy-Weinberg)平衡にあることを仮定した最尤法(maximum likelihood method)である。ここで注意すべきは、推定するハプロタイプ頻度はサンプル中のハプロタイプ頻度ではなく、母集団のハプロタイプ頻度である点である。最尤

表 2.4.1. 日本人集団で観察される 6 座位 HLA ハプロタイプ

順位	A-C-B-DR-DQ-DP	ハプロタイプ頻度(%)
1	A*24:02-C*12:02-B*52:01-DRB1*15:02-DQB1*06:01-DPB1*09:01	7.01
2	A*33:03-C*14:03-B*44:03-DRB1*13:02-DQB1*06:04-DPB1*04:01	2.90
3	A*24:02-C*07:02-B*07:02-DRB1*01:01-DQB1*05:01-DPB1*04:02	2.59
4	A*24:02-C*01:02-B*54:01-DRB1*04:05-DQB1*04:01-DPB1*05:01	2.00
5	A*11:01-C*01:02-B*54:01-DRB1*04:05-DQB1*04:01-DPB1*05:01	1.04
6	A*02:07-C*01:02-B*46:01-DRB1*08:03-DQB1*06:01-DPB1*05:01	0.86
7	A*24:02-C*12:02-B*52:01-DRB1*15:02-DQB1*06:01-DPB1*02:01	0.76
8	A*02:07-C*01:02-B*46:01-DRB1*08:03-DQB1*06:01-DPB1*02:02	0.69
8	A*11:01-C*04:01-B*15:01-DRB1*04:06-DQB1*03:02-DPB1*02:01	0.69
10	A*24:02-C*01:02-B*59:01-DRB1*04:05-DQB1*04:01-DPB1*04:02	0.62

上位 10 位までのハプロタイプを掲載する。
(データは HLA 研究所ホームページによる　https://hla.or.jp/about/hla/)

法では、ハプロタイプ頻度の推定値(最尤推定量)を求める際に EM アルゴリズム(expectation-maximization algorithm)が使用される。EM アルゴリズムは、個体の相のような不完全データ(ハプロタイプの組み合わせが一意ではない)に適用される最尤推定量導出のためのアルゴリズムである。この手法の肝は、個体の可能な相のすべてについてハプロタイプ頻度からその確率を計算し、全個体の遺伝子型(ハプロタイプの相)データを確率的に最も説明しやすいハプロタイプ頻度分布を推定することにある。ただし、実際のハプロタイプ頻度が高ければその推定値は信頼できるが、集団中に存在しないハプロタイプの頻度を推定してしまうこともあり、推定頻度が低い場合は信頼できないことに注意を要する。

D ■ 日本人集団の HLA ハプロタイプ

日本人における 6 座位 HLA ハプロタイプの頻度を表 2.4.1 に示す。頻度の高い順に、

① A*24:02-C*12:02-B*52:01-DRB1*15:02-DQB1*06:01-DPB1*09:01

② A*33:03-C*14:03-B*44:03-DRB1*13:02-DQB1*06:04-DPB1*04:01

③ A*24:02-C*07:02-B*07:02-DRB1*01:01-DQB1*05:01-DPB1*04:02

となっている。理論上可能なハプロタイプの総数は各遺伝子座のアレル数を掛け合わせたものとなるが、実際に観察される HLA ハプロタイプはほんの一部である。

2 連鎖不平衡

A ■ 連鎖不平衡とは

連鎖不平衡(linkage disequilibrium)とは、同じ染色体上に存在する 2 つ以上の多型座位のアレル間に関連(非独立性)があることをいう。より具体的に述べると、ある多型座位の特定のアレルと、同じ染色体上に存在する別の多型座位の特定のアレルからなるハプロタイプの頻度が、両アレルの頻度の積と大きく異なる状態を連鎖不平衡という。なお、連鎖不平衡が観察される前提として、多型座位が連鎖している必要がある。例えば、日本人における HLA-DRB1*09:01 と

HLA-DQB1*03:03 のアレル頻度は、それぞれ 0.149 と 0.155 である。この 2 つのアレルがランダムにハプロタイプを形成しているとすると（連鎖平衡状態にあるという）、HLA-DRB1*09:01-DQB1*03:03 の期待されるハプロタイプ頻度は、0.149×0.155＝0.0231 となる。ところが、観察される実際のハプロタイプ頻度は 0.145 であり、期待値よりかなり大きい。この場合 HLA-DRB1*09:01 と HLA-DQB1*03:03 は「正の」連鎖不平衡状態にあるという。

B ■ 連鎖不平衡係数

連鎖不平衡の程度は、集団内のアレル頻度とハプロタイプ頻度によって評価されるが、その強さの程度を表現する係数がこれまでに多数提案されている。その中でもよく利用されるのが以下の 3 つの係数 D, r^2, D' である。

連鎖する 2 つの遺伝子座 A と B に 2 つのアレルが存在するとし、遺伝子座 A のアレル a_1 と遺伝子座 B のアレル b_1 からなるハプロタイプの頻度を p_{11}、遺伝子座 A のアレル a_1 と遺伝子座 B のアレル b_2 からなるハプロタイプの頻度を p_{12}、遺伝子座 A のアレル a_2 と遺伝子座 B のアレル b_1 からなるハプロタイプの頻度を p_{21}、遺伝子座 A のアレル a_2 と遺伝子座 B のアレル b_2 からなるハプロタイプの頻度を p_{22} とする。また、アレル a_1 の頻度を $p_{1.}$、アレル a_2 の頻度を $p_{2.}$、アレル b_1 の頻度を $p_{.1}$、アレル b_2 の頻度を $p_{.2}$ とする。このとき、

$$p_{1.} = p_{11} + p_{12}$$
$$p_{2.} = p_{21} + p_{22}$$
$$p_{.1} = p_{11} + p_{21}$$
$$p_{.2} = p_{12} + p_{22}$$

が成立する。アレル a_1 とアレル b_1 の間の連鎖不平衡係数 D_{11} は

$$D_{11} = p_{11} - p_{1.}p_{.1}$$

と定義される。$D_{11}>0$ であれば a_1 と b_1 は正の連鎖不平衡にあり、$D_{11}<0$ であれば a_1 と b_1 は負の連鎖不平衡にあり、$D_{11}=0$ であれば a_1 と b_1 は連鎖平衡にあるという。D_{11} をハプロタイプ頻度のみで表現し、$p_{11}+p_{12}+p_{21}+p_{22}=1$ であることに注意すると、

$$\begin{aligned} D_{11} &= p_{11} - (p_{11}+p_{12})(p_{11}+p_{21}) \\ &= p_{11}(p_{11}+p_{12}+p_{21}+p_{22}) - (p_{11}+p_{12})(p_{11}+p_{21}) \\ &= p_{11}p_{22} - p_{12}p_{21} \end{aligned}$$

となる。D_{11} のとりうる値の範囲は -0.25 から 0.25 までである。a_1 と b_2 の間の連鎖不平衡係数 D_{12} は、

$$D_{12} = p_{12} - p_{1.}p_{.2}$$
$$= p_{12} - (p_{11} + p_{12})(p_{12} + p_{22})$$
$$= p_{12}(p_{11} + p_{12} + p_{21} + p_{22}) - (p_{11} + p_{12})(p_{12} + p_{22})$$
$$= -p_{11}p_{22} + p_{12}p_{21}$$

と表される。同様に計算すると、$D_{11}=-D_{12}=-D_{21}=D_{22}$ である。

　連鎖不平衡係数 D の符号によって、正の連鎖不平衡か負の連鎖不平衡かが決まるが、連鎖不平衡の程度を表す指標として D は適していない。なぜなら、D の値はハプロタイプ頻度に強く依存するからである。すなわち、ハプロタイプの頻度が大きければ、それがわずかに対立遺伝子頻度の積（連鎖平衡での期待値）とずれているだけで D は大きくなる。しかし、これではアレル間の連鎖不平衡の強さを適切に表現しているとはいえない。連鎖不平衡の程度を表す指標として最もよく利用されるものの 1 つに r^2 がある。r^2 は

$$r^2 = \frac{(p_{11}p_{12} - p_{12}p_{21})^2}{p_{1.}p_{.2}p_{.1}p_{.2}}$$

と定義される。上式の分子は D の 2 乗である。r^2 のとりうる値の範囲は 0 から 1 までである。r^2 は、a_1 と b_1 の間、a_1 と b_2 の間、a_2 と b_1 の間、a_2 と b_2 の間のすべての組み合わせに対して同じ値をとる。2 種類のハプロタイプしか存在しない場合、すなわち最も連鎖不平衡の程度が強い場合に $r^2=1$ となる。

　連鎖不平衡の程度は、2 遺伝子座間の組み換えによって減少する。組み換えによる連鎖不平衡の減少を表現するのに適した係数として D' が提案されている。a_1 と b_1 の間の D'_{11} は

$$D'_{11} = \begin{cases} \dfrac{p_{11}p_{22} - p_{12}p_{21}}{min(p_{1.},\ p_{.1}) - p_{1.}p_{.1}} & (D_{11} \geq 0) \\ -\dfrac{p_{11}p_{22} - p_{12}p_{21}}{max(p_{1.} + p_{.1} - 1,\ 0) - p_{1.}p_{.1}} & (D_{11} \leq 0) \end{cases}$$

と定義される。上式の分子は D_{11} である。上式の分母において、$D_{11} \geq 0$ のときの $min(p_{1.}, p_{.1})$ は、与えられたアレル頻度 $p_{1.}$ と $p_{.1}$ のもとで可能な p_{11} の最大値を表している。すなわち、このときの分母は $p_{1.}$ と $p_{.1}$ のもとで可能な最大の D_{11} を示している。また、$D_{11} \leq 0$ のときの $max(p_{1.}+p_{.1}-1, 0)$ は、与えられたアレル頻度 $p_{1.}$ と $p_{.1}$ のもとで可能な p_{11} の最小値を表している。すなわち、このときの分母は $p_{1.}$ と $p_{.1}$ のもとで可能な最小の D_{11} を示している。D' のとりうる値の範囲は -1 から 1 までである。連鎖不平衡係数 D と同じく、$D'_{11}=-D'_{12}=-D'_{21}=D'_{22}$ の関係がある。D' が -1 または 1 となるのは、3 種類のハプロタイプのみが存在する場合である。一方の遺伝子座が多型的であり、単型的な他方の遺伝子座で突然変異が起こった時点で $|D'|=1$ をとり、それ以降は世代経過とともに $|D'|$ は減少していく。

連鎖不平衡係数の経時変化の様子は決定論的方程式によって記述することができる。各ハプロタイプ頻度の右肩に(t)を付けることで、世代tにおける頻度を表すとする。ハーディ・ワインバーグ平衡が成立しているとし、2遺伝子座間の組み換え率を、減数分裂当たり・世代当たりθとする。もし組み換えが起こらなければ（$\theta=0$ならば）、世代が経過しても集団中のハプロタイプ頻度は変化しない。しかし組み換えが起こると、ハプロタイプ頻度は世代ごとに変化する。ハプロタイプa_1-b_1に着目し、世代$t+1$におけるハプロタイプ頻度を世代tにおけるハプロタイプ頻度で与える漸化式を導くことを考える。このハプロタイプは2つの異なった事象により次世代に伝達される。1つめは、世代tの$a_1-b_1/a_.-b_.$という相を有する個体から組み換えなしに伝達される場合である。ここで、「.」は任意のアレルを表している。この事象の生じる確率は$(1-\theta)p_{11}^{(t)}$である。2つめの事象は、$a_1-b_./a_.-b_1$個体が配偶子形成過程において組み換えを起こし、a_1-b_1が伝達される場合である。$a_1-b_.$というハプロタイプの頻度はa_1の頻度と等しく、$a_.-b_1$というハプロタイプの頻度はb_1の頻度と等しいので、2つめの事象が起こる確率は$\theta p_{1.}p_{.1}$である。以上より、$t+1$世代におけるハプロタイプa_1-b_1の頻度$p_{11}^{(t+1)}$は

$$p_{11}^{(t+1)} = (1-\theta)p_{11}^{(t)} + \theta p_{1.}p_{.1}$$

と記述できる。定義より

$$D_{11}^{(t)} = p_{11}^{(t)} - p_{1.}p_{.1}$$

である。両式から、$D_{11}^{(t+1)}=(1-\theta)D_{11}^{(t)}$が導かれ、この漸化式を解くと

$$D_{11}^{(t)} = (1-\theta)^t D_{11}^{(0)}$$

が得られる。ここで、$D_{11}^{(0)}$はD_{11}の初期値である。以上より、D_{11}は世代ごとに$1-\theta$倍になることが理解できる。また、r^2およびD_{11}'において変化しうるのは分子にあるD_{11}の値のみなので、r^2は世代ごとに$(1-\theta)^2$倍になり、D_{11}'は世代ごとに$1-\theta$倍になる。

C ▪ 連鎖不平衡の成立要因

一般に多型座位間の物理距離が10kb未満と非常に近ければ組み換えが起こる確率は低く、連鎖不平衡が維持されている可能性が高い。しかし、100kb以上も離れた多型座位のアレル間で連鎖不平衡が観察されることがある。その主な要因としては、①最近の突然変異、②当該領域内の組み換えの抑制、③最近の混血、④最近の正の自然淘汰、が考えられる。③と④を区別するためには、ゲノムワイドに連鎖不平衡の程度を調べることが有効である。前者であれば、全ゲノムにわたって強い連鎖不平衡が観察され、後者であれば当該領域のみに強い連鎖不平衡が観察される。

3 ハプロタイプブロック

ヒト集団の単塩基多型(single nucleotide polymorphism；SNP)を網羅的に調べると、多数のSNP間に強い連鎖不平衡が観察される数kb〜数百kbの領域が存在していることがわかる。2つのアレルをもつn個のSNPからなるハプロタイプの最大種類数は2^n(2のn乗)である。あるゲノム領域の多数のSNPを調べた場合に、主要なSNPハプロタイプが数種類のみ観察される領域を特にハプロタイプブロックという。ハプロタイプブロックは全ゲノム領域にわたって存在するが、その密度は一定ではなく、ハプロタイプブロックが連続する領域もあれば、ほとんど存在しない領域もある。組み換えが起きにくい領域がハプロタイプブロックを形成しやすく、隣接するハプロタイプブロックの境界領域には組み換えのホットスポットが存在していることが多い。た

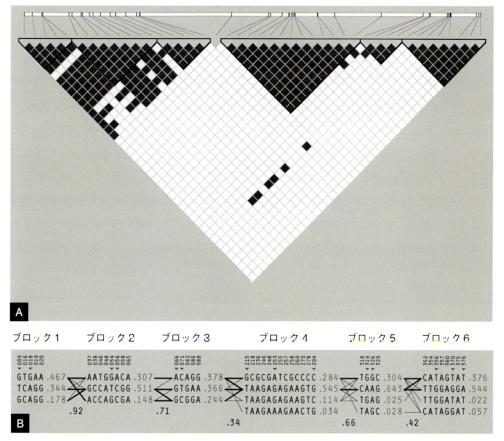

図 2.4.3　Chr4 の塩基番号 74924103 から 75224102（300kbの範囲）に存在するハプロタイプブロック
（HapMap 日本人サンプルにおいて、マイナーアレル頻度が30％以上のSNPのみを使用）

A：4配偶子ルールに基づくハプロタイプブロック。4配偶子ルールによって強い連鎖不平衡を示すペアが黒く示されている。ここでは、2つのSNP(ペア)で規定される4種類のハプロタイプのうち、最も低い頻度のハプロタイプの頻度が5％以下であれば、ハプロタイプブロックペアと判断している。4配偶子ルールでは、連続するSNPにおいて、どのペアでもハプロタイプブロックペアと判断される領域が1つのハプロタイプブロックと定義される。

B：Aで決定した各ハプロタイプブロック中の頻度の高い(2％以上)ハプロタイプが示されている。隣り合うブロック間で、10％以上の頻度で存在するハプロタイプは太い直線で、1％以上の頻度で存在するハプロタイプは細い直線で連結してある。

だし、遺伝的浮動(次世代に伝わる配偶子が無作為に選ばれることによる対立遺伝子頻度のランダムな変化)によってもハプロタイプブロックの境界領域が出現することがコンピュータシミュレーションによって確認されるため、境界領域に必ずしも組み換えホットスポットが存在するわけではない。

　ハプロタイプブロックを定義する方法は数多く開発されているが、以下では理解しやすい4配偶子ルールについて解説する。2つのアレルをもつSNPのみを対象とすると、2つのSNP間では4種類のハプロタイプが存在しうる。ある閾値Tを設定し、4種類のハプロタイプのうち、最も頻度の低いハプロタイプの頻度が設定した閾値Tよりも低ければ、それらのSNPをハプロタイプブロックペアとする。図2.4.3では、マイナーアレル頻度が30％以上のSNPのみを使用している。①一方の端からSNPペアをつくり、4種類のハプロタイプのうち、最も頻度の低いハプロタイプの頻度が設定した閾値Tよりも低ければ、そのペアはハプロタイプブロックペアと判断する。ここではTを0.05に設定してあり、ハプロタイプブロックペアは図2.4.3上において黒く塗られている。②端からSNPを順に評価していき、連続して隣り合うすべてのSNPペアがハプロタイプブロックペアである限り1つのハプロタイプブロックとみなし、1つでも条件を満たさないSNPペアが出現したら、新たに評価対象に加えたSNP(便宜上SNP-Xと呼ぶ)の手前のSNPまでを1つのハプロタイプブロックとみなす。③SNP-Xを次の評価の始点として、操作②を繰り返して新たなハプロタイプブロックを終点(反対の端)のSNPまで探し続ける。図2.4.3では、最終的に6個のハプロタイプブロックがみつかった。なお、低い閾値Tを設定すれば、ハプロタイプブロックのサイズは小さくなり、ブロック数も多くなる。

　ハプロタイプブロックの形成には、混血や隔離といった集団史が大きく影響するため、集団ごとにその位置や大きさは異なるが、一般的に、アフリカ系人類集団のハプロタイプブロックのサイズ(物理距離)は小さく、非アフリカ系人類集団では大きい。これは、非アフリカ系人類集団の祖先がアフリカを出る際に集団サイズが減少し、ハプロタイプの種類数が減少したためである。

Chapter 5 マイナー組織適合抗原

1 マイナー組織適合抗原の定義

　マイナー組織適合抗原は、MHC クラス I(一部は MHC クラス II)分子上に提示されるペプチド抗原で、臓器移植のような医療行為を行った際に拒絶や移植片対宿主病(graft-versus-host disease；GVHD)もしくは移植片対腫瘍(graft-versus-tumor；GVT)効果を惹起する MHC 以外の多型性遺伝子に由来する。遺伝子多型はエキソン上にあればアミノ酸置換をもたらし、プロモーター領域にあれば遺伝子発現量を変え、イントロン・エキソン境界にあれば mRNA のスプライスを変えるなどして、結果的に個人の体質などを決めている。しかし、同種移植ではこの多型によって MHC に提示されるペプチド配列が変わったり、提示されなくなるなどして、結果的にドナーとレシピエントの免疫細胞にとって自己・非自己を見分ける目印(移植抗原)として働くようになる。このような同種免疫は非自己の排除による個体の存続に重要であるが、移植医療においては移植臓器の生着を阻害したり重症 GVHD の発症によって患者の生存を脅かすため適切に制御することが重要である。

　「II-2.3. HLA クラス I 分子の機能」(51 頁)で説明があったように、マイナー組織抗原ペプチドもほかのペプチドと同様にそのアミノ酸配列によって結合できる HLA 分子型が規定されている。したがってドナー・患者間でマイナー組織適合抗原不適合をもたらす遺伝子多型の組み合わせが存在していても、ペプチドを提示できる拘束性 HLA 分子をもたない限り抗原性が発揮されることはない。またマイナー組織適合抗原ペプチドもほかの内在性ペプチド同様に拘束性 MHC 分子を奪い合うため、MHC との親和性が低い場合は細胞表面上の抗原ペプチド密度が低くなり抗原性が乏しい場合もある。さらにペプチド/MHC 複合体の抗原性の強さは T 細胞受容体のレパートリーによっても変わってくるため、同じマイナー組織適合抗原不適合と拘束性 HLA 型分子をもつドナー・患者のペアであっても、ほかに存在する不適合抗原との相対的な関係で移植抗原としてのウエートが変化するため免疫原性について型通りの判断ができないことに注意が必要である。

2 造血幹細胞移植におけるマイナー組織適合抗原

　1998 年、Goulmy らによりヒトで初めて同定されたマイナー組織抗原である HA-1 は造血幹細胞移植後に急性 GVHD を発症した患者末梢血より樹立された細胞傷害性 T 細胞(cytotoxic T cell；CTL)をプローブとし、拘束性分子である *HLA-A*02:01* から抽出されたペプチドを生化学

表 2.5.1　マイナー組織適合抗原の生成機序

遺伝子多型の部位	抗原性発現の機序	具体例
エキソン内	アミノ酸置換	HA-1、ACC-1、ACC-2、HB-1
エキソン内	読み枠のシフトとアミノ酸置換の併存	LB-ADIR-1F、C19ORF48
エキソン内	インデル(挿入・欠失)による読み枠のシフト	LRH-1
エキソン内	ストップコドンの発生	PANE1
エキソン内	ペプチドの切断・逆位再結合	SP110
エキソン〜イントロン	一部イントロンの残存	ZAPHIR
スプライスドナー部位	エキソンスキッピング	ACC-6
遺伝子欠損	タンパクの遺伝的欠損	UGT1B17

手法で解析することで同定された。アミノ酸9個からなるペプチドのN末端から3番目のアミノ酸に多型があり、HLAへの結合度が12倍異なることで抗原性が変化していた。このペプチドを HLA-A*02:01 分子とβ₂ミクログロブリンとで複合体化し、4量体としたテトラマーという蛍光試薬を用いることで、HA-1不適合移植を受けてGVHDを発症した患者末梢血中にテトラマーで染色されるCTLが反復して検出され、実際にマイナー組織抗原に反応するT細胞の増殖反応が可視化された。

　マイナー組織適合抗原をコードする遺伝子多型はメンデル遺伝形式をとることから、大家系を用いた連鎖解析を経て、SNP(single nucleotide polymorphism)アレイを用いたゲノムワイド相関研究(genome-wide association study；GWAS)やHapMapプロジェクトデータを用いた相関解析法が Akatsuka や Mutis らによって開発され、抗原同定のスピードが飛躍的に速くなった。最近では次世代シーケンサーや質量分析、人工知能の発展により、ドナー・患者間のゲノムデータをもとに臨床的に意義のあるマイナー組織適合抗原を予測する試みがなされている。2016年の段階で60種類前後のHLAクラスIもしくはクラスII結合性のマイナー組織適合抗原が同定されている。その結果、マイナー組織適合抗原が生成される機序は実に多様であることが判明した（表 2.5.1）。

　上記の同定された抗原不適合と造血幹細胞移植後の急性GVHDの関連が多くの研究者により解析されたが、再現性をもって強い相関が出た個別の抗原はほとんどない。これは各ドナー・患者間で不適合となるマイナー組織適合抗原の数が複数個存在するため、1つの抗原不適合のインパクトが相対的に下がってしまうためである。しかし、HLA一致の一卵性双生児間の移植では急性GVHDはみられないが、HLA一致同胞間では一定の頻度で急性GVHDが認められることからも、全体としてのマイナー組織適合抗原のインパクトは臨床的に無視できない強さとなる。なお、慢性GVHDの場合、病変部から分離されるT細胞クローンの多くは多型性タンパクではなく自己タンパクを認識しており、マイナー組織適合抗原の関与の程度は低いと考えられている。

3 ｜抗腫瘍反応の主たる標的分子

　レジストリに登録された多数のHLA一致同胞間移植例の解析では、GVHDが生じた場合に再

発が少なく、急性・慢性GVHDがまったく起きない場合には再発が増加した。重度なGVHDではその合併症で生存率が低下するが、適度な場合には無病生存率の改善もたらすGVT効果が確認された。しかしながら人為的に適度なGVHDを誘導することは容易ではない。

　これまでに提唱されてきた理想的な選択的GVT効果を誘導できるマイナー組織適合抗原の条件は、標的が白血病を含む造血系細胞に限定されて発現する造血系細胞の分化抗原に由来することである。造血系以外の細胞に発現しないことでGVHDの発症が予防できるとされる。このような代表的な抗原に先のHA-1やAkatsukaらの同定したACC-1,2が挙げられる。しかしこれらの抗原を標的としたワクチン療法の報告は限定的である。他方、マイナー組織適合抗原を認識するCTLから取り出したT細胞受容体遺伝子を用いた遺伝子改変T細胞による養子免疫療法の臨床試験が行われつつあり、その成果が期待される。

4 臓器移植におけるマイナー組織適合抗原

　臓器移植でみられる拒絶反応には移植後数分〜数時間で発症する超急性拒絶、数週間から数ヵ月の間で発症する急性拒絶、そして数ヵ月以降に発症する慢性拒絶に大別される。超急性拒絶は既存の抗ドナーHLA抗体・補体、ABO型不適合に対する抗体反応などが原因とされ、他方、急性拒絶は患者・ドナー間で不適合なHLA分子やシェアされたHLA上に提示されるマイナー組織適合抗原が標的と考えられている。急性拒絶では感作を受け増殖したT細胞による血管内皮や実質細胞への免疫学的傷害が生じ、カルシニューリン阻害薬などの免疫抑制薬で予防や治療が行われる。これに対して慢性拒絶はアロ抗原に対する免疫反応だけでなく、長期にわたるカルシニューリン阻害薬の血管内皮毒性や臓器移植に至る原因となった疾患の影響（例：糖尿病性腎症における糖尿病）、免疫不全状態におけるウイルス感染など複合要因が関与しており、アロ免疫が占める割合は症例によってさまざまである。

　近年iPS（induced pluripotent stem cells）技術で再生した臓器片を移植する技術が開発され、一部は臨床試験が行われている。自己の細胞由来であればアロ免疫反応の懸念はない。これに対してHLAがホモ接合となっている健常人ドナーをプール化し、そこからiPSを誘導し、再生臓器のバンキングを行う試みが検討されている。この場合、患者の1つのHLAハプロタイプをシェアするHLAがホモのドナーが存在すれば、宿主対移植片方向のHLA不適合は存在しないため拒絶のリスクは低下すると考えられる。にもかかわらずシェアするHLAに提示されるマイナー組織適合抗原は提示され続けるので、急性期から慢性期拒絶のリスクは克服できない可能性がある。最近開発されたゲノム修飾技術でHLA遺伝子をノックアウトしてアロ免疫を回避しようとすれば、missing selfに対する細胞傷害性がNK細胞によって惹起されうるため、今後のさらなる技術改良が期待される（「VII-5.2.C. 再生医学との関連」274頁参照）。

III 血液型

Chapter 1 血液型の概要

1 血液型の種類と抗原構造

　1900年のカール・ラントシュタイナー(Karl Landsteiner)らによるABO血液型の発見以降、赤血球上には、数多くの赤血球抗原が確認され、国際輸血学会(International Society of Blood Transfusion；ISBT)では、現在までに45種類の血液型システムが登録されている[1]。それ以外にも、高頻度抗原(901シリーズ)や低頻度抗原(700シリーズ)が登録されている。

　血液型の抗原構造は、赤血球膜上に糖鎖で形成されているものと膜タンパクとして発現するものの2種類に大きく分けることができる。糖鎖抗原分子にはABO血液型抗原をはじめ、H、Lewis、I、P関連などの血液型があり、これらの遺伝子産物は特異的な糖転移酵素である。これら糖鎖抗原分子は、タンパクに結合しているものとセラミドに結合しているものがあり、赤血球上ではABO血液型抗原はタンパクとセラミドの両方に結合しているが、P、IやLewis血液型抗原はセラミドのみに結合している。セラミドに結合した糖鎖抗原は糖鎖構造に基づきラクト系、ネオラクト系、グロボ系などに分類されており、血液型活性を示す糖鎖が末端構造として結合している。一方、赤血球膜タンパクに存在する抗原には、Rh血液型をはじめ、MNS、Kell、Duffy、Kidd、Diegoなどがあり、細胞膜を一度だけ貫通して細胞外に発現しているものや、複数回膜を貫通するもの、グリコシルホスファチジルイノシトール(glycosylphosphatidylinositol；GPI)アンカリング膜結合タイプなどがある。

2 血液型分子の機能

　血液型系列に属する血液型分子の多くはタンパクからなる抗原として存在し、これら抗原の一次構造が明らかとなってきた。その一次構造から推測されるタンパクの機能面から考えると、①輸送体、②ケモカインレセプター、③接着分子、④酵素、⑤補体制御因子、⑥糖衣(glyocOcalyx)、に大きく分けられる。近年、これらタンパクからなる抗原系の機能が解明されてきており、徐々にその役割が明らかとなってきた。血液型の機能について表3.1.1に示した。

● 参考文献

1) ISBT：Red Cell Immunogenetics and Blood Group Terminology(https://www.isbtweb.org/isbt-working-parties/rcibgt.html).

表 3.1.1 血液型システムの種類とその機能

番号	血液型名	抗原表記	遺伝子名	抗原数	染色体位置	CD番号	抗原の性状	機能	アミノ酸数(分子量)
1	ABO	ABO	ABO	4	9q34.2		糖鎖	赤血球のグリカンコート	
2	MNS	MNS	GYPA, GYPB, (GYPE)	50	4q31.21	CD235a, CD235b	I型膜貫通型糖タンパク	補体・サイトカイン・バクテリア・ウイルス・熱帯熱マラリアのレセプター、バンド3トランスポーターのシャペロン	MN:131 (43kDa) Ss:72 (25kDa)
3	P1PK	P1PK	A4GALT	3	22q13.2	CD77	糖鎖		
4	Rh	RH	RHD, RHCE	56	1p36.11	CD240	I型12回膜貫通型糖タンパク	赤血球形状の制御、アンモニウムイオン輸送体	417 (45.5kDa)
5	Lutheran	LU	BCAM	28	19q13.2	CD239	I型膜貫通型糖タンパク	Igスーパーファミリー、ラミニンレセプター	597 (85kDa)
6	Kell	KEL	KEL	38	7q33	CD238	II型膜貫通型糖タンパク	亜鉛結合性エンドペプチダーゼ	732 (93kDa)
7	Lewis	LE	FUT3	6	19p13.3		糖鎖		
8	Duffy	FY	ACKR1	5	1q21-q22	CD234	I型7回膜貫通型糖タンパク	マラリアのレセプター、ケモカインレセプター	338 (35~45kDa)
9	Kidd	JK	SLC14A1	3	18q11-q12		I型10回膜貫通型糖タンパク	尿素輸送体	391 (43kDa)
10	Diego	DI	SLC4A1	23	17q21.31	CD233	I型14回膜貫通型糖タンパク	陰イオン交換体、赤血球形状の制御	911 (95~105kDa)
11	Yt	YT	ACHE	6	7q22		GPIアンカー型糖タンパク	アセチルコリンエステラーゼ	557 (72kDa)
12	Xg	XG	XG, MIC2	2	Xp22.32	CD99	I型膜貫通型糖タンパク	細胞間接着分子	180 (22~29kDa)
13	Scianna	SC	ERMAP	9	1p34.2		糖タンパク	赤芽球関連タンパク	446 (60~68kDa)
14	Dombrock	DO	ART4	10	12p13-p12	CD297	GPIアンカー型糖タンパク	ADP-リボシル基転移酵素	256 (47~58kDa)
15	Colton	CO	AQP1	4	7p14		I型10回膜貫通型糖タンパク	水チャンネル	269 (40~60kDa)
16	Landsteiner-Wiener	LW	ICAM4	4	19p13.2	CD242	I型膜貫通型糖タンパク	Igスーパーファミリー、細胞間接着分子、インテグリンリガンド	241 (42kDa)
17	Chido/Rodgers	CH/RG	C4A, C4B	9	6p21.3		糖タンパク	C4アロタイプ	
18	H	H	FUT1, FUT2	1	19q13.33	CD173	糖鎖		
19	Kx	XK	XK	1	Xp21.1		I型10回膜貫通型糖タンパク	膜輸送タンパク	444 (37kDa)
20	Gerbich	GE	GYPC	13	2q14-q21	CD236	I型膜貫通型糖タンパク	赤血球のグリカンコート	GPC:128 (40kDa) GPD:107 (30kDa)
21	Cromer	CROM	CD55	20	1q32	CD55	GPIアンカー型糖タンパク	補体制御	347 (64~73kDa)

表3.1.1　続き

番号	抗原名	抗原表記	遺伝子名	抗原数	染色体位置	CD番号	抗原の性状	機能	アミノ酸（分子量）
22	Knops	KN	CR1	13	1q32.2	CD35	I型膜貫通型糖タンパク	補体制御	1997 (190〜285kDa)
23	Indian	IN	CD44	6	11p13	CD44	I型膜貫通型糖タンパク	細胞間接着分子	341 (85kDa)
24	Ok	OK	BSG	3	19p13.3	CD147	糖タンパク	Igスーパーファミリー、細胞間接着分子	259 (35〜60kDa)
25	Raph	RAPH	CD151	1	11p15.5	CD151	4回膜貫通型タンパク	テトラスパニンシグナル伝達	
26	John Milton Hagen	JMH	SEMA7A	8	15q22.3-q23	CD108	GPIアンカー型糖タンパク	細胞接着熱帯熱マラリアレセプター	(75〜76kD)
27	I	I	GCNT2	1	6p24.2		糖鎖		
28	Globoside	GLOB	B3GALNT1	3	3q25		糖鎖		
29	Gill	GIL	AQP3	1	9p13		6回膜貫通型糖タンパク	水チャネル	292 (33kDa)
30	Rh-associated glycoprotein	RHAG	RHAG	6	6p12.3	CD241	12回膜貫通型糖タンパク	アンモニア輸送体	
31	FORS	FORS	GBGT1	1	9q34.13-q34.3		糖鎖		
32	JR	JR	ABCG2	1	4q22.1	CD338	6回膜貫通型糖タンパク	尿酸輸送体 ポルフィリン輸送体	655 (72.6kDa)
33	LAN	LAN	ABCB6	1	2q36		11回膜貫通型糖タンパク	ポルフィリン輸送体	842 (80kDa)
34	Vel	VEL	SMIM1	1	1p36.32		1回膜貫通型糖タンパク	赤血球生成制御	78 (18kDa)
35	CD59	CD59	CD59	1	11p13	CD59	GPIアンカー型糖タンパク	補体制御因子	77 (18〜20kDa)
36	Augustine	AUG	SLC29A1	4	6p21.1		11回膜貫通型糖タンパク	拡散型ヌクレオチドトランスポーター1	456 (55kDa)
37	Kanno	KANNO	PRNP	1	20p13	CD230	GPIアンカー型糖タンパク		253
38	SID	SID	B4GALNT2	1	17q21.32		糖鎖		
39	CTL2	CTL2	SLC44A2	2	19p13.2		10回膜貫通型タンパク	コリン輸送体	706
40	PEL	PEL	ABCC4	1	13q32.1		12回膜貫通型糖タンパク	物質輸送体	1,325
41	MAM	MAM	EMP3	1	19q13.33		4回膜貫通型糖タンパク	腫瘍制御因子	163
42	EMM	EMM	PIGG	1	4q16.3		GPIアンカー型タンパク	先天性GPI欠損症	
43	ABCC1	ABCC1	ABCC1	1	16p13.11		17回膜貫通型糖タンパク	物質輸送体	1,531 (180〜190kDa)
44	Er	ER	PIEZO1	5	16q24.3		12回膜貫通型糖タンパク	機械刺激-細胞内シグナル変換器	2521 (67kDa)
45	CD36	CD36	CD36	1	7q21.11	CD36	2回膜貫通型糖タンパク	トロンボスポンジン-1レセプター、マラリア感染赤血球レセプター、長鎖脂肪酸レセプター、oxLDLレセプター	(88kDa)

Chapter 2　ABO 血液型

1 ABO 血液型とラントシュタイナーの法則

　1900 年、カール・ラントシュタイナー（K. Landsteiner）が同僚らの血液を血球と血清に分け、血球と血清の組み合わせにより、赤血球が凝集するものとそうでないものがあることを確認し、その反応からヒトは A 型、B 型、O 型の血液型があることを明らかにした。その後、彼の共同研究者たちにより AB 型が発見され、現在の ABO 血液型システムが確立された。ABO 血液型は H 抗原を土台とし、A 抗原、B 抗原として認識される糖鎖が H 抗原に付加されることで、それぞれの抗原が発現する。O 型は、通常 H 抗原のみが発現する。ほかの血液型とは異なり、ABO 血液型では赤血球上に抗原が発現しているだけではなく、赤血球に発現していない抗原に対する抗体（抗 A、抗 B）が規則抗体として血漿（血清）中に存在している。表 3.2.1 に示すように、A 型は赤血球膜上に A 抗原を、血漿（血清）中に抗 B をそれぞれもち、B 型は B 抗原と抗 A をそれぞれもつ。AB 型は、A 抗原と B 抗原の両方をもつが、抗 A と抗 B のいずれももたない。O 型は、A 抗原と B 抗原のいずれももたないが、抗 A と抗 B の両方をもつ。このように、ABO 血液型は血漿（血清）中に自己のもつ抗原とは反応しない抗体を常時もつ（規則抗体）という原則が成り立つ。この法則をラントシュタイナーの法則という。この法則を利用し、ABO 血液型を調べる際、抗血清を用いて赤血球側の抗原の有無を調べるオモテ検査と、既知の A（A_1）赤血球および B 赤血球を用いて血漿（血清）中の抗体を調べるウラ検査を行い、結果が一致した場合に ABO 血液型を判定する。日本人集団における ABO 血液型の表現型頻度は、地域により多少の差はあるが、概ね A：O：B：AB＝4：3：2：1 である。

表 3.2.1　ABO 血液型とラントシュタイナーの法則

	赤血球上抗原	オモテ検査		血漿（血清）中抗体	ウラ検査		遺伝子型	日本人集団中の頻度（%）
		抗 A	抗 B		A_1 赤血球	B 赤血球		
A 型	A、H	+	0	抗 B	0	+	*AA*、*AO*	39.10
B 型	B、H	0	+	抗 A	+	0	*BB*、*BO*	21.50
O 型	H	0	0	抗 A、抗 B、抗 AB	+	+	*OO*	29.40
AB 型	A、B、H	+	+	なし	0	0	*AB*	10.00

2 ABO 血液型の抗原構造と遺伝子

A ■ ABO 血液型の抗原構造

　ABO 血液型抗原は、前述のとおり糖鎖抗原で、赤血球上以外にもさまざまな組織に存在している。赤血球上に発現する抗原構造体は糖タンパクおよびスフィンゴ糖脂質が含まれている。一方、唾液や胃液などには水溶性の糖タンパクが、血漿中ではスフィンゴ糖脂質が確認されている。ABH 糖鎖の土台となる基礎構造には 1〜6 型の末端糖鎖が確認されており、そのうちヒトでは 1〜4 型と 6 型が発見されている。赤血球上に形成されるものは主に 2 型のコア糖鎖となっているが、3 型や 4 型のものもある。末端糖鎖の β-galactose に、造血組織では *FUT1*、分泌組織では *FUT2* にコードされた α1,2-fucosyltransferase（H 型転移酵素）の触媒作用により、α-fucose が付加されると H 抗原となる。この H 抗原を基礎物質として、A 型は uridine diphosphate-N-acetylgalactosamine（UDP-GalNAc）の存在のもと、A 型転移酵素である α1,3-N-acetylgalactosaminyltransferase が、B 型では UDP-galactose（UDP-Gal）の存在のもと B 型転移

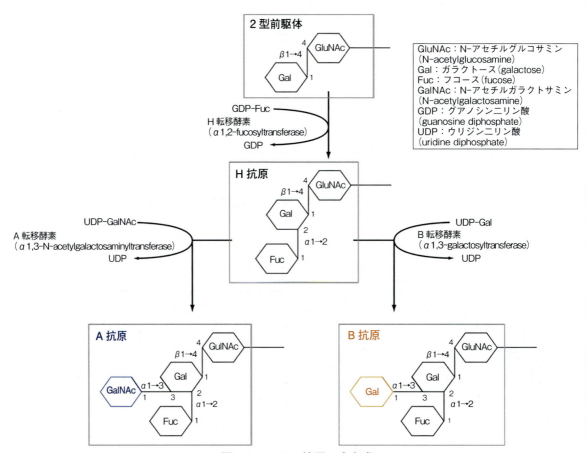

図 3.2.1　ABO 抗原の生合成

酵素であるα1,3-galactosyltransferaseの作用により、それぞれGalNAcおよびGalがH抗原のβ-galactoseに転移することで形成される（**図3.2.1**）。AB型は両方の糖転移酵素が存在し、いずれも糖付加されるが、O型はいずれの酵素ももたないため、いずれの糖鎖も付加されない。

B ▪ ABO血液型遺伝子

A、B、Oこれら3複対立遺伝子の組み合わせで、メンデルの法則に従って遺伝する（**表3.2.2**）。ABO遺伝子の発見は1990年にYamamotoらにより報告されている。遺伝子座*ABO*は第9染色

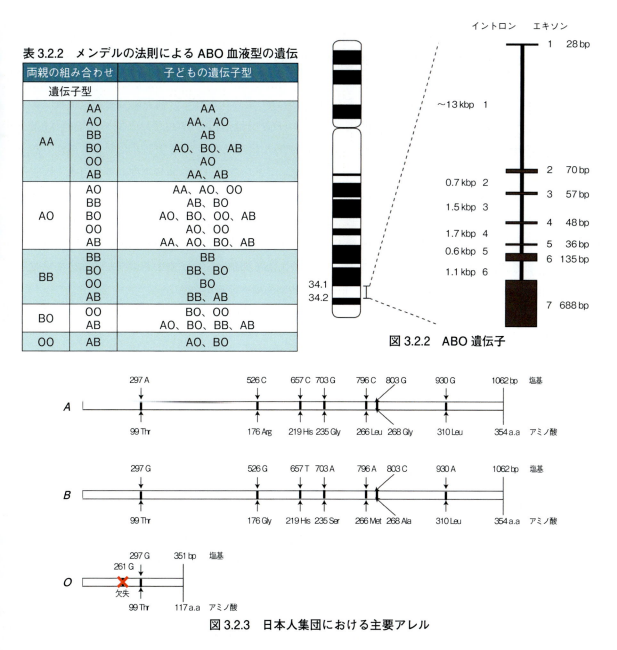

表3.2.2 メンデルの法則によるABO血液型の遺伝

両親の組み合わせ		子どもの遺伝子型
遺伝子型		
AA	AA	AA
	AO	AA、AO
	BB	AB
	BO	AO、BO、AB
	OO	AO
	AB	AA、AB
AO	AO	AA、AO、OO
	BB	AB、BO
	BO	AO、BO、OO、AB
	OO	AO、OO
	AB	AA、AO、BO、AB
BB	BB	BB
	BO	BB、BO
	OO	BO
	AB	BB、AB
BO	OO	BO、OO
	AB	AO、BO、BB、AB
OO	AB	AO、BO

図3.2.2 ABO遺伝子

図3.2.3 日本人集団における主要アレル

体長腕の 9q34.1-9q34.2 の約 20kb で、7 つのエキソンからなる(図 3.2.2)。A、B、O を決定する遺伝子の違いはほとんどがエキソン 6 および 7 の部分にみられ、A または B 遺伝子は 7 ヵ所の塩基(297A＞G、526C＞G、657C＞T、703G＞A、796C＞A、803G＞C、930G＞A)が異なり、4 ヵ所の非同義置換[526C＞G(Arg176Gly)、703G＞A(Gly235Ser)、796C＞A(Leu266Met)、803G＞C(Gly268Ala)]によりアミノ酸が変わることで、A 型または B 型の転移酵素活性のどちらをもつか決定される(図 3.2.3)。その非同義置換を認めるアミノ酸の中でも、最も強く影響している部分が 266 番目と 268 番目の置換である。一方、O 遺伝子はエキソン 6 の部分の G261 の欠失により、フレームシフト変異が生じ、A 型と B 型転移酵素活性のいずれもが不活性化となったタンパクが生成される。

3 ABH 抗原の分泌型と非分泌型

唾液中に ABH 型物質をもつ個体ともたない(少ない)個体が存在し、前者は分泌型、後者は非分泌型と呼ばれる。分泌型を支配する遺伝子 *Se(FUT2)* は遺伝子 *H(FUT1)* と同一の染色体(第 19 染色体)上にあり、密接に関連している。*Se* アレルは不活性型の *se* アレルに対して優性であり、*SeSe* または *Sese* では分泌型、*sese* では非分泌型となる。一方、非分泌型のうち日本人集団の多くは *Se* にミスセンス変異がある *Se^w* であることが明らかにされている。この変異型では非分泌型となるが、*Se^w* と *se* を唾液を用いた抑制試験で鑑別することは難しい。また、赤血球上の Lewis 血液型と関連があり、Le(a-b+) や Le(a-b-) の多くは分泌型であるが、Le(a+b-) や Le(a-b-) の一部では非分泌型となる。亜型検査などで唾液による抑制試験を実施する場合、事前に型物質を保有する分泌型であることの確認に Lewis 血液型の検査は有用である。

4 ABO 血液型の変異型

通常の ABO 血液型とは異なる性状を示し、遺伝的に転移酵素活性が弱く、赤血球上に発現する A 抗原や B 抗原が著しく低下しているものを亜型(subgroup)または変異型(variant)という。これらは血清学的特徴に基づいてそれぞれ分類されている(表 3.2.3)。変異型・亜型の多くは A または B 遺伝子上の変異であるが、調節遺伝子の支配や A または B 遺伝子とのヘテロ接合でみられる活性の抑制または増強現象がその原因となると考えられている。これまで確認されている塩基置換や欠失の多くはエキソン 6 または 7 に認められている(図 3.2.4)。通常、変異型(亜型)は、病的状態や ABO 不適合造血幹細胞移植後などの治療歴がないヒトに認められる。

A ■ A 型の変異型(亜型)

A 型の変異型(亜型)では前述のとおり、抗原量が通常の A_1 型に比べ低下している。抗原量は A_2＞A_3＞A_x＞A_m＞A_{el} の順で少なくなる(表 3.2.4)。A_2 型の頻度は、日本人集団では少ないが、ヨー

表 3.2.3　亜型の分類と反応態度

亜型名 (A型)	抗A	抗B	抗A/B	抗A1	抗H	分泌型唾液の型物質	A型転移酵素	血清中の抗A
A_1	+	0	+	+	+	A、H	あり	なし
A_2	+	0	+	0	+	A、H	あり	時にあり
A_3	mf	0	mf	0	+	A、H	時にあり	時にあり
A_x	0/w	0	+	0	+	H	なし	時にあり
A_{el}	0	0	0	0	+	H	なし	時にあり
A_m	0/w	0	0/w	0	+	A、H	あり	なし

亜型名 (B型)	抗A	抗B	抗A/B	抗H	分泌型唾液の型物質	B型転移酵素	血清中の抗B
B	0	+	+	+	B、H	あり	なし
B_3	0	mf	mf	+	B、H	時にあり	時にあり
B_x	0	0	+	+	H	なし	時にあり
B_{el}	0	0	0	+	H	なし	時にあり
B_m	0	0	0/w	+	B、H	あり	なし

亜型名 (bombay)	抗A	抗B	抗H	分泌型唾液の型物質	血清中の抗体
O_h	0	0	0	なし	抗H
A_h	+/w	0	+/w	なし	抗H
B_h	0	+/w	+/w	なし	抗H
$O_m{}^h$	0	0	+/w	なし	抗HI
$A_m{}^h$	+/w	0	+/w	A	抗HI
$B_m{}^h$	0	+/w	+/w	B	抗HI

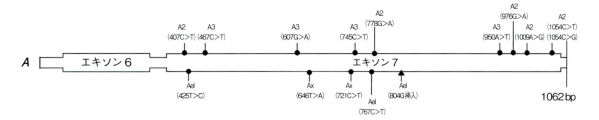

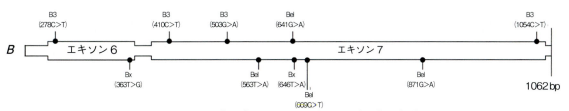

図 3.2.4　日本人集団における主な亜型の変異部分

表 3.2.4　抗原決定基の概数

抗原	概数
A抗原	
A_1（成人）	810,000～1,170,000
A_1（新生児）	250,000～270,000
A_2（成人）	240,000～290,000
A_2（新生児）	140,000
A_1B（成人）	460,000～850,000
A_1B（臍帯血）	220,000
A_2B（成人）	140,000
A_3	7,000
A_x	1,400～10,300
A_m	200～1,900
A_{el}	100～1,400

ロッパ系人類集団では約 20％の頻度で認められる。A_m 以外の亜型では、抗 A_1 または抗 A をもつことがある。

B ■ B 型の変異型（亜型）

B 型の変異型（亜型）のうち、B_m 型がほかの変異型に比べ最も高い頻度（ABO 亜型の 50％）で検出され、日本では最も重要な亜型といえる。この B_m 型はエキソン部分には異常を認めず、イントロン 1 に約 5.8kb、3.0kb の欠失やエンハンサー領域の GATA モチーフの GATA＞GAGA 変異によりエンハンサー活性が消失することで、赤血球上の B 抗原発現が低下する（図 3.2.5）。この変異は A_m 型でも認められている。抗原量は、$B_3＞B_x＞B_m＞B_{el}$ の順で少なくなる。抗 A_1 にあたる抗 B_1 は存在しないため、一般に血清学的に A_2 型にあたるものは B 型にはない。

C ■ cisAB 型

cisAB 型は、日本においては Yamaguchi らにより報告され、同一染色体上に A 遺伝子と B 遺伝子が同時に存在し、cisAB と命名されている。この血液型は日本人集団に多く、その中でも徳島県や香川県に多く見つかっている（頻度 0.012％）。cisAB と対立する遺伝子により異なるが、表現型は cisAB/O の場合 A_2B_3、cisAB/A の場合 A_1B_3、cisAB/B の場合 A_2B となる。cisAB/O、

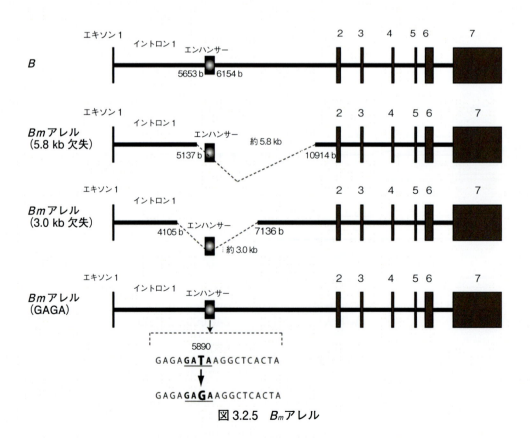

図 3.2.5　B_m アレル

cisAB/A の個体ではほぼ例外なく、自己 B 抗原に反応しない抗 B を有し、さらに、唾液中の型物質は、A および H 物質は分泌されているが、B 物質はほとんど分泌されていない。また、糖転移酵素も cisAB/O の場合、市販のキットでは検出することができない。cisAB のうち、日本人集団で最も多く確認されている cisAB01 (ABO*cisAB.01) は、A_1 型の遺伝子 A102、cisAB02 (ABO*cisAB.02) は B 型の遺伝子 B101 の一部にアミノ酸置換を認める(図3.2.6)。現在、6種類の cisAB が ISBT に登録されている。

D ■ ボンベイ・パラボンベイ

インドのボンベイ(現在はムンバイ)で赤血球上に H 抗原をもたず、通常の H 抗原をもつ O 型赤血球と強く反応する抗 H を保有する個体が発見され、ボンベイ(Bombay)と命名された。ボンベイ(Oh)は赤血球上および唾液中に A、B 型物質だけでなく H 型物質ももたない。しかし、A または B 遺伝子をもつ場合は、それぞれの糖転移酵素は合成され血清中に存在するが、H 抗原がないため赤血球上に A または B 型に対する糖を付加することができない。

一方、H 活性が弱く H 抗原を血清学的に検出できないものをパラボンベイ(para-Bombay)という。通常 Oh では A または B 抗原を確認できないが、パラボンベイの場合、これらが弱く発現していることを確認できる。H 活性の低下か不活性、分泌型か非分泌型かで、血清学的性状(表3.2.3)や輸血に用いる血液型の選択が異なる。

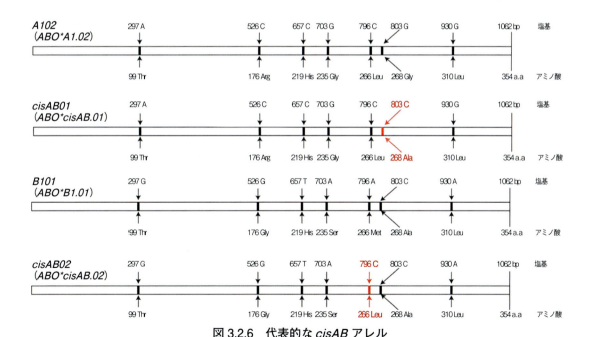

図3.2.6　代表的な cisAB アレル

E ■ 血液型キメラとモザイク

　キメラとは遺伝的に異なる2つの接合体に由来する細胞や組織が同一個体内に認められるもので、二卵性双生児間の造血細胞の移行や2種の異なる受精卵の融合（2精子性キメラ）が原因でABO血液型の異なる赤血球が混在する場合やABO不適合造血幹細胞移植後に一過性に認められる。一方、モザイクとは単一接合体に由来する2つまたは複数の遺伝的に表現型が異なるものをいう。単一の受精卵に由来し、突然変異や染色体の変化、X染色体の不活化などにより複数の遺伝的に異なる細胞系列をもつ。

F ■ その他、後天的にみられる変異型

　ABO抗原は成長に伴いその抗原量が増加する。そのため、新生児では部分凝集様の反応が認められることがある。2～4歳で成人と同じ程度の抗原量となる。

　そのほか細菌感染により細菌から産生された酵素デアセチラーゼによりA型のN-アセチルガラクトサミンが、ガラクトサミンに変化し、抗B試薬と反応し、AB型のようにみえる獲得性B（acquired B）も知られている。近年広く用いられているモノクローナル抗体試薬は獲得性Bにより変化したB抗原様赤血球には反応しない、または反応しないように改良されているため、誤認することは極めて少ない。

　疾患によっては一過性に抗原が減弱することがあり、多くは血液疾患（特に白血病）の状況により発生し、治療を行うことで抗原も回復する。抗原の減弱原因としては、ABO遺伝子プロモーター（CpGアイランド）の過度のメチル化、キメラタンパクRUNX1-ETOの転写因子認識配列への結合機能低下、第9染色体の損傷などが考えられている。

5｜ABO血液型抗体

　ABO血液型抗原に対する抗体である抗A抗体（あるいは単純に抗Aともいう）や抗B抗体（あるいは単純に抗Bともいう）は、唯一規則的に存在する。これらの抗体は、成長に伴い検出されるようになる。出生直後では、児自身の抗Aや抗Bは検出されない。生後3～4ヵ月頃から産生され始め、5～10年で抗体価がピークとなる。これらの抗体は、常在菌叢の細菌やそのほかの赤血球以外の免疫刺激によって産生されると考えられている。通常、抗A、抗Bのような自然抗体はIgMが主であり、生理食塩液法でも検出可能である。一方、O型個体はそのほとんどがIgMのほかIgGやIgAが検出されることがあり、新生児溶血性疾患の原因となることがある。

Chapter 3 Rh 血液型

● はじめに

　1939 年、レヴァイン（P. Levine）とステットソン（R.E. Stetson）は、死産児を分娩した母親へ ABO 同型の夫の血液を輸血し溶血反応を認めた。この母親の血液中から、その夫の赤血球に反応する不規則抗体凝集素があることを突き止めた。その血清は、ABO 同型の約 80％の人の赤血球と反応する抗体であった。翌年、ラントシュタイナー（K. Landsteiner）とウィーナー（A.S. Wiener）は、アカゲザルの赤血球をウサギとモルモットに免疫し得られた抗血清でヨーロッパ系人類集団の約 85％の赤血球を凝集させる抗体を発見した。この因子を Rhesus（アカゲザル）の頭文字から Rh 因子と名づけた。この Rh 因子は、レヴァインらが発見した赤血球抗原と同種のものであるとされていたが、その後、両者らが発見した抗体の特異性が異なることが確認された。しかし、既に Rh という名称が広く定着していたため、レヴァインらが発見したヒト由来抗体と反応する抗原を Rh とし、ラントシュタイナーとウィーナーが発見したアカゲザル赤血球と反応する抗原をそれぞれの頭文字を取って LW 抗原として別の抗原に分類した。Rh 血液型は 45 の血液型システムのうち最も多様性（56 抗原）をもつ血液型である。その Rh 血液型の中で C、c、D、E、e の 5 種類が重要である。通常、D 抗原をもつ場合は RhD 陽性、もたない場合は RhD 陰性と表

表 3.3.1 日本人集団における主要な Rh 血液型抗原頻度

抗血清との反応					表現型（RH-Hr）	遺伝子型		日本人集団における頻度（%）
D	C	c	E	e				
+	+	−	−	+	CCDee（R_1R_1）	CDe/CDe, Cde/CDe	D陽性（99.5%）	42.98
+	+	+	+	+	CcDEe（R_1R_2）	CDe/cDE, CDe/cdE, CDE/cDe, cDe/CdE, CDE/cde, cDE/Cde		37.44
+	−	+	+	−	ccDEE（R_2R_2）	cDE/cDE, cDE/cdE		9.06
+	+	+	−	+	CcDee（R_1r）	CDe/cde, CDe/cDe, cDe/Cde		6.50
+	−	+	+	+	ccDEe（R_0R_2）	cDE/cDe, cDE/cde, cDe/cdE		3.06
+	+	−	+	+	CCDEe（R_zR_1）	CDE/CDe, CDE/Cde, CdE/CDe		0.46
+	+	+	+	−	CcDEE（R_2R_z）	CDE/cDE, CDE/cdE, CdE/cDE		0.32
+	−	+	−	+	ccDee（R_0R_0）	cDe/cDe, cDe/cde		0.12
+	+	−	+	−	CCDEE（R_zR_z）	CDE/CDE, CDE/CdE		0.05
−	−	+	+	+	ccdEe（rr"）	Cde/cdE	D陰性（0.5%）	36.39
−	−	+	−	+	ccdee（rr）	Cde/cde		26.28
−	−	+	+	−	ccdEE（r"r"）	cdE/cdE		18.60
−	+	−	−	+	Ccdee（r'r）	Cde/cde		8.96
−	+	+	+	+	CcdEe（r'r"）	cdE/Cde, cde/CdE		7.48

現する。日本人集団の RhD 陰性頻度は約 0.5％であるが（表 3.3.1）、ヨーロッパ系人類集団では約 15％を占めている。特に、RhD に対する抗体（抗 D）は、重篤な胎児・新生児溶血性疾患や溶血性輸血反応の原因となることから、ABO 血液型に次いで重要な抗原である。

1 Rh 血液型の命名法と表記法（表 3.3.2）

　Rh 血液型にはいくつかの命名法が提唱されている。フィッシャー‐レース（Fisher-Race）は、1 つの染色体上に 3 つの座位がそれぞれ C-c、D-d、E-e の 3 つのアレルが位置すると考え、これに基づいて CDE 命名法とした。一方、ウィーナーの命名法（RH-Hr 命名法）は、1 つの染色体上には 1 つの遺伝子座位しか存在せず、8 種類の遺伝子のうち 1 つを占めていると考えた。また 1 つの遺伝子がつくる凝集原に対して、複数の抗血清が反応すると考えられた。Rh-Hr 命名法は、D 抗原陽性を「R」、陰性を「r」で示し、C、c、E、e 抗原の組み合わせで、R_1（DCe）、R_2（DcE）、R_0（Dce）、R_z（DCE）、r'（dCe）、r''（dcE）、r（dce）、r^y（dCE）で表現した。実際には、RH 遺伝子は *RHD* と *RHCE* の 2 つの遺伝子によって構成されていることが明らかとなっている。通常の検査では、Rh 血液型の表現方法としてわかりやすい DCE 表記法（CDE 方式の順番を変えたもの）に準じた呼び名が主に使用されている。またハプロタイプを略した表記である RH-Hr も汎用されている。一方、ISBT では、ローゼンフィールド（Rosenfield）らが提唱した、数字表記（RH1、RH2 など）が血液型表記として用いられている。

2 Rh 血液型の遺伝子と抗原構造

　Rh 血液型は、RH 遺伝子の *RHD* および *RHCE* により構成され、第 1 染色体短腕（1p36.11）上にある。*RHD* と *RHCE* はそれぞれ 10 のエキソンよりなり、お互いに逆向きに配置している。両遺伝子はイントロンとエキソンを含む塩基配列と 93.8％一致している。Rh 抗原は、12 回膜貫通型のタンパクで、417 のアミノ酸より構成され、多くは疎水性で糖鎖の付加はない（図 3.3.1）。

表 3.3.2　Rh 血液型の表現型と遺伝子型

Rh ハプロタイプ（遺伝子）				抗原	表現型	日本人集団における頻度（％）
CDE	RH-Hr	*RHD*	*RHCE*			
DCe	R^1	*RHD*	*RHCe*	D、C、e	R_1	65.3
DcE	R^2	*RHD*	*RHcE*	D、c、E	R_2	25.6
dce	r		*Rhce*	c、e	r	3.8
dcE	r''		*RhcE*	c、E	r''	3.3
Dce	R^0	*RHD*	*Rhce*	D、c、e	R_0	1.2
dCe	r'		*RHCe*	C、e	r'	0.6
DCE	R^z	*RHD*	*RHCE*	D、C、E	R_z	0.13
dCE	r^y		*RHCE*	C、E	r^y	0.07

Rh抗原は、Rh関連糖タンパク(Rh-associated glycoprotein；RhAG)や、バンド3複合体(バンド3、グリコフォリンA、バンド4.2、アンキリンなど)とともに赤血球膜を形成し、骨格タンパクを膜上につなぎ止めておく役割を果たしていると考えられている。

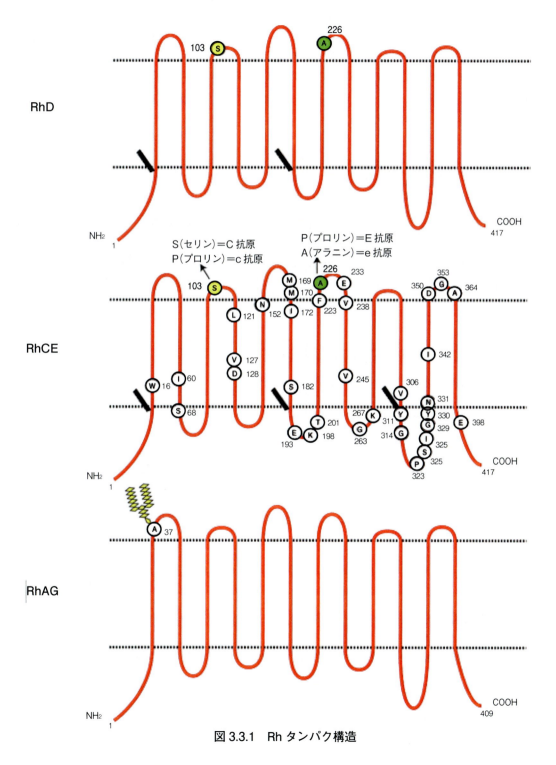

図3.3.1 Rhタンパク構造

Rh 血液型のうち、D 抗原(RhD)は *RHD* にコードされ、D 抗原陰性のヒトはこの遺伝子が欠損しているか不活性である。ヨーロッパ系人類集団のほとんどは欠損であり、それ以外の人種においては一部遺伝子の変異により、中には抗原量が通常よりも少ない(weak D、D_{el})、またはタンパク(抗原)が一部欠損(partial D)していることが知られている。一方、*RHCE* は Rh 抗原のうち、単一タンパク上に C/c と E/e 抗原の両方をコードしている。D と C、c、E、e 抗原タンパクとの間では最大 36 個のアミノ酸に相違がみられる。また、C と c 抗原間は、N 末端側から数えて 2 つ目の細胞外ループに存在する 103 番目のアミノ酸(Ser103Pro)がセリンの場合 C 抗原となり、プロリンでは c 抗原となる。一方 E と e 抗原は、4 つ目の細胞外ループにある 226 番目のアミノ酸(Pro226Ala)により抗原性が決定され、プロリンでは E 抗原、アラニンでは e 抗原となる。

3 Rh 血液型の変異型

A ▪ weak D

抗 D 試薬との直接凝集法が陰性、D 陰性確認試験が陽性となった場合、weak D と判定する。抗原決定基の数が通常の D 陽性(約 10,000～35,000)に比べ少ない(約 50～10,000)。抗原量が通常の D 抗原より少ないだけで質的な違い(部分欠損)はないといわれている。しかし、抗原量が少ない partial D も存在することから、正確に分類するためには複数の抗血清との反応を確認する必要がある。

遺伝的背景には、*RHD* のミスセンス変異によるものと、*RHD* と対立する *RHCE* の位置関係により発現が抑制されることが知られている。

B ▪ partial D

weak D のような量的な違いではなく、質的に異なり一部のエピトープが欠損している。抗原決定基の数は、通常の D 陽性と同じ程度あるものから、少ないものまで幅広く存在する。抗 D 試薬は使用クローンによって抗原認識部位が異なるものがあり、partial D を確認するためには、このような複数種類のモノクローナル抗 D 試薬を用いて検査を行う必要がある。一部の抗原が欠損しているため、通常の RhD 陽性赤血球により免疫され抗 D を産生することがあるが、通常の D 陰性者に比べるとその頻度は低いようである。partial D の分子構造については多くの研究が行われており、遺伝学的に *RHD* の変異、*RHD-CE-D* や *RHCE-D-CE* などのハイブリッドなどの遺伝子変換が確認されている(図 3.3.2)。

C ▪ DEL (D_{el})

通常の D 陰性確認試験では検出できず、抗 D 試薬を用いた吸着解離試験でのみ抗原の存在を確認できる。抗原決定基数は 40 未満と極めて少ない。日本人集団では D 陰性の約 10％に認められ、また、DEL の約 50％が C 抗原陽性である。DEL の検出には前述のとおり、血清学的検査

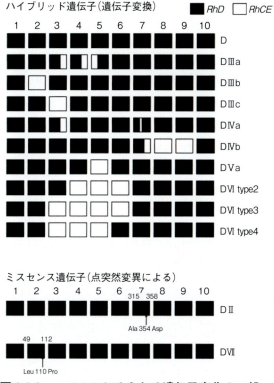

図 3.3.2　partial D にみられる遺伝子変化の一部

では吸着解離試験を実施する必要があるが、通常の検査では行われていない。一方、D 陰性患者が DEL の輸血を受けて抗 D を産生した症例も少なからず報告されている。

D ▪ そのほかの特徴的な Rh 抗原

頻度は稀ではあるが、重要な抗原として D--、Rh_{null} がある。

1) D--

D 抗原、G 抗原、Rh29 抗原のみを発現し、C、c、E、e 抗原を欠損している稀な血液型であり、抗 Hr_0(Rh17)を輸血や妊娠によって産生する。D 抗原の発現が強く通常の約 10 倍である。抗 Hr_0 をもつ場合、同型の輸血を選択する必要がある。

2) Rh_{null}

すべての Rh 抗原をもたないもので、遺伝的機序の違いにより、サイレントな対立遺伝子により Rh 抗原をもたない amorph 型と抑制遺伝子(X_0r)が関係する regulator 型の 2 種類に分けられる。Rh_{null} 赤血球は有口赤血球として赤血球形態異常を示し、軽度貧血をみることがある。Rh 抗原をもたないことから Rh_{null} 以外の赤血球輸血や妊娠により、抗 Rh29(total Rh)を産生することがある。

4 Rh抗体

　Rh抗体のうち抗DはABO血液型の抗体に次ぐ臨床的に重要な抗体であり、抗Dによる溶血性輸血反応や胎児・新生児溶血性疾患（hemolytic disease of the fetus and newborn；HDFN）は重篤な状態になる可能性が高い。D抗原は免疫原性が最も強く、RhD陰性患者へRhD陽性赤血球を輸血した場合約10～25％、健常ボランティアを対象とした研究では約85％もの高い頻度で抗Dを産生することが報告されている。抗Dは抗Aや抗Bとは異なり、輸血や妊娠により産生される免疫抗体であり、必ず存在するわけではない。Rh抗原はD抗原のほか、C、c、E、e抗原が輸血検査において臨床的に重要な抗原である。特に抗Eは最も高い頻度で検出される臨床的に意義のある不規則抗体である。E抗原の陽性率が約50％であること、また通常、抗Eを保有しない限りE抗原を適合させた輸血が実施されないため抗E産生率が高いと推測される。また抗cを合わせてもつこともある。上述のとおり、Rh血液型の抗体は免疫抗体でありIgGである。特に抗Dや抗Eは、IgGサブクラスのうちIgG1やIgG3であることが多く、補体活性化や単球貪食能があり、特にIgG3はIgG1に比べてその反応が強い（表3.3.3）。

表3.3.3　IgGサブクラスの特徴

	IgG1	IgG2	IgG3	IgG4
血中濃度割合	60～80％	14～25％	4～8％	2～6％
半減期	21～22日	21～22日	5～16日	21～22日
補体活性	あり（通常）	弱い	強い	なし
単球貪食能	あり（通常）	なし	強い	なし
胎盤通過性	最大	あり（通常）	あり（通常）	あり（通常）

5 母児免疫（胎児・新生児溶血性疾患）

　胎児が母親体内で成長する際、母親側から胎盤を経由し、代謝物やガス交換、免疫学的な支援を行っているが、この免疫学的作用が胎児に対して悪影響を及ぼすことがある。胎児・新生児溶血性疾患（HDFN）は、そのうちの1つであり、胎児赤血球抗原と反応する母親由来のIgG抗体が、胎盤を通過し、胎児赤血球と抗原抗体反応を起こして、溶血性貧血を起こす病態である。HDFNの発症の主な原因は、父親より遺伝した胎児の赤血球抗原が母体内に胎盤を経由し流入することで同種免疫反応が起こり、母親がIgGの赤血球抗体を産生する。胎盤を経由した胎児血と母体の交通は、ごく少量ではあるが起こっており、この現象を経胎盤出血（transplacental hemorrhage；TPH）や母児間輸血（fetomatarnal transfusion）と呼ぶ。これらの現象は、生理的に生じるほか、流産のときも発生し、特に頭部打撲や産科的処置（帝王切開など）に際して血液の交通量が増加する。母親より産生された抗体が胎盤を経由し胎児の血液中に流入することで胎児の赤血球に反応し、網内系で捕食、処理され溶血（血管外溶血）を引き起こす（図3.3.3）。溶血の進行に伴い、造血が亢進し、末梢血中に赤芽球を認めるようになる（胎児赤芽球症：erythroblastosis fetalis）。また、赤血球が処理され血中ビリルビンが上昇するが、母体内では

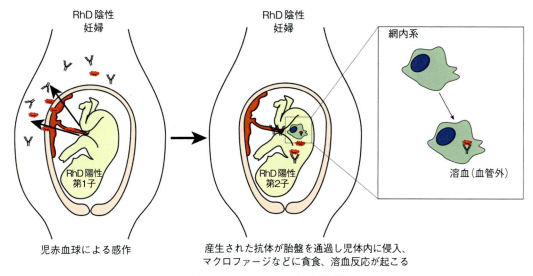

図 3.3.3　HDFN の反応様式

胎盤を経由しビリルビンが母親肝臓で処理されるため、胎児の高ビリルビン血症は起こらない。しかし、出生後は新生児の肝臓の機能が十分でなく、グルクロン酸抱合能が低下しているため、間接ビリルビンを十分処理できず蓄積し、重症黄疸を呈し、時に脳神経に重い障害をきたす核黄疸にまで進展する。さらに、造血亢進による肝門脈圧上昇と重度貧血により、肝障害をきたし、全身浮腫や肝腫大、心嚢水腫にまで至る胎児水腫を起こす。いずれも適切な治療が行われなければ子宮内、または出生後死亡することがある。

A ■ 血液型と重症度の違い

　理論上、多くの血液型抗原に対する抗体がHDFNを引き起こす可能性があるが、最も頻度が高いものは、ABO血液型およびRh血液型である。代表的なHDFNを引き起こすABOおよびRh不適合妊娠(特にD抗体)の症状の比較を表3.3.4に示す。Rh不適合妊娠の方が、ABO不適合妊娠よりも重症化し、時に母親の血漿交換や胎児輸血、さらには交換輸血を必要とする。一方、ABO不適合の場合、症状は軽く、症状があっても光線療法で症状が軽快することが多い。その理由として、ABO血液型は赤血球だけでなく、多くの体組織に存在すること、胎児赤血球上のA抗原、B抗原量は成人に比べ少ない、IgG抗体のサブクラスの問題などが考えられている。一方、Rh血液型は赤血球に局在し、抗体が赤血球に集中するため、症状が重症化すると考えられている。

B ■ HDFN の検査、治療と予防

1) 検　査

　妊婦検診において、不規則抗体スクリーニングを妊娠初期に実施する。不規則抗体が陽性の場合、抗体価の推移を定期的に確認する。特に抗Dを保有する場合、抗体価測定を4週間隔で行い、

表 3.3.4　ABO 不適合妊娠と RhD 不適合妊娠の重症度の違い

	ABO 不適合	Rh 不適合
直接抗グロブリン試験	弱陽性、陰性もあり	強陽性
児のビリルビン	低値	高値
交換輸血の必要性	ほとんどない	多くあり
光線療法での対応	可能	困難
児の貧血	軽度	重度
末梢血中の赤芽球出現	ない	多い
抗体検査による HDN 予測	不可能	可能

抗体価の上昇の有無を確認する。HDFN 発症リスクの高い抗体価域は IgG 型抗 A、抗 B(ABO 不適合)では 512 倍以上、抗 D を含む同種不規則抗体で 8〜32 倍以上とされ、この抗体価を認めた場合は、胎児中大脳動脈最高流速(MCA-PSV)計測や羊水を用いた $\varDelta OD_{450}$ 計測にて胎児貧血の評価を行う。

出生後は、児の不規則抗体検査、直接抗グロブリン試験のほか、貧血、生化学的検査を行い、貧血や黄疸の度合いを確認する。

2) 治　療

新生児の高ビリルビン血症に対する治療は、血清間接ビリルビン(unbound bilirubin)の値と出生体重により光線療法か交換輸血を選択する。

3) 予　防

RhD 陰性妊婦で抗 D を認めない場合は、その産生予防のため、抗 D 免疫グロブリン(RhIgG)を、妊娠 28 週および分娩後 72 時間以内に投与する。

● 参考文献

1) 大谷文雄, ほか(編): 移植・輸血検査学. 講談社, 東京, 2004.
2) 奥村伸生, ほか(編): 臨床検査法提要. 改訂第 35 版, pp975-1000, 金原出版, 東京, 2020.
3) 前田平生, ほか: 輸血学. 改訂第 4 版, 中外医学社, 東京, 2018.
4) 一般社団法人日本臨床衛生検査技師会(監): 輸血・移植検査技術教本. 第 2 版, 丸善出版, 東京, 2023.

Chapter 4 その他の血液型

1 MNS 血液型

　MNS 血液型(ISBT002)は 4 種の主要な抗原、M、N、S、s を含む 50 の抗原で構成され、赤血球膜上の主要な糖タンパクであるグリコフォリン A(GPA)、グリコフォリン B(GPB)に表現される(図 3.4.1)[1]。対立抗原である M、N 抗原は、1927 年にラントシュタイナー(Landsteiner)とレヴァイン(Levine)によりヒト赤血球を免疫したウサギの抗血清によって分類された。一方の対立抗原である S、s はそれぞれ 1947 年にサンガー(Sanger)、1951 年にレヴァインによりヒト血清を用いて発見された。M、N の抗原性は GPA タンパク N 末端の 1 番目と 5 番目のアミノ酸により決定され、M ではそれぞれセリン、グリシンであるのに対し、N ではロイシン、グルタミン酸で構成される。S、s は GPB タンパクの 29 番アミノ酸がそれぞれメチオニン、スレオニンである。M、N 抗原の頻度は人類集団による大きな差は認めないが、S、s 抗原頻度は人類集団

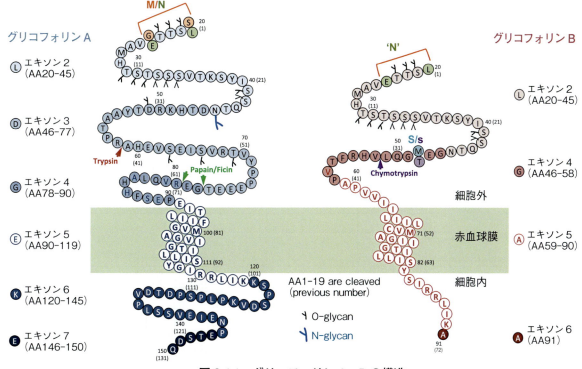

図 3.4.1　グリコフォリン A、B の構造

によって大きく異なる[2]（**表 3.4.1**）。

　GPA は 131 アミノ酸残基で構成される 1 回膜貫通型タンパクである。赤血球 1 個あたり 1,000,000 コピー存在する主要なシアロ糖タンパクとして赤血球膜上に陰性荷電面をつくり、赤血球を保護する役割をしている一方、マラリア原虫や細菌、ウイルスのレセプターであることが知られている。GPB は GPA に類似した 72 アミノ酸残基からなるシアロ糖タンパクで、赤血球 1 個あたり 170,000～250,000 コピーが発現していると推定されている。

表 3.4.1　その他の血液型の頻度

血液型	表現型	表現型頻度（%）		
		日本人集団	ヨーロッパ系人類集団	アフリカ系人類集団
MNS 血液型	M+N-S+s-	0.3	5.7	2.1
	M+N-S+s+	3.9	14.0	7.0
	M+N-S-s+	24.0	10.1	15.5
	M+N-S-s-	0	0	0.4
	M+N+S+s-	0.2	3.9	2.2
	M+N+S+s+	5.3	22.4	13.0
	M+N+S-s+	43.9	22.6	33.4
	M+N+S-s-	0	0	0.4
	M-N+S+s-	<0.1	0.3	1.6
	M-N+S+s+	1.5	5.4	4.5
	M-N+S-s+	20.8	15.6	19.2
	M-N+S-s-	0	0	0.7
Kell 血液型	K+k-	稀	0.2	<0.1
	K+k+	<0.1	9	2
	K-k+	100	91	98
	Kp(a+b-c-)	稀	<0.1	0
	Kp(a+b+c-)	<0.1	2.3	0
	Kp(a-b+c-)	99.8	97.7	100
	Kp(a-b-c+)	0.24	0	0
	Js(a+b-)	0	0	1
	Js(a+b+)	0	<0.1	19
	Js(a-b+)	100	100	80
	K₀	0.003	0.007	稀
Duffy 血液型	Fy(a+b-)	80	20	10
	Fy(a+b+)	19	48	3
	Fy(a-b+)	1	32	20
	Fy(a-b-)	0	0	67
	Fy(a+b+w)		1.0	
	Fy(a-b+w)		0.09	
Kidd 血液型	Jk(a+b-)	22.4	26	52
	Jk(a+b+)	50.4	50	40
	Jk(a-b+)	27.2	24	8
	Jk(a-b-)	0.002	稀	稀
Diego 血液型	Di(a+b-)	0.2	稀	稀
	Di(a+b+)	9.0	稀	稀
	Di(a-b+)	90.8	100	100

GPA は 7 つのエキソンからなる *GYPA*、GPB は 6 つのエキソンからなる *GYPB* にコードされる（図 3.4.2）[3]。ゲノム上には *GYPB* に類似した *GYPE* も存在するが、赤血球上に GPE タンパクは発現しないと考えられている。*GYPA*、*GYPB* は相同性が高いため不等交差や遺伝子変換により *GYPA* と *GYPB* の一部が混在するハイブリッド遺伝子が生じやすく[4]、MNS バリアントである Miltenberger 抗原群と呼ばれる低頻度抗原が出現する。ハイブリッド型では遺伝子の組み換え位置によって発現する抗原が異なり、代表的な GP(B-A-B)型である GP.Mur では *GYPB* 上の偽遺伝子であるエキソンψB3 が翻訳されて Mi^a、Mur などの抗原が出現する。日本人集団中の GP.Mur の頻度は 0.1% 以下であるが、タイ人集団では約 10% であり[2]、東南アジア人集団では RhD と同様に重要な血液型抗原である。Miltenberger 抗原群に対する不規則抗体は自然抗体として日本人集団にも 0.5% 程度検出されるため[5]、外国人由来の赤血球試薬を使用した場合に検出されることがある。妊婦から検出された場合は父親血液とのクロスマッチ検査の実施が望まれる。

稀な血液型として GPA 欠損、GPB 欠損が知られている。GPA のみ欠損する En(a-)型では *GYPA* を欠失するタイプとハイブリッド型により高頻度抗原である En^a 抗原を欠損するタイプが存在し、輸血や妊娠により抗 En^a を産生する。ハイブリッドタイプでは一部のマウスモノクローナル抗 GPA との反応が認められない。GPB 欠損は主に *GYPB* 欠失に起因し、高頻度抗原である U 抗原も陰性となる。GPA、GPB を共に欠損する M^k 型は *GPYA*、*GPYB* の両者を欠失している（図 3.4.2）。

抗 M の多くは自然抗体と考えられ、比較的高い頻度で検出される。赤血球上の GPA はパパイン、フィシン、トリプシンなどのプロテアーゼ、GPB はキモトリプシンによって切断されるため、特定の酵素処理赤血球を用いることで MNS に対する不規則抗体の反応は陰性化する。抗 M は IgM 型だけでなく IgG 型も存在し、抗原コピー数が多いため IgG 型抗体でも生理食塩液法

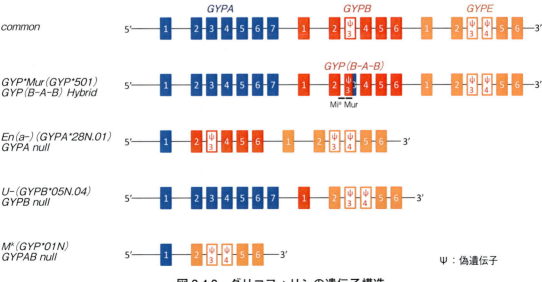

図 3.4.2　グリコフォリンの遺伝子構造

で赤血球を直接凝集する。しかし、いずれも主に低温反応性であり、臨床的意義は低いと考えられている。ただし、37℃の間接抗グロブリン試験で反応する一部のIgG型抗Mは溶血性輸血副反応を引き起こすことが知られている。また、GPAタンパクは赤血球系造血幹細胞でも早期に出現するため、IgG型抗Mは抗Kellと同様に赤血球系前駆細胞の分化抑制に関与する。低抗体価でも胎児貧血を引き起こす症例が報告されているため[6]、妊婦の抗Mの検査は重要である。抗Nは一般的に臨床的意義がないと考えられている。GPBのN末端はN抗原と同一のアミノ酸配列（'N'抗原）であるため、通常検出される自然抗体の抗Nは自己抗体ともいえるが、MM型かつGPB欠損や一部のMNSバリアント型で'N'抗原を欠失する場合は同種抗Nが産生される可能性がある。

2 | P1PK血液型、GLOB血液型

P血液型は1927年にラントシュタイナーとレヴァインによってヒト赤血球を免疫したウサギの抗血清を用いて、MN血液型と同時に発見された。現在では主要なP_1、P_2、P_1^k、P_2^k、pの5種の表現型に分類されている（表3.4.2）。また、関連抗原として一般的なP+型の2%で陰性となる高頻度抗原LKE、ならびに極めて稀な低頻度抗原NORが追加されている[2]。P関連抗原は糖脂質の基本構造である、Galβ1-3GlcNAcをコアにもつネオラクト系、あるいはGalα1-4Galβ1-4Glcをコアにもつグロボシド系を基礎とする。P1PK血液型（ISBT003）にはP1PK転移酵素（A4GALT）によって生合成されるP1抗原、P^k抗原、LKE抗原、NOR抗原、GLOB血液型（ISBT028）にはP転移酵素（B3GALNT）により生合成されるP抗原が分類されている[1]（図3.4.3）。ネオラクト系であるP1は赤血球を含む末梢血細胞や腎臓などの組織、グロボシド系であるP、P^kは赤血球以外でも胎盤や腎臓などの多岐にわたる組織で発現している。P1抗原の有無は*A4GALT*変異によると考えられるが、翻訳領域には変異が認められず、開始コドンの上流にあるエキソン2a近辺の遺伝子変異により遺伝子転写レベルに差が生じ、P1抗原の発現に影響していると考えられている[7]。稀なNOR抗原は変異型*A4GALT*によって合成される。また、*A4GALT*の翻訳領域

表3.4.2 P1PK血液型、GLOB血液型の頻度

表現型	P関連抗体との反応					表現型頻度(%)		
	抗P1	抗P	抗P^k	抗PP1P^k	抗LKE	日本人集団	ヨーロッパ系人類集団	アフリカ系人類集団
P_1	+	+	−	+	+	31	79	94
P_2	−	+	−	+	+	69	21	6
P_1^k	+	−	+	+	−	稀	稀	稀
P_2^k	−	−	+	+	−	稀	稀	稀
p	−	−	−	−	−	稀	稀	稀
LKE+	+/−	+	−	+	+	98		
LKE−	+/−	+	−	+	−	2		

(前田平生，大戸　斉，岡崎　仁（編）：輸血学．改訂第4版，p201，中外医学社，東京，2018より一部改変)

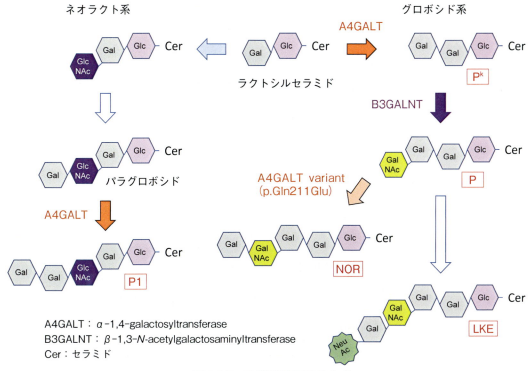

図 3.4.3　P 関連抗原の生合成

の変異により酵素活性が不活化した場合は、p型(P1−P−P^k−)となる。P^{k}抗原は*B3GALNT1*の変異によりP転移酵素が不活化し、P^{k}抗原からP抗原への生合成が停止するために出現する。P1、P、P^{k}抗原は細菌やウイルスのレセプターとしての機能も知られている。

　抗P1は低温反応性のIgM型自然抗体であり、酵素法でよく検出される。37℃で反応する抗体は例外的であり、臨床的意義がない抗体として知られている。一方、稀なP$_1^k$型、P$_2^k$型の人が保有する抗P、同じく稀なp型の人が保有する抗PP1P^k（抗Tj^a）は試験管内溶血を呈することもあり、溶血性輸血副反応の原因となる。抗PP1P^{k}の多くはIgG型抗体を含み、胎盤に結合することにより流産の原因になると考えられている。発作性寒冷血色素尿症で検出されるDonath-Landsteiner抗体は抗P自己抗体である。

3 Kell 血液型

　Kell（ケル）血液型（ISBT006）は主要な対立抗原K/k、Kp^a/Kp^b/Kp^c、Js^a/Js^{b}を含む37抗原で構成される[1]。Kell糖タンパクは732アミノ酸残基からなり、N末端が細胞質内、C末端が細胞外に局在する1回膜貫通型タンパクであり、亜鉛結合性エンドペプチターゼに共通するモチーフ（HELLH）をもっている[2]（**図3.4.4**）。Kell糖タンパクは赤血球1個あたり3,000〜18,000コピー発現すると推定されている。Kell血液型の抗原頻度は人類集団により大きく異なるが（**表3.4.1**）、日本人集団では主要な低頻度抗原であるK、Kp^a、Js^{a}がほぼ検出されないため、Kell関連の不規

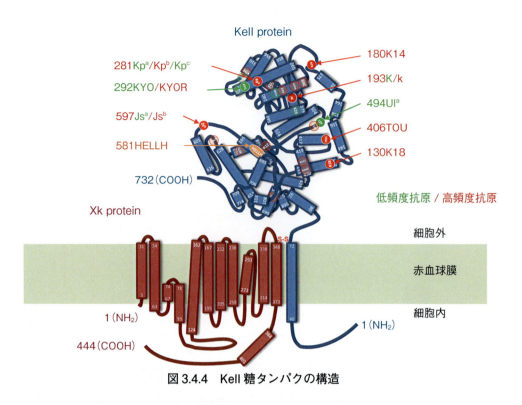

図 3.4.4　Kell 糖タンパクの構造

則抗体は稀である。ただし、低頻度抗原に対する自然抗体が検出される場合がある。一方、欧米では抗 K などの Kell 関連不規則抗体は溶血性輸血副反応の原因となるだけでなく、赤血球系前駆細胞の分化抑制により胎児貧血を引き起こすため、臨床的意義が極めて高い血液型として認識されている。

　K_o 型は *KEL* の変異[4]により Kell 関連抗原を欠損する稀な血液型である。人類集団を問わず検出され、輸血や妊娠により K_o 型赤血球とのみ反応しない抗 Ku を保有する。

　Kell 抗原の発現低下として Kx-型(McLeod 型)、K_{mod} 型が知られている。McLeod 型は Kell 糖タンパクと複合体を形成している Xk タンパクの欠損であり、Kx 血液型(ISBT019)の Kx 抗原陰性、Kell 関連抗原の減弱、有棘赤血球の存在ならびに赤血球寿命の低下という特徴をもつ。さらに、30 歳以降から筋性および神経症状を発症するなど、これらは McLeod 症候群として知られる。*XK* は X 染色体上に存在するため、McLeod 型は一般に男性にのみ認められる。一方、K_{mod} は *KEL* の変異により Kell 関連抗原の発現が著しく減弱する。McLeod 型の人が輸血を受けると抗 Kx を産生する場合があるが、K_o 型、K_{mod} 型赤血球は Kx 抗原を発現しているため輸血不適合となるので、McLeod 型とは明確に区別される必要がある。

4 ｜ Lewis 血液型

　Lewis(ルイス)血液型(ISBT007)は主要な抗原である Le^a、Le^b を含む 6 種の抗原で構成され、主な Lewis 表現型は Le(a+b−)、Le(a−b+)、Le(a−b−)に分類される[1](**表 3.4.3**)。Le^a は ABH 型物

質の非分泌型とも関連している。Lewis抗原は膵臓、胃、消化管などの組織で可溶性糖脂質として合成され、血液を含む体液中に分泌されて赤血球やその他の末梢血細胞などに吸着して血液型抗原となる。Lewis抗原の合成は2種類のフコース転移酵素遺伝子 *FUT3*(*Le*；*Lewis*)、*FUT2*(*Se*；*Secretor*)によって制御され、造血細胞でのフコース転移酵素遺伝子である *FUT1*(*H*)の影響は受けない。*FUT2* が不活性型 *se* の場合、Type I 型 H 抗原が合成されないため、*Le* があれば Le(a+b−)型、不活性型の *le* の場合は Le(a−b−)型となる。*Le*、*Se* を共にもつ場合は、FUT3(Le)酵素よりも FUT2(Se)酵素が優先的に働いて Type I 型 H 抗原の合成が進み、Le^a 合成は抑制されるため Le(a−b+)型になる。日本人を含むアジア人集団に高頻度で認められる Se^w では、FUT2(Se)酵素活性の減弱により Type I 型 H 抗原の合成低下を生じ、Le^b 抗原の減弱、ならびに FUT3(Le)酵素への競合緩和により Le^a 抗原の合成が促進し Le(a+b+^{w})の表現型が生じる[2]（図 3.4.5）。新生児の多くは Le(a−b−)であるが、成長と共に転移酵素活性が増加し1〜2年後に本来のLewis型になる。また、妊娠中に Lewis 抗原が減弱することが知られているが、これは妊娠により Lewis 糖脂質を結合する血漿リポタンパクが増加し、赤血球膜に結合する Lewis 糖脂質が減少するためと推測されている。

　Le^a、Le^b に対する不規則抗体は自然抗体として存在する。Le(a−b−)型のヒトから検出されることが多く、Le^a、Le^b どちらとも反応する抗 Le^{ab} も存在する。抗 Le^b は O 型赤血球と強く反応する抗 Le^{bH} として検出されることが多い。これは O 型以外では Type I 型 H 糖鎖の多くが A/B 転移酵素により A/B に、残りが *Le* により Le^b に転換され、O 型に比べて Le^b 抗原量が少なくなるためである。抗 Le^a、Le^b は生理食塩液法や酵素法でよく検出されるが、その多くは低温反応性の IgM 型抗体であり、臨床的意義はない。稀に 37℃間接抗グロブリン法で検出できる抗 Le^a があり、溶血に関与する可能性がある。抗 Le^a、Le^b はほとんどが胎盤通過性のない IgM 型であり、

表 3.4.3　Lewis 血液型の頻度

表現型	関与する遺伝子		唾液中の型物質		表現型頻度（%）		
			ABH	Lewis	日本人集団	ヨーロッパ系人類集団	アフリカ系人類集団
Le(a+b−)	*Le/Le* *Le/le*	*se/se*	なし	Le^a	0.2	22	23
Le(a+b+^{w})	*Le/Le* *Le/le*	Se^w/se Se^w/Se^w	微量	Le^a Le^b 微量	16.8	0	0
Le(a−b+)	*Le/Le* *Le/le*	*Se/Se* Se^w/Se *Se/se*	A、B、H	Le^a 少量 Le^b	73	72	55
Le(a−b−)	*le/le*	*Se/Se* *Se/Se^w* *Se/se*	A、B、H	なし	8.5	6	22
	le/le	*se/se* Se^w/se Se^w/Se^w	なし〜微量	なし	1.5		

le, *se*：不活性遺伝、Se^w：活性低下遺伝子
(前田平生, 大戸　斉, 岡崎　仁(編)：輸血学. 改訂第4版, p164, 中外医学社, 東京, 2018 より一部改変)

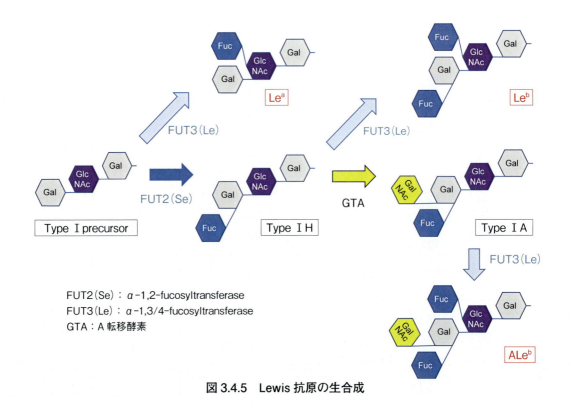

図 3.4.5 Lewis 抗原の生合成

胎児は Lewis 抗原を発現していないため、新生児溶血性疾患に関与することはない。Lewis 抗原と同時に A 抗原の糖鎖構造も認識する抗 ALe^b なども稀に存在するが、通常の O 型赤血球による抗体スクリーニングでは見逃される。

5 Duffy 血液型

Duffy（ダフィ）血液型（ISBT008）は対立抗原である Fy^a、Fy^b、高頻度抗原の Fy3、Fy5、Fy6 で構成される[1]。Fy6 はマウスモノクローナル抗体により認識される抗原である。Duffy 糖タンパク（atypical chemokine receptor 1；ACKR1）は 336 アミノ酸残基からなる N 末端が細胞外、C 末端が細胞内に局在する 7 回膜貫通型タンパクであり、ケモカインレセプターとして機能する。Fy^a と Fy^b の抗原性は 42 番目のアミノ酸のグリシン、アスパラギン酸の違いで決定される[2]（図 3.4.6）。ホモ接合の抗原では赤血球 1 個あたり 17,000 コピーが発現していると推定されている。Duffy 血液型の表現型頻度は人類集団によって大きく異なり、日本人集団では Fy(a−b+)型が 1％、Fy(a−b−)型はほぼ 0％とされている（表 3.4.1）。Duffy 糖タンパクは三日熱マラリア原虫のレセプターであり、アフリカ系人類集団の 7 割に認められる Fy(a−b−)型はこのマラリアに感染しにくいことが知られている。アフリカ型の Fy(a−b−)では *ACKR1* の翻訳領域に異常は認められず、3'上流のプロモーター領域に含まれる GATA1 結合モチーフに塩基置換（c.-67T＞C）が認められる。GATA1 は赤血球関連の転写因子であるため、アフリカ型 Fy(a−b−)の赤血球では Duffy 糖タンパ

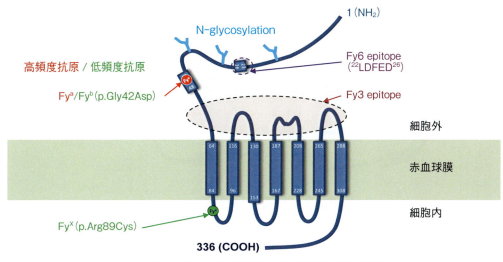

図 3.4.6　Duffy 糖タンパク（ACKR1）の構造

クは発現されない。しかし、赤血球以外の組織では合成されているため、高頻度抗原に対する抗Fy3 は産生されない。頻回輸血を受けている鎌状赤血球症のアフリカ人患者では抗 Fy3 に似ている抗 Fy5 が産生されることがある。Fy^b 抗原が減弱する Fy^x 糖タンパクでは細胞内ループにアミノ酸置換（p.Arg89Cys）が存在する。

　抗 Fy^a は主に IgG 型の免疫抗体であり、間接抗グロブリン試験でよく検出され、溶血性輸血副反応を起こす抗体として知られている。抗 Fy^b も IgG 型が主であるが、輸血歴のない献血者からも多く検出されるため自然抗体も存在すると考えられる。Duffy 糖タンパクはトリプシンやパパインなどのプロテアーゼで切断されるため、これらの酵素処理赤血球は抗 Fy^a、抗 Fy^b と反応しない。しかし、アフリカ型以外の Fy(a-b-)の人が産生する抗 Fy3、アフリカ型の Fy(a-b-)の人が産生する抗 Fy5 はどちらもプロテアーゼ耐性の高頻度抗原に対する抗体である。

6 ｜ Kidd 血液型

　Kidd（キッド）血液型（ISBT009）は対立抗原である Jk^a、Jk^b、高頻度抗原の Jk3 で構成される[1]（表3.4.1）。Kidd 糖タンパク（SLC14A1）は 389 アミノ酸残基からなる 10 回膜貫通型タンパクであり、Jk^a、Jk^b の抗原性は 280 番目のアミノ酸がアスパラギン酸かアスパラギンかの違いにより決定される（図 3.4.7）。抗原欠損型、抗原減弱型を含め多くの遺伝子変異が報告されている[4,8]。ホモ接合の抗原では赤血球 1 個あたり 18,000 コピー発現していると推定される。SLC14A1 は赤血球の尿素トランスポーターである UT-B 分子として知られている。腎臓には相同性の高い UT-A（SLC14A2）が存在するが、UT-B は尿細管には認められず、腎髄質の直細動脈の内皮細胞に発現している。腎移植における抗 Jk の影響については明らかな関連は認められていない。Jk(a-b-)型の赤血球は尿素トランスポーターを欠損しているため赤血球内への尿素の取り込みに時間がか

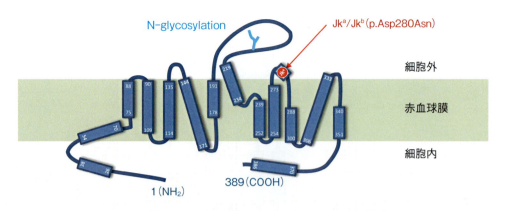

図 3.4.7　Kidd 糖タンパク（SLC14A1）の構造

かり、2M 尿素による溶血時間の顕著な延長が認められる。

　Jk(a-b-) は稀な血液型であるが、null 型の *SLC14A1* 変異では多くの多型が報告されており、高頻度抗原である Jk3 に対する不規則抗体を産生することがある。

　抗 Jk^a、抗 Jk^b は主に IgG 型の免疫抗体であり、各種プロテアーゼや還元剤で処理した赤血球でも反応は消失しない。溶血性輸血副反応の原因として重要視され、遅発性溶血性輸血副反応の原因として日本でも報告例が多い。しかし、原因抗体の抗体価が著しく高いことは稀であり、抗体価の低下も比較的早いことが知られている。

7 Diego 血液型

　Diego（ディエゴ）血液型（ISBT010）は主要な対立抗原である Di^a、Di^b を含め、低頻度抗原を中心とする 23 の抗原で構成される[1]。Diego 抗原が表現されている Band 3 タンパクは 911 アミノ酸残基からなる 14 回膜貫通型タンパクであり、赤血球 1 個あたり 1,200,000 コピー存在する。Band 3 は陰イオントランスポーターとして HCO_3^-/Cl^- の交換輸送を行うことにより、赤血球での O_2/CO_2 交換を制御する重要な機能をもっている。同時に、ほかの血液型タンパクと複合体を形成し、細胞骨格タンパクと結合することにより赤血球形態維持にもかかわっている。生体の維持に必須なタンパクであるため、ヒトでは遺伝子異常による先天的な Band 3 欠損者は極めて稀であり、致命的な障害をもつ。

　Di^a、Di^b の抗原性は 854 番目のアミノ酸がプロリンかロイシンの違いにより決定される（図 3.4.8）。主要な低頻度抗原である Di^a の頻度は人類集団によって大きく異なり、日本人集団では 10％程度であるが、ほかの東アジア人集団では 5％程度、南米の先住民やイヌイットでは 20～50％であることが報告されている。一方、ヨーロッパ系人類集団やアフリカ系人類集団、ポリネシア人では Di^a はほぼ検出されない（表 3.4.1）。対立抗原である Wr^a、Wr^b は Band 3 の 658 番目のアミノ酸がグルタミン酸かリシンかで抗原性が決定されるが、GPA との相互作用により生じる抗原であり、GPA 欠損あるいはハイブリッド GP による En(a-) 型では Wr(a-b-) 型となる。

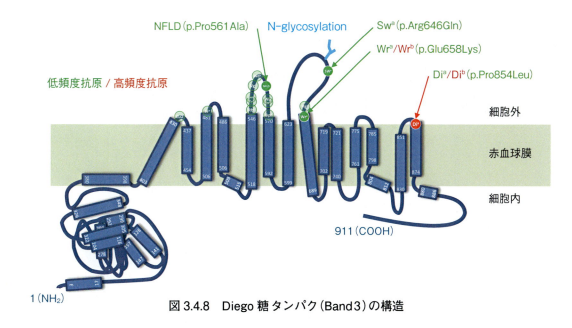

図 3.4.8 Diego 糖タンパク(Band3)の構造

Wr^a は極めて稀な低頻度抗原であり日本人集団ではほぼ検出されないが、抗 Wr^a は自然抗体として日本人集団でも 0.2％程度の頻度で存在するため[5]、外国人由来の赤血球試薬で検出されることがある。

抗 Di^a、抗 Di^b は主に IgG 型の免疫抗体であり、間接抗グロブリン法で検出される。各種プロテアーゼや還元剤で処理した赤血球でも反応は消失しない。重篤な遅発性溶血性輸血副反応や新生児溶血性疾患の報告もあるため、日本では重要な血液型である。

8 │ I 血液型

I（アイ）血液型（ISBT027）で規定される抗原は I 抗原 1 種類だけであるが[1]、I 抗原陰性の人で高発現となる i 抗原は Ii コレクション（ISBT207）に分類されている。I、i 抗原は赤血球膜上に認められる糖鎖の基本構造の 1 つで、i 抗原は末端が Galβ1-4GlcNAcβ1-3Galβ1-4GlcNAc の直鎖構造であるのに対し、I 抗原では I 転移酵素（GCNT2）の働きにより Galβ1-4GlcNAcβ1-3(Galβ1-4GlcNAcβ1-6)Galβ1-4GlcNAc のように分枝構造を形成する（**図 3.4.9**）。抗 I はこの分枝構造を認識し、抗 i は直鎖構造を認識していると推測される。この基本構造はすべてのヒトに共通し、低温下で細胞表面上の抗原露出が増大することにより、低温反応性の IgM 型自然抗体として抗 I、抗 i が検出される。なんらかの理由で抗体価が上昇し、30℃以上でも反応が認められる場合は寒冷凝集素病の原因になりうる。同時に、血清中に混在する不規則抗体同定の障害になるため同種赤血球や型物質で吸収する必要が生じる。胎児赤血球では I 抗原が未発達であるため i 型を呈し、変異型 *GCNT2* をもつ場合は成人でも i 型（adult i）となる。Adult i 型では同種抗 I を保有することがあり、37℃で反応する場合は溶血に関与する可能性がある。I 抗原と同時に糖鎖

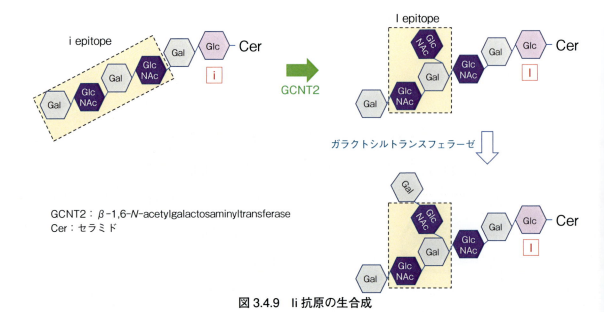

図3.4.9　Ii抗原の生合成

末端のABO構造を一緒に認識する抗HI、抗AI、抗BIなどは赤血球のABO型によって反応強度が異なる。

I転移酵素遺伝子 *GCNT2* はエキソン1（1A、1B、1C）の違いによる3種のアイソフォームが存在し、前立腺などでは *GCNT2A*、眼の水晶体などで *GCNT2B*、赤血球で *GCNT2C* の遺伝子産物が認められる。*GCNT2C* を構成するエキソン1Cの変異ではI抗原の減弱のみが認められるが、各アイソフォームに共通するエキソン2、エキソン3の変異ではI抗原欠失と同時に白内障の発症が認められる。

9 その他の血液型

JR血液型（ISBT032）は高頻度抗原である Jr^a が登録され、日本人集団での陰性頻度は0.065％[2]であるが、ヨーロッパ系人類集団、アフリカ系人類集団では陰性はほぼ認められない。Jr(a−)型では原因遺伝子である *ABCG2* に多様な null 型変異が見つかっている[4]。抗 Jr^a のほとんどが妊娠で産生され、溶血性輸血副反応を起こすことは例外的と考えられるが、新生児溶血性貧血の原因になることが報告されている。ABCG2 分子は尿酸トランスポーターとして機能するため、痛風との関連が示唆されている。

KANNO血液型（ISBT037）は初めて日本で発見された血液型であり、プリオンタンパク上の高頻度抗原である KANNO が登録されている。アジア人に特徴的なプリオン遺伝子（*PRNP*）の変異により KANNO−型となり、日本人集団での陰性頻度は0.3％[2]である。抗 Jr^a と同様に妊娠で抗体を産生することが多いが、溶血性輸血副反応や新生児溶血性貧血の報告例はない。

AnWj抗原（ISBT901009）は高頻度抗原であり、2024年に原因遺伝子が *MAL* であることが

表 3.4.4　日本で検出される稀な血液型

血液型	表現型（Ⅰ群）
MNS	En(a-)、S-s-U-、M^k
P1Pk	p、P$_1^k$、P$_2^k$
Rh	Rh$_{null}$、Rh$_{mod}$、D--、Dc-
Lutheran	Lu(a-b-)、In(Lu)
Kell	K$_o$、k-、Kp(a-b-c+)
Duffy	Fy(a-b-)
Kidd	Jk(a-b-)
Dombrock	Gy(a-)
H	Bombay、para-Bombay
Kx	McLeod
GE	Ge-(Ge3-)
Cromer	IFC-
Ok	Ok(a-)
I	I-
LAN	LAN-
ER	Er(a-)

Ⅰ群：およそ 0.01％以下の頻度

血液型	表現型（Ⅱ群）
MNS	s-
Duffy	Fy(a-b+)
Diego	Di(a+b-)
Dombrock	Do(a+b-)
JR	Jr(a-)

Ⅱ群：およそ 0.1〜0.01％の頻度

報告された[9]。抗 AnWj は臨床的意義が高い抗体として知られており、日本人集団でも稀に抗 AnWj を保有する例が報告されているが、抗 AnWj 保有者のほとんどは一過性の抗原消失と考えられている。稀な In(Lu)型赤血球は抗 AnWj と反応しないため、適合血として推奨されている。

日本人集団では JR、KANNO のほかにも LW、Chido/Rodgers、Knops、JMH 血液型などの高頻度抗原や Xg^a 抗原（XG 血液型）に対する不規則抗体がしばしば検出されるが、その多くは臨床的意義がない、あるいは低いことが知られている。一方、臨床的意義があるとされている Lutheran、Dombrock、Colton、Gerbich、Cromer、RHAG、Emm、Augustine 血液型に対する不規則抗体や、臨床的意義が明らかになっていない LAN 血液型、CD99 抗原（XG 血液型）に対する不規則抗体も日本国内で少ないながらも報告されている。このような稀な血液型に対する不規則抗体保有患者に適合する血液を用意するのは困難であることから、日本赤十字社では稀な血液型（表 3.4.4）の献血者を登録し、必要に応じて献血の要請、あるいは冷凍血を製造する体制を整えている。

また、Knops（CD35）、Cromer（CD55）、Ok（CD147）などの一部の血液型抗原は赤血球以外の末梢血細胞や組織にも発現しており、マイナー組織適合性抗原となる可能性も否定できない。

● 参考文献

1) Table of blood group antigens within systems v12.5 26-FEB-2024（https://www.isbtweb.org/resource/tableofbloodgroupantigenswithinsystems.html）.
2) 前田平生, 大戸 斉, 岡崎 仁（編）：輸血学. 改訂第4版, 中外医学社, 東京, 2018.
3) Daniels G：Human Blood Gruoups. 3rd ed, Willy-Blackwell publishing, New Jersey, 2013.
4) Blood Group Allele Tables（https://www.isbtweb.org/isbt-working-parties/rcibgt/blood-group-allele-tables.

html).
5) 宮崎　孔, 久保晴敬, 内村大祐, ほか：低頻度の Miltenberger 抗原, Wr^a 抗原に対する不規則抗体の調査. 日本輸血細胞治療学会誌 61(1)：25-26, 2015.
6) Ishida A, Ohto H, Yasuda H, et al：Anti-M Antibody Induced Prolonged Anemia Following Hemolytic Disease of the Newborn Due to Erythropoietic Suppression in 2 Siblings. J Pediatr Hematol Oncol 37：e375-e377, 2015.
7) Thuresson B, Westman JS, Olsson ML：Identification of a novel A4GALT exon reveals the genetic basis of the P1/P2 histo-blood groups. Blood 117(2)：678-687, 2011.
8) Wester ES, Storry JR, Olsson ML：Characterization of Jk(a+weak)；a new blood group phenotype associated with an altered JK*01 allele. Transfusion 51(2)：380-392, 2011.
9) Tilley L, Karamatic Crew V, AlSubhi S, et al：Exonic deletions in the *MAL* gene, encoding myelin and lymphocyte protein, define the rare inherited AnWj-negative phenotype. Vox Sanguinis 119(suppl.1)：94, 2024.

Chapter 5 血小板抗原

1 血小板抗原の構造と遺伝子

　血小板は止血過程において中心的な役割を担い、血小板減少は止血障害や出血のリスクに関与する。血小板上には、フィブリノゲンレセプターであるインテグリンαⅡβⅢ[glycoprotein(GP)Ⅱb/Ⅲa]、フォンビルブランド因子レセプター(GPIb-V-IX)やコラーゲンレセプターα2β1(GPⅠa/Ⅱa)などさまざまなレセプターが発現しており、止血機能や血栓作用に重要な役割を果たしている。これらのGP上には、HLAクラスⅠ抗原や血液型のABH抗原に加え、ヒト血小板特異抗原(human platelet antigen；HPA)が発現している。発見当初、HPAは血小板に特異的に発現する抗原系と考えられていたが、現在では、その一部は血管内皮細胞や線維芽細胞、リンパ球などその他の細胞にも共通して発現していることが確認されている。現在まで35のHPA抗原系が確認されているが、HPA-1から-5およびHPA-15は2つの対立抗原よりなり、HPA-1aと-1bというように区別される(表3.5.1)。HPAは発見順に番号が振られており、頻度の高い方がa型、低い方がb型とされているが、対立する抗原に対する抗体が検出されていないHPA型も存在する。HPAの抗原性の違いは血小板膜糖タンパクの単塩基多型(single nucleotide polymorphism；SNP)により生じるアミノ酸置換によってもたらされるが、HPA-14bのみはGPⅢaのアミノ酸(Lys611)が1つ欠如することにより生じる。各々のHPAは、GPⅠa、GPⅠbα、GPⅠbβ、GPⅡb、GPⅢa、GPⅣ、CD109からなる7つの異なる糖タンパク上に存在するが、GPⅢa上に多くのHPAが存在する。GPⅢa分子(CD61)はGPⅡb分子(CD41)と複合体を形成しており、

表3.5.1 血小板特異抗原(HPA)

抗原系	抗原名	旧抗原名	糖タンパク	CD	遺伝子	塩基置換	アミノ酸置換
HPA-1	HPA-1a HPA-1b	Zw[a], Pl[A1] Zw[b], Pl[A2]	GPⅢa	CD61	*ITGB3*	T176 C176	Leu33 Pro33
HPA-2	HPA-2a HPA-2b	Ko[b] Ko[a], Sib[a]	GPⅠbα	CD42b	*GP1BA*	C482 T482	Thr145 Met145
HPA-3	HPA-3a HPA-3b	Bak[a], Lek[a] Bak[b]	GPⅡb	CD41	*ITGA2B*	T2621 G2621	Ile843 Ser843
HPA-4	HPA-4a HPA-4b	Yuk[b], Pen[a] Yuk[a], Pen[b]	GPⅢa	CD61	*ITGB3*	G506 A506	Arg143 Gln143
HPA-5	HPA-5a HPA-5b	Br[b], Zav[b] Br[a], Zav[a], Hc[a]	GPⅠa	CD49b	*ITGA2*	G1600 A1600	Glu505 Lys505
HPA-15	HPA-15a HPA-15b	Gov[b] Gov[a]	CD109	CD109	*CD109*	C2108 A2108	Ser682 Tyr682

17q21.32 に位置する *ITGB3* と *ITGA2B* にそれぞれコードされる。GPIa 分子(CD49b)は 5q11.2 に位置する *ITGA2* にコードされる。一方、GPIbα分子(CD42b)は 17p13.2 に位置する *GP I BA* にコードされ、CD109 は 6q13 に位置する *CD109* によってコードされる。日本人集団とヨーロッパ系人類集団では HPA-1 や HPA-4 の遺伝子頻度に大きな違いを認めるなど、その頻度は人種によって差があり、臨床的意義も異なる。

2 抗血小板抗体による病態

A ■ 新生児同種免疫性血小板減少症 (NAIT)

　新生児同種免疫性血小板減少症(neonatal alloimmune thrombocytopenia；NAIT)は、血液型不適合による新生児溶血性疾患(hemolytic disease of the newborn；HDN)と同様の機序で起こり、妊娠中に胎児が保有する父親由来の不適合 HPA 型に対して母親が抗体を産生し、その抗体が胎盤を通過し、胎児へ移行することにより児の血小板を破壊する病態である。NAIT は RhD 不適合妊娠による HDN と異なり、しばしば第 1 子から生じる。ヨーロッパ系人類集団では、1,000〜2,000 分娩に 1 回の頻度で生じるものとされており、原因抗体のほとんどが抗 HPA-1a 抗体である。一方、本邦では、およそ 3,000 分娩に 1 回の頻度と推測されており、抗 HPA-4b 抗体による NAIT の報告が最も多い。血小板数が 30,000〜50,000/μL 以下に低下する場合に臨床症状がみられる。通常、児の血小板減少は軽症であり、無症状に経過するか、皮膚・粘膜の点状出血や紫斑が認められるなどであるが、重篤な場合には穿孔脳症、水頭症、脳内出血などを引き起こす。

B ■ 血小板輸血不応 (PTR)

　血小板を輸血しても期待される血小板数の増加が得られない状態を血小板輸血不応(platelet transfusion refractoriness；PTR)という。PTR は、非免疫学的機序によるものと免疫学的機序によるものとに大別され、非免疫学的要因として、活動性出血、発熱、播種性血管内凝固症候群(DIC)、感染症、脾腫などが挙げられる。免疫学的機序による PTR は、その原因の約 90％を抗 HLA 抗体が占めており、約 10％が抗 HPA 抗体によるとされている。抗 HLA 抗体の産生は、血液製剤中に含まれる白血球が原因とされている。実際に PTR が確認された患者において、抗 HLA 抗体が原因の場合は HLA 適合血小板を、抗 HPA 抗体が原因の場合は該当する HPA が同型の血小板を輸血することによって血小板輸血効果の改善が期待できる。

C ■ 輸血後紫斑病 (PTP)

　輸血後紫斑病(post-transfusion purpura；PTP)とは、過去に妊娠または輸血歴のある患者で細胞成分を含む血液製剤を輸血後 1 週間頃に著明な血小板減少と出血傾向をきたす副反応である。これは過去の妊娠や輸血によって患者にあらかじめ抗 HPA 抗体が産生されていて、患者が保有

する抗体に対応する抗原陽性血小板が輸血されると発症するものである。欧米では、50,000～100,000輸血に1回の頻度で発症するとされているが、わが国での報告例はない。PTPは、患者の抗HPA抗体に対して輸血された抗原陽性の血小板のみが破壊されるだけではなく、非特異的に患者自身の抗原陰性血小板も巻き込まれ破壊される。臨床経過は重篤な経過をたどり、死亡率は10～20％とされている。

IV

検査の原理

Chapter 1 HLA遺伝子検査

1 HLA遺伝子検査の対象と目的

　HLA検査で現在汎用されているのは遺伝子検査である。理由は、かつて主流であった血清学的検査法や細胞学的検査法に比べて習熟した操作が不要で、少量の試料で安定した結果が得られることにある。さらに近年では操作性のよい結果判定ソフトが付属した試薬キットなども種々市販されており、利便性の面からも一般検査室などでも汎用されている。

　移植の際の組織適合性検査ではHLA遺伝子検査が必須であり、その際に対象となるのは多型の存在する発現遺伝子である。代表的なものはクラスⅠでは*A、B、C*、クラスⅡでは*DRB1*、

アレル	血清学的または細胞学的特異性	アミノ酸配列
		10　　　　　20　　　　　30　　　　　40　　　　　50　　　　　60　　　　　70　　　　　80　　　　　90 RFLWQLKFECHFFNGTERVRLLERCIYNQEESVRFDSDVGEYRAVTELGRPDAEYWNSQKDLLEQRRAAVDTYCRHNYGVGESFTVQRR
DRB1*0101	DR1　Dw1	
DRB1*0102	Dw20	--AV--
DRB1*0103	DR103	---I--DE-----------------------
DRB1*1501	DR2　Dw2	-----P-R------------F-D-YF-------------F-----------I---A-------------V-----------
DRB1*1502	Dw12	-----P-R------------F-D-YF-------------F-----------I---A--------------------------
DRB1*1503		------R-------------F-D-HF-------------------------I---A--------------------------
DRB1*1601	Dw21	-----P-R--F-D-------------------------------
DRB1*1602	Dw22	-----P-R--D-----------------------------
DRB1*0301	DR3(DR17)	---EYSTS------------Y-D-YFH----N-------F-----------K-GR--N-----------V-----------
DRB1*0302	(DR18)	---EYSTS--------------YFH------N-------------------K-GR--N-----------V-----------
DRB1*0401	DR4　Dw4	----E-V-H-----------F-D-YF-H---Y---------------------K----------------------------
DRB1*0402	Dw10	----E-V-H-----------F-D-YF-H---Y-------------------I--DE-------------V-----------
DRB1*0403	Dw13	----E-V-H-----------F-D-YF-H---Y-----------------------E-------------V-----------
DRB1*0404	Dw14	----E-V-H-----------F-D-YF-H---Y-------------------------------------V-----------
DRB1*0405	Dw15	----E-V-H-----------F-D-YF-H---Y----------------S---------------------------------
DRB1*0406	DKT2	----E-V-H-----------F-D-YF-H---Y---------------------K--------------------------
DRB1*0407	Dw13	----E-V-H-----------F-D-YF-H---Y-------------------------------------V-----------
DRB1*0408	Dw14	-------H------------F-D-YF-H---Y---
DRB1*0409		-------H------------F-D-YF-H---Y---------------------K----------------------------
DRB1*0410		--------------------F-D-YF-H---Y----------------S--------------------V-----------
DRB1*0411		--------------------F-D-YF-H---Y----------------S--------------------V-----------
DRB1*1101	DR5(DR11)	---EYSTS------------F-D-YF-----Y-------F-----------E------F-D---------------------
DRB1*1102	(DR11)	---EYSTS------------F-D-YF-----Y-------F-----------I--DE--------------------------
DRB1*1103	(DR11)	---EYSTS------------F-D-YF-----Y-------F-----------I--DE--------------------------
DRB1*1104	(DR11)	---EYSTS------------F-D-YF-----Y-------F-----------E------F-D---------------------
DRB1*1201	(DR12)	---EYSTG-Y----------HFN----LL----------F-----------V--S---I-D-------------AV-----
DRB1*1202	(DR12b)	---EYSTG------------HFN----LL----------F-----------V--S---F-D-------------AV-----
DRB1*1301	DR6(DR13-Dw18)	---EYSTS------------F-D-YFH----N-------------------I--DE------------V-----------
DRB1*1302	(DR13-Dw19)	---EYSTS------------F-D-YFH----N-------------------I--DE-------------------------
DRB1*1303	(DR13-DHAG)	---EYSTS------------F-D-YF-------------------S-----I--DK-------------------------
DRB1*1304	(DR13)	---EYSTS------------F-D-YF-------------------------I--DE-------------------------
DRB1*1305	(DR13-PEV)	---EYSTS------------F-D-YFH----N-----------------F-D-----------------------------
DRB1*1401	(DR14-Dw9)	---EYSTS------------F-D-YFH-------------------A-H--R--E-------------V-----------
DRB1*1402	(DR14-Dw16)	---EYSTS--------------YFH---------------------------R---------------------------
DRB1*1403	(DR1403)	---EYSTS------------F-D-YFH-------------------------D--L-------------------------
DRB1*1404	(DR1404)	---EYSTG------------F-D-YFH-------------------A-H--R--E-------------V-----------
DRB1*1405	(DR14c)	---EYSTS-Q----------F-D-YFH----N---------------------R--E-------------V---------
DRB1*1406		--------S-----------F-D-YF-----F--------------------------------------V---------
DRB1*1407		---EYSTS------------F-D-YFH----F---------------A-H--R--E------------G-----------
DRB1*1408		---EYSTS------------F-D-YFH-------------------A-H--R--E------------------------
DRB1*0701	DR7　Dw17	----G-YK---------QF---LF-------Y-------------------V--S---I-D-GQ---V-----------
DRB1*0702	DB1	----G-YK---------QF---LF-------Y-------------------V--S---I-D-GQ---V-----------
DRB1*0801	DR8　Dw8.1	---EYSTG-Y----------F-D-YF-----Y----------------S--------F-D--L------------------
DRB1*0802	Dw8.2	---EYSTG------------F-D-YF-----Y-------------------------F-D--L------------------
DRB1*0803	Dw8.3	---EYSTG-Y----------F-D-YF-----Y----------------S--------I-D--L------------------
DRB1*0804		---EYSTG-Y----------F-D-YF-----Y-------------------------F-D--L------------------
DRB1*0901	DR9	---K-D--------------Y-H-G------N-------------------V--S---F-R--E-----V-----------
DRB1*1001	DR10	---EEV------------RVH----YA-Y--------------------------------R--------------------

図4.1.1　主な*HLA-DRB1*のアミノ酸翻訳配列
水色ハイライト部分は遺伝子塩基配列の超可変部領域に相当する。

DQA1、*DQB1*、*DPB1* で、さらに詳細に *DRB3*、*DRB4*、*DRB5* などの遺伝子座について検査を実施することが多い。これらの遺伝子座に存在する対立遺伝子多型を HLA 遺伝子型（アレル）と呼ぶが、遺伝子検査はこのアレルに特徴的な遺伝子多型を示す部分を識別することを目的としている。具体的には、HLA 各遺伝子座の塩基配列内に存在する超可変部領域と呼ばれる、多型が集中している領域の配列に着目することで、効率よく多型を検出することができる（図 4.1.1）。

2 核酸抽出法

HLA 遺伝子検査を行うには、被検体より核酸を抽出して用いる。核酸には DNA と RNA がある。通常の HLA 遺伝子検査に用いるのは、ゲノム DNA（genomic DNA；gDNA）と呼ばれる有核細胞の核内に存在する DNA で、アデニン(A)、グアニン(G)、シトシン(C)、チミン(T)の 4 塩基がポリヌクレオチド鎖でつながった塩基配列で構成されている。特殊な場合を除き、操作性や利便性の面から日常検査では gDNA が多用される。本項では gDNA を DNA と表記して扱う。

A ▪ DNA 抽出法の原理

核内から DNA を高効率に抽出するためには、まず核を覆っている核膜、さらにその外側に存在する細胞膜を破壊（溶解）し、DNA を溶液中に遊離することが肝要である。かつ、溶液中に豊富に存在する高分子タンパクは不要であるだけでなく後の遺伝子増幅などの操作に影響することから、可能な限り除去する必要がある。

B ▪ DNA 抽出に用いる試料

有核細胞を用いるのが最も収量が高い。一般的には末梢血がよく用いられる。末梢血採取の際には抗凝固薬として EDTA2 ナトリウム添加が最適で、クエン酸ナトリウムなども使用可能であるが、ヘパリンについては後述の遺伝子増幅効率を阻害することが知られている。さらに収量を期待する場合には、末梢血を遠心後、バフィーコートと呼ばれる白血球が高濃度に含まれる層をピペットなどで回収して用いる。最近では遠隔地からの採取手段として血液を滴下、乾燥させた濾紙血もよく用いられる。末梢血の採取が不可能な場合には、培養細胞や各種組織細胞、毛根、口腔粘膜、骨などからも回収が可能であるが、これらの試料はタンパクやカルシウムなどの念入りな除去作業が必要で、目的以外の DNA の混入についても注意を払う必要がある。

C ▪ DNA 抽出方法

有核細胞からの抽出方法としては数種が知られているが、多くはタンパク分解酵素であるプロテイナーゼ K（proteinase-K）を添加した細胞浮遊液に、細胞膜、核膜の破壊のためドデシル硫酸ナトリウム（sodium dodecyl sulfate；SDS）などの界面活性剤を添加することで核酸を液中に溶出させるものである。溶液中に混在するタンパクは、フェノールやチオシアン酸グアニジンなどで

変性、可溶化するのが一般的である。これらの処置を施した水溶液にエタノールやイソプロパノールを加えてDNAを析出させる。ここまでの抽出操作後、DNA溶液には少量のRNAが含まれているが、現行のほとんどのHLA遺伝子検査法は厳密なRNAの除去を必要としない。なお、DNA抽出試薬は良質な市販品が多く、高純度DNAが短時間で回収可能なように簡便化された、血液からのDNA精製キットも容易に入手可能である。最近ではカートリッジカラムを用いて高純度DNAを回収できるキットを中心に多数市販されている。

3 PCR法

DNAは4種の塩基（A、G、C、T）が塩基間の水素結合により、塩基同士が向かい合った状態で、かつ隣り合った塩基はポリヌクレオチド鎖でつながれ横並びする、ちょうど鎖のような「二本鎖」を形成し、安定を保っている。各塩基はG-C間は3本、A-T間は2本の水素結合により、GにはCのみ、AにはTのみが規則正しく対応して配列を成している。正配列に対応する塩基配列を相補配列と呼び、生体細胞内では必要に応じて二本鎖が乖離してそれぞれの鎖に新しい相補鎖が合成される「複製」が行われている。PCR（polymerase chain reaction）法はこの複製のプロセスをチューブ内で人工的に、かつ目的の配列のみに対して大量に行うことが可能な画期的な方法である。HLA遺伝子に限らず、現行の多くの遺伝子検査や研究は今やPCR法なしには成立しないといえるほど、欠くことのできない遺伝子増幅法として日常の遺伝子検査に定着している。

A ▪ PCR法の原理

二本鎖DNAは高温により水素結合が解け一本鎖に乖離するが、低温では再び二本鎖を形成する。本性質を利用し、①高熱による一本鎖変性、②短い一本鎖の付加（プライマーアニーリング）、③新相補鎖の合成（伸長）、の3つのステップを25～30回繰り返すことで、目的の遺伝子領域を短時間に大量に合成できる。反応には、プライマーと呼ばれる短い相補配列の一本鎖DNAを、目的の塩基配列の両側に設定して用いる。合成に必要なポリメラーゼと呼ばれる酵素は、高熱耐性をもつTaqと呼ばれる品種が代表的であるが、現在は詳細な目的別の改良品が多数市販されている。PCR増幅が行われたか否かは、増幅操作後にアガロースなどのゲルを用いて電気泳動を行い確認する。

B ▪ HLA遺伝子検査のPCRプライマー

PCR法で最も重要なことはプライマーの設定である。HLA遺伝子検査の目的は塩基配列の多型部分を検出することであるから、目的領域は塩基配列が異なる部分を含んでいることが前提となる。しかし多型部分そのものがプライマー配列に含まれると、相補鎖の当該配列以外は増幅が困難になることがある。また、HLA遺伝子はクラスI、クラスII共に各遺伝子座の塩基配列が非常に似通っており、偽遺伝子も多数存在していることから、設計には各遺伝子座の塩基配列多型

情報をもとに、プライマー配列（特に後半部分）に多型を含まないよう配慮し、かつ遺伝子座の特異性を十分に保てるよう留意する。各自でプライマーの設定を行う場合は、表 4.1.1 に示した条件を参照のうえ、市販のプライマー設計用ソフトを利用するとよい。ウェブサイトではフリープログラムも多く存在するが、市販品より精度は劣っている。また、設計したプライマーの特異性をゲノム DNA データベース上で確認するサイトも存在する。

C ■ PCR 法に基づく HLA 検査の精度

PCR 法で増幅された特定の遺伝子領域の合成 DNA は「増幅産物」と呼ばれ、抽出により得られたゲノム DNA とは区別されて扱われる。これらの増幅産物は後述する検査に用いられて遺伝子型が判定されるが、増幅領域や用いる識別方法により精度が異なり、アレルを識別可能な細分型（high-resolution）タイピングと抗原型を識別する粗分型（low-resolution）タイピング、さらにその中間でアレルをグループで分類可能な中間型（middle-resolution）タイピングに大別される（表 4.1.2）。具体的には、sequence based typing（SBT）法などは high-resolution タイピング、sequence specific primer（SSP）法は low-resolution タイピング、sequence specific oligonucleotide（SSO）法は middle-resolution タイピングとなる。

HLA 遺伝子の多型は *HLA-A*、*-B*、*-C* などのクラス I 遺伝子ではエキソン 2 および 3 に、*HLA-DRB*、*-DQA*、*-DQB-DPB* などのクラス II 遺伝子ではエキソン 2 に集中している。したがって、日常検査ではこの領域を増幅してアレル判定を行うことが多い（図 4.1.2a）。しかしながら、実際にはこれらの領域以外にも多型が存在しており、識別が必要になる局面もある。このような

表 4.1.1 HLA 遺伝子検査に用いるプライマー設定のための至適条件

1. 20～25 塩基程度で構成されること
2. 1 本の配列中の GC 含量が 50～55％ 程度であること
3. 上流（5'）側と下流（3'）側の 2 本で互いのプライマー同士に相補的な配列を含まないこと
4. プライマー配列内に多型部位が位置しないこと
5. 偽遺伝子や異なる HLA 遺伝子座と似た配列を含まないこと

表 4.1.2 HLA 遺伝子検査の種類

分類	方法	判定レベル	作所要時	費用
短い塩基配列を識別	SSP	粗分別（low-resolution）	2 時間	安価
	SSCP	粗分型（low-resolution）	4 時間	安価
	SSO（rSSO）	中間型（middle-resolution）	6 時間	中程度
	RFLP	中間型（middle-resolution）	6～24 時間	やや高価
塩基配列を直接識別	SBT	細分型（high-resolution）	8～24 時間	高価
	NGS-SBT		36 時間以上	超高価

SSP：sequence specific primer
SSO：sequence specific oligonucleotide
SSCP：single strand conformation polymorphism
RFLP：restriction fragment length polymorphism
SBT：sequence based typing
NGS-SBT：next generation sequencing-SBT

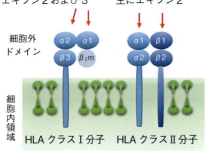
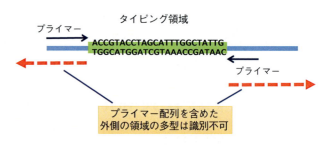

a：目的とするHLA遺伝子領域と分子の関係　　b：タイピング可能な増幅領域

図4.1.2　DNAタイピングはどのように行うのか？
基本的にPCRにより、目的の塩基配列を特異的に増幅して用いる。

場合、たとえhigh-resolutionタイピングを用いたとしても、PCR法で増幅された範囲外については識別することは不可能である（図4.1.2-b）。現在では各種のHLA遺伝子検査キットが市販されており、PCR反応に必要なプライマーや試薬類が内包されていることから、詳細な情報なしに検査を行うことは必ずしも困難ではない。しかし、各自の用いる市販品がどのような領域を増幅し、どのようなアレルが識別可能または不可能かなど、基礎的な知識や情報を理解したうえで検査を行えばより正確な結果が期待できる。

4 各種のHLA遺伝子検査法

HLA遺伝子検査の方法としてこれまでに知られているものを表4.1.2にまとめたので参照願いたい。方法の選択としては、用途に合わせて検査レベル、所要時間、費用などを考慮して選択する。本項では現在汎用されているものについてのみ詳述する。

A ■ PCR-SSP法（図4.1.3）

PCR-SSP（sequence specific primer）法はHLA遺伝子検査法の中で最も簡便な方法でlow-resolutionタイピングに分類される。他法がPCR増幅産物内に含まれる多型部分を解析してアレルを決定するのに対して、本法は多型部分の相補配列をプライマーの最下流（3'末端と呼ぶ）に設定し、特徴的な多型部分と二本鎖を形成するか否かによりアレルを判定する方法である。増幅産物の電気泳動を行い、目的の位置にDNAバンドが観察されれば、相補配列特異的なプライマーによる会合が起こっている、すなわち多型部分の配列が一致していることを示す。バンドがなければ相補配列は存在しないと判定する。本法は増幅産物を電気泳動し、バンドの有無を確認するだけでよいことから、HLA検査技術や遺伝子実験の技術に習熟していない人でも比較的容易に操作、判定が行える。また、判定までの所要時間が短いことから、死体腎ドナー検査など緊急性の高い場合に用いることが多い。一方で、詳細な判定を行うには複数のプライマーセットを

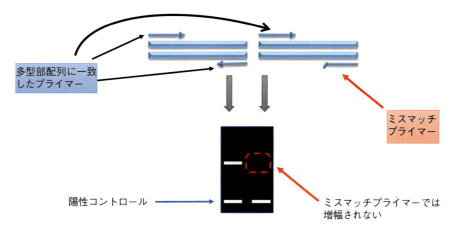

図 4.1.3　PCR-SSP法

同一条件下でPCR増幅しなければならず、非特異的増幅バンドの出現や増幅不良による見落としといった初歩的な誤判定を招く場合があるので注意を要する。誤判定を防ぐために、増幅確認用の陽性コントロールプライマーを試薬に加えてPCR反応を行うことが必須である。本法は理論的にはすべての多型部分にプライマーが設定可能であるが、公認アレルが膨大な数になった今日では、本法のみで詳細なアレル識別を行うことは困難である。実際には本法は血清学的検査法に代わる抗原型迅速簡易検査法として汎用され、high-resolutionタイピング法と組み合わせて用いられることも多い。判定用ソフトの付属する簡便な市販キットも存在する。

5　PCR-SSO法（図4.1.4）

SSO（sequence specific oligonucleotide）法またはSSOP（sequence specific oligonucleotide probe）法は、国際組織適合性会議の標準法として、HLA遺伝子検査法として最初に開発された方法である。当初はPCR増幅産物をメンブランフィルターに固定し（固相化という）、多型部分に「プローブ」と呼ばれる、相補的な短い配列を放射性同位元素で標識した合成DNAを反応させ、プローブがフィルター上のDNAと結合するか否かにより判定を行っていた。メンブランフィルターを増やすことで大量検体が一度に扱える利点があったが、一塩基多型の識別には高感度な放射性同位元素の使用や、DNA固定、フィルター洗浄などの操作などに習熟することが求められ、一般検査室での短時間検査には不向きであった。

これに対して、あらかじめ蛍光標識されたプローブをフィルター固定し、被検DNAの増幅産物を反応させるリバースブロット（reverse SSO；rSSO）法が登場した。rSSOはSSOに比べ感度が劣るなどの点もあったが改良が進み、現在汎用されている方法の1つとして知られている。本法を応用した大量検体検査法として、蛍光マイクロビーズによるタイピング法が挙げられる。この方法は、蛍光ビーズの表面に多型部分特異的な相補配列プローブを固相化し、ルミネックス®と呼ばれるマルチプレックス装置で蛍光強度を読み取ることにより、特定の配列との結合の有無を

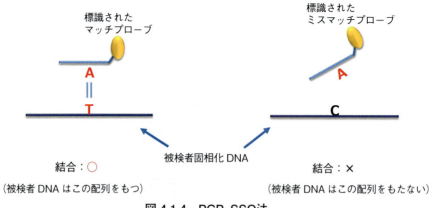

図 4.1.4　PCR-SSO法

判定する。ビーズの色調は100種程度であるので、理論的には相応のプローブの使用が可能であるが、実際には各遺伝子座のアレルは100種を超えるため、数種から10種の程度のプローブの組み合わせにより特異性を判定する。したがって本法で詳細なアレルを同定することは多くの場合不可能であり、アレルグループを特定可能な middle-resolution タイピングとなる。蛍光標識ビーズへのプローブの固定は一般検査室では実用的ではないこと、また、多数の HLA アレルが公認されている今日では本法の判定を手作業で行うことは困難で、実際には判定用ソフトの付属する市販キットを利用することが一般的である。

6 PCR-SBT 法

PCR-SBT（PCR-sequence based typing）法は、フレデリック・サンガー（F. Sanger 英国）が開発したジデオキシ法とサイクルシークエンス法を応用した DNA シークエンシング技術であり、サンガー法と総称される。DNA 塩基配列を直接測定するためほかの DNA タイピング法と比べて解像度は高い。

図 4.1.5 に示すように、DNA 合成で消費されるデオキシヌクレオチド（dATP、dGTP、dCTP、dTTP；dNTP）に低濃度のジデオキシヌクレオチド（ddATP、ddGTP、ddCTP、ddTTP；ddNTP）を添加しておくと、合成の過程で dNTP の代わりに ddNTP が偶然結合することで反応が停止する。この4種類の ddNTP を別々の蛍光色素で標識しておき、ターミネーター（伸張反応の停止位置）とする。測定開始部分に設定したプライマーで1方向のポリメラーゼ反応を行うと、ターミネーターのランダム結合で反応が停止する。ランダムに生成した産物を反応系全体で電気泳動すると分子量の低い順に泳動され、ターミネーターの蛍光識別によって A、G、C、T のいずれかの塩基で反応停止したことがわかる。その順番が対象検体の DNA 塩基配列として取得できる原理である。測定には DNA シークエンサーを使用して、電気泳動と蛍光測定を同時に行う。毛細管にポリマーを充填したキャピラリー・シークエンサーで泳動するシステムが現在の主流で

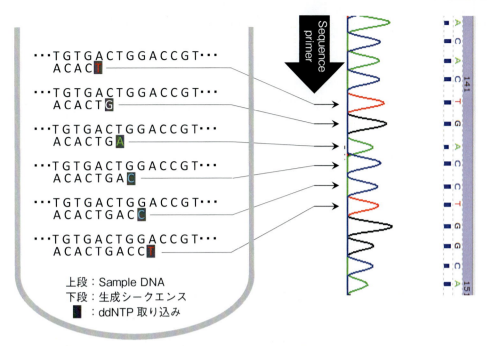

図 4.1.5　サンガー法の原理

ある。キャピラリーの途中に CCD カメラがセットされており、各ターミネーターの蛍光強度を電気信号に変換して A(緑)、G(黒)、C(青)、T(赤)の波形データとして取得する。これを順番に読み取って DNA 塩基配列を確定し、IMGT/HLA データベースから取得するリファレンス配列と比較して遺伝子型を判定する仕組みである。IMGT/HLA データベースは、IPD-IMGT(Immuno Polymorphism Database-the international ImMunoGeneTics project)が管理し、HLA に関する分類や遺伝子情報が網羅され常時更新されている。

　PCR-SBT 法の HLA タイピング試薬キットは数社から入手可能である。HLA 遺伝子を各 HLA 座別に PCR 法で増幅する。シークエンシング反応は、5'(フォワード)側と 3'(リバース)側にデザインされたプライマーで双方向から挟んで測定する。試薬メーカーから提供されるソフトウェアにインポートして、IMGT/HLA データベースに登録されている塩基配列データと相同性検索して、一致した HLA アレルが判定結果となる。5' 側と 3' 側双方向のシークエンス・データで判定することが信頼性の向上につながり、シークエンス中の挿入・欠失 (indel；insertion and deletion)の存在も確認できる。主にコアエキソンであるエキソン 2、3 を測定対象としているため、ambiguity(1 つに決まらないこと、曖昧さ)となる組み合わせは限定的だが完全には払拭できない。

7 NGS 法

　これまでにさまざまな HLA 遺伝子検査法を解説したが、次に主流となる検査法は NGS(next

generation sequencing)法といえる。サンガー法の次のシークエンシング法という意味でNGS（次世代シークエンシング）法と呼ばれる。サンガー法が測定開始位置から順次塩基配列を読み込む原理に対して、同一配列に数十から数百のシークエンス・リード情報を重ね合わせるため、測定精度が極めて高い。ここでは第2世代NGS法を主体に取りあげる。既に第3世代、第4世代、あるいはシークエンス・キャプチャー法と呼ばれる技術も実現しているが、検査現場への普及にはしばらく時間を要するため、ここでは割愛する。なお、第2世代NGS法やシークエンス・キャプチャー法は断片化したDNAフラグメントを集積して測定するショートリードNGS、第3世代、第4世代NGSは1分子のnative DNAフラグメントをそのまま測定するロングリードNGSという。

　図4.1.6に示すように、DNAフラグメントを1分子単位でランダムに読み込み、リファレンス配列にマッピングした後、2つハプロタイプにフェージングして別々に判定するため、第4区域までの高解像度タイピングを可能としている。第2世代NGS法は、ほかのHLAタイピングと同様にHLA遺伝子領域をPCRで増幅する。ショートレンジPCRは、コード領域を対象に増幅するため、増幅断片が比較的短い。したがって、複雑なライブラリー調整をせずに測定できる。ロングレンジPCRは、HLA領域のほぼ全域を増幅するため、エキソン、イントロン、およびUTR(untranslated region)を含む長い増幅産物が得られる。これらを断片化して次世代シークエンサーの特性に整合させるライブラリー調整を必要とする。

　第2世代で使用する次世代シークエンサーは、主に2種類の方法で測定する。MiSeq(イルミナ社)は、フローセル上で各フラグメントをブリッジPCRで増幅しクラスター形成を行う。可逆的ターミネーターを用いて蛍光標識された一塩基単位の反応をCCDカメラで測定して、リード

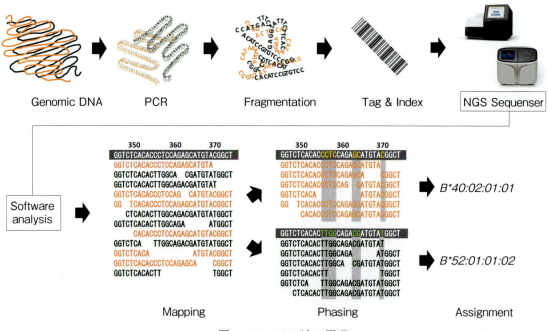

図4.1.6　NGS法の原理

配列を取得する。各フラグメントは、ライブラリー調整でインデックス配列が付加されているため、HLA遺伝子座とサンプル識別が可能となっている。IonPGM™(ライフテクノロジーズ社)は、マイクロビーズと結合させ油滴に包含させた状態でエマルジョンPCRを行う。DNAの伸長反応に伴い生成するピロリン酸をpHセンサーチップで測定するパイロシークエンス法でリード配列を取得する。同じく、インデックス配列でサンプル識別が可能となっている。

　それぞれのシークエンス・データは、IMGT/HLAデータベースに登録されている塩基配列データと相同性検索して、一致したHLAアレルが判定結果となる。フェージング方法は解析ソフトウェアのアルゴリズムによって異なり、単塩基多型(single nucleotide variant；SNV)やindelに基づく物理的な手法と、HLAリファレンスを参照配列とする手法がある。

　NGS法のタイピング結果は原理的にambiguity(複数のタイピング結果で説明できて、1つのタイピング結果に確定できない状態)がないとされるが、UTR外側寄りや長いイントロンなど測定領域外に多型がある場合、あるいは、多型間距離が離れている場合は不確定要素となり、ambiguityが生じる場合がある。これらは、免疫学的観点で重大な影響を与えるambiguityにはなり得ないといえるが、Null allele(ヌルアレル、タンパクとして発現しないアレル)など発現抑制が関与するphase ambiguityでは抗原型が入れ替わる可能性があるため注意が必要である。

Chapter 2 抗HLA抗体検査

● はじめに

　抗HLA抗体検査は、抗体スクリーニング、PRA検査（panel-reactive antibody test）、抗体特異性同定、ダイレクトクロスマッチ（direct crossmatch test）などのHLA液性免疫に関する検査である。これまでの抗HLA抗体検査はリンパ球と血清の反応を調べる血清学的手法で実施されてきた。ランダムに準備した一定数のリンパ球浮遊液と特定の検体血清を反応させ、全体で何本のリンパ球と反応したかを陽性率（％PRA）で評価する。使用するリンパ球のHLA型がわかっている場合は、抗体特異性をある程度同定できる。これとは逆に、血清中の抗HLA抗体特異性がわかっている場合は、リンパ球との反応でHLA型をタイピングできる。HLAシステム初期の発展段階では、抗血清の反応パターンの解析と、そこから判明してきたHLA型の相互解析の繰り返しでHLAシステムの解明が進展してきた経緯がある。現在は、DNAタイピングの普及により血清学的手法によるHLAタイピングはほとんど行われていない。

　抗HLA抗体の産生機序は、同種免疫となる移植や輸血、あるいは妊娠など、自己とHLAが異なる非自己由来の外来性ペプチドが感作抗原となって産生される。これを樹状細胞が捕らえてリンパ組織でHLAクラスⅡ分子上に提示される。CD4陽性ヘルパーT細胞のT細胞受容体（T cell rceptor；TCR）は、提示された外来性ペプチドを認識して活性化シグナルを取得することによってさまざまなサイトカインを放出する。これらが、B細胞の増殖と形質細胞への分化を誘導し、抗体産生を促す。

　ドナー特異的抗体（donor-specific HLA antibodies；DSA）は、患者が保有しているドナーHLA型と特異的に反応する抗体のことであり、移植・輸血医療で特に重要視される。臓器移植では、輸血や妊娠など移植前感作で産生されたDSAが超急性拒絶反応、移植後に移植片に対して産生される de novo DSAが慢性拒絶反応の要因とされる。したがって、抗HLA抗体検査でDSAの出現を監視することが、免疫抑制薬投与や脱感作療法の重要な判断指針となる。

　造血幹細胞移植において臍帯血移植やHLA半合致移植（ハプロ移植）の多くは、HLAミスマッチである。患者がDSAを保有すると生着不全のリスクが高まることが報告されており、事前に抗HLA抗体検査で確認しておくことが重要である。DSAとなった場合、免疫抑制療法で対応するか別の移植ソースやドナーの再選択を検討する。

　血小板輸血では、輸血後に期待通りに血小板数が増加しない血小板輸血不応（post-transfusion refractoriness；PTR）という病態がある。その要因は、発熱、感染症、脾腫、播種性血管内凝固症候群（disseminated intravascular coagulation；DIC）、出血などの非免疫学的機序のほか、

多くは同種抗体が要因の免疫学的機序であり、その9割は抗HLA抗体が原因とされる。患者の抗HLA抗体が輸血された血小板の抗原と結合すると、患者の網内系がこれを破壊して投与量から期待できる血小板の回収率・半減期が低下する。この状態に陥った患者には、許容抗原という概念でドナーを選択する。必ずしも患者HLA型と一致する必要はなく、DSAに相当しない候補の中から交差反応性やエピトープ解析によって抗原感作が許容されるHLA型のドナーを選んで血小板供給計画を組む。

輸血関連急性肺障害(transfusion-related acute lung injury;TRALI)は、重篤な非溶血性輸血副作用で、献血ドナーがHLAなどの同種抗体や生理活性物質を保有している場合に惹起される。同種抗体によるTRALIの原因は、HLA以外にも顆粒球に対する抗体、CD36分子に対する抗体も関与する。この場合は、妊娠で産生される抗体が主な要因となるため、血漿成分の多い血液製剤は男性献血者の割合を増やす対策を講じている。また、事前の抗体スクリーニング検査も検討されている。

以上のように、抗HLA抗体検査は移植および輸血医療において重要な位置づけにある。

1 リンパ球細胞傷害試験

リンパ球細胞傷害試験は、1964年にP. I. Terasaki(米国カリフォルニア大学)らが発表した検査法で、LCT(lymphocyte cytotoxicity test)法あるいはCDC(complement dependent cytotoxicity)法という。その後、1972年にA. H. Johnson(米国テキサス医療センター)らが、抗ヒトグロブリンを用いたリンパ球細胞傷害試験で抗体検出感度の向上を実現した。これを、AHG-LCT(anti-human-globulin-LCT)法という。さらに、患者とドナーの反応を直接測定するダイレクトクロスマッチは、LCT-XM(LCT-crossmatch)あるいはCDC-XM(CDC-crossmatch)

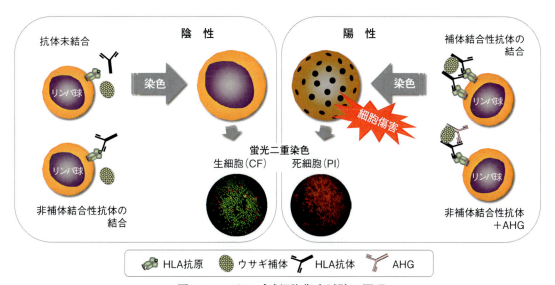

図4.2.1　リンパ球細胞傷害試験の原理

という。少量検体と安定した感度により、米国NIH(National Institutes of Health)の標準法として採用され、世界中で用いられるようになった。

図4.2.1に示すように、リンパ球浮遊液と血清を反応させ、リンパ球表面のHLA抗原と血清中の抗HLA抗体を反応させる。結合した抗HLA抗体が補体依存性抗体の場合、後から添加するウサギ補体が抗HLA抗体のFc領域に結合し活性化する。最近の知見では、補体が活性化するためには抗原抗体複合体が六量体の環状構造を構成することで、補体成分C1qの誘導を促すことが示された。したがって、抗HLA抗体がリンパ球表面上で高密度に結合していることが条件となる。補体が結合したリンパ球表面では、一連の反応を引き起こし細胞膜に傷害を与える。これを染色することで補体依存性抗体の結合が成立したと認識され、抗HLA抗体反応陽性と判定できる。非補体依存性抗体の結合や抗HLA抗体が何も結合していない状態では細胞傷害が起きないため染色されず、反応陰性と判定できる。AHG-LCT法は、抗原抗体反応に続いて抗ヒトL鎖κ型血清、および抗ヒトL鎖λ型血清を添加する。これらがリンパ球表面で低密度に結合している抗HLA抗体と架橋することで細胞傷害活性が増強され、通常のリンパ球細胞傷害試験で検出できない一部の抗体も検出可能となる。このように、補体活性が成立すれば、IgG性抗体、IgM性抗体共に検出される。また、ダイレクトクロスマッチにAHG-LCT法を応用することも可能である。なお、抗ヒト胸腺細胞グロブリン(anti-thymocyte globulin；ATG)投与患者は偽陽性反応を示すため注意を要する。

リンパ球をT細胞、B細胞に分離した場合、T細胞からは抗HLAクラスⅠ抗体、B細胞は抗HLAクラスⅠ、および抗HLAクラスⅡ抗体が検出される。抗HLAクラスⅡ抗体のみ検出したい場合は、プールした血小板で血清中の抗HLAクラスⅠ抗体を吸着除去した後、B細胞との反応をみることで抗HLAクラスⅡ抗体のみ検出することは可能ではあるが、吸着除去した血清に抗HLAクラスⅠ抗体が存在しないことを同時に確認しておくことが必要である。

リンパ球細胞傷害試験は、死細胞の比率を8、6、4、2、1、0とスコア化して判定する。染色方法には、死細胞のみを染色するエオジン染色と、死細胞と生細胞の双方を同時に染色する蛍光二重染色がある。前者は、倒立型位相差顕微鏡を使用する目視判定、後者は、蛍光顕微鏡を使用する目視判定、もしくは自動測定機を用いて蛍光強度を測定してソフトウェアで判定する方法がある。

2 フローサイトメトリー法

フローサイトメトリー法は、フローサイトメトリー(flow cytometry；FCM)で測定する間接蛍光抗体法である。リンパ球を使用するためLIFT-FCM(lymphocyte immunofluorescence test-FCM)法、クロスマッチの場合はFCXM(flow cytometry crossmatch)という。

図4.2.2に示すように、リンパ球に抗CD3モノクローナル抗体、抗CD19モノクローナル抗体を結合させる。両モノクローナル抗体は、励起波長の異なる蛍光色素(PE、PC5など)で標識し

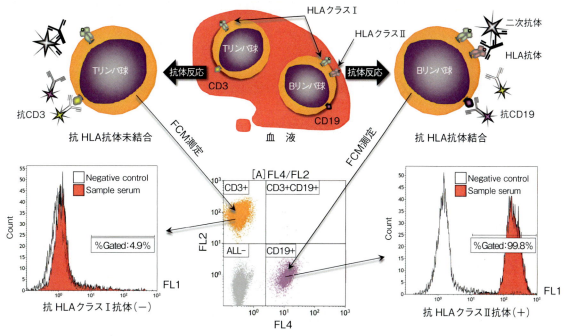

図4.2.2　フローサイトメトリー法の原理

ておく。これにより、フローサイトメーターでCD3陽性細胞分画（T細胞）とCD19陽性細胞分画（B細胞）が蛍光識別可能となるため、あらかじめT細胞、B細胞を分離しておく必要はない。標識したリンパ球浮遊液と血清を反応させた後、さらに別の蛍光色素（FITCなど）で標識した抗ヒトグロブリン抗体（二次抗体）を反応させ、リンパ球に結合している抗体を認識させる。結合した二次抗体の蛍光強度をフローサイトメーターで測定し、間接的にリンパ球への抗HLA抗体結合能を判定する。**図4.2.2**では抗HLAクラスⅡ抗体陽性例を示しており、CD19陽性細胞分画のみで二次抗体の反応が認められる。

　補体依存性、非依存性にかかわらず、理論的にリンパ球に結合するヒト由来抗体はすべて検出することになる。ただし、二次抗体の免疫グロブリンサブクラスの特性に依存する。通常、抗IgGヒトグロブリン抗体を使用するが、抗IgMヒトグロブリン抗体の使用でIgM性抗体が検出できる。IgG性抗体の検出が臨床的に重要とされるので、IgM性抗体の検出はその存在を確認するための補助手段である。最初からIgM性抗体を除くには、血清をDTT（dithiothreitol）、あるいは2ME（2-mercaptoethanol）処理で不活化しておく。二次抗体は、非特異反応を示すことがあるため、リンパ球のプロテアーゼ（protease type XIV）処理や洗浄液へのウシ血清アルブミン（bovine serum albumin；BSA）添加で軽減化を図る対策をとる。

　この検査法は、抗体スクリーニングや抗体特異性同定の用途よりも、主にダイレクトクロスマッチで使用されることが多い。厳密にはすべてが抗HLA抗体とは限らないが、リンパ球細胞傷害試験より検出感度が高い点と、リンパ球への結合抗体をナチュラルに検出する点、さらにフローサイトメトリーで数値データが取得できることから生体内での反応を忠実に評価するには適した

方法といえる。なお、TRALIの原因調査の場合は、ドナーが保有する抗体を検出するため、患者リンパ球とドナー血清によるクロスマッチとなる。

3 蛍光ビーズ法

　蛍光ビーズ法は、蛍光識別した複数のマイクロビーズに異なる検査マーカーを固相して複数の反応を同時に測定可能とし、これまでの血清学的検査に代わる高感度化および処理能力向上を実現した技術である。抗体検査およびクロスマッチ共に蛍光ビーズ法装置（ルミネックス®装置：以下、ルミネックス®）用、フローサイトメーター用の市販試薬として入手可能である。

　ルミネックス®で測定するマイクロビーズは、直径5.6μmのポリスチレン製マイクロビーズ、もしくは直径6.5μmの磁性体封入ビーズを使用する。ルミネックス®とその専用マイクロビーズは図4.2.3-aに示すように、赤色系と赤外色系蛍光色素を10段階濃度で希釈し、2種類の場合は10×10で100種類、3種類の場合は10×10×5で500種類のマイクロビーズが識別（classification）可能である。また、100種類のポリスチレン製マイクロビーズと500種類の磁性体封入ビーズを混合してスキャッター設定値で振り分けることで最大600種類のビーズを識別可能な試薬もある。一方、フローサイトメーターで測定するマイクロビーズは直径2〜4μmで、赤色系蛍光色素の段階希釈染色で9種類識別可能である。HLA抗原を網羅するためには識別ビーズ数が限定的なので、複数のパッケージで試薬を構成している。

　蛍光ビーズ法による抗HLA抗体検査は、図4.2.3-bに示すように、精製HLA抗原をマイクロビーズに固相して、被検血清中のHLA抗体を検出する手法である。培養細胞（EBV transformed human B cell lines）から精製したHLA抗原ビーズは、生細胞と相同性の高い抗原分布を保持している。混合パネル型ビーズ（screening type）は、1つのマイクロビーズに複数の培養細胞か

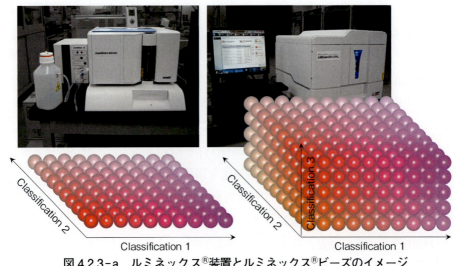

図4.2.3-a　ルミネックス®装置とルミネックス®ビーズのイメージ

ら精製したHLA抗原を固相するため抗体スクリーニング専用試薬として使用する。単一パネル型ビーズ（specific type）は、1つのマイクロビーズに1種類の培養細胞から精製したHLA抗原のみ固相するためPRA検査とある程度の抗体特異性同定が可能である。遺伝子導入細胞（transfected HLA-deficient human lymphoid cell lines）から精製したHLA抗原ビーズは、生細胞上の抗原分布の違いに関係なく、どのビーズでも同一の蛍光強度が取得できるように品質管理されている。単一抗原型ビーズ（single antigen type）は、1つのマイクロビーズに遺伝子導入細胞から精製した1種類のHLA抗原を固相するため抗体特異性同定と半定量的な抗体強度の監視に利用される。

被検血清とHLA抗原ビーズを反応させた後、蛍光標識（reporter）された抗ヒトグロブリン抗体（二次抗体）を反応させ、ビーズ上の精製HLA抗原に結合している抗体を認識させる。ビーズ識別しながらreporterの蛍光強度を測定して抗HLA抗体を判定する。抗HLA抗体検査試薬は、主要なHLA抗原がほぼ網羅されているため、従来の血清学的検査のようにパネル細胞の収集と選択およびその維持に労力を費やす必要がなく、設備、経費、人員面で合理性が高い。何よりも、試薬の品質基準が一定に管理されていることから精度管理面での優位性は極めて高い。

蛍光ビーズ法による抗HLA抗体検査ではいくつかの事象に注意する必要がある。補体活性の影響として、被検血清が新鮮な場合は補体活性が高く、ビーズ上の精製HLA抗原に結合した抗HLA抗体を補体がブロックして二次抗体の結合を阻害することがある。EDTA添加処理などで補体を不活化しておくことで、このような偽陰性化を防止することができる。熱非働化による補体の不活化は、測定値のバックグラウンド・シグナルを上昇させるため推奨されない。また、IgM性抗体の影響として、血清中に高濃度で含まれていると、IgM性抗体が蛍光ビーズ同士を架橋して、測定時にスキャッター設定値から外れ、蛍光値の低下を招く可能性がある。このようなケースではフローサイトメトリー法でも記載したように、血清をDTT、あるいは2ME処理でIgM性抗体を不活化する。HLA以外の非特異反応として、マイクロビーズ上の精製HLA抗原は、その

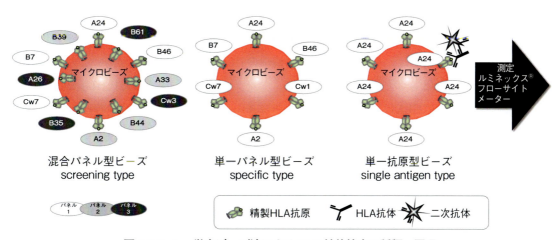

図 4.2.3-b　蛍光ビーズ法による HLA 抗体検査の種類・原理

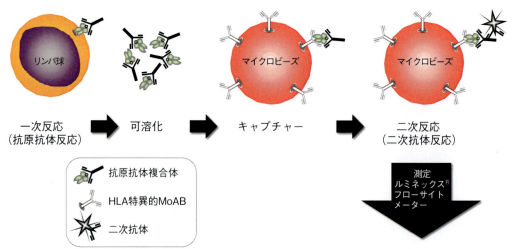

図 4.2.3-c　蛍光ビーズ法によるクロスマッチの原理
MoAB：モノクローナル抗体

一部が変性して抗原の立体構造が変化しているため、本来の抗HLA抗体とは関係のない別の抗体がクロスリンクして結合する現象が認められる場合がある。酸処理により強制的に変性させた蛍光ビーズの測定結果と比較することでこの現象を確認することができるが、このような非特異反応を完全に取り除くことは困難である。HLAのアミノ酸配列に基づくエピトープ解析や自己HLA型あるいは、非特異反応を生じやすい抗原ビーズの確認を判断材料とする。

蛍光ビーズ法によるクロスマッチは、図4.2.3-cに示すように、HLA分子特異的モノクローナル抗体（W6/32など）を固相したマイクロビーズを用いて、生細胞と被検血清の抗原抗体複合体をキャプチャーして反応の成立を確認する手法である（キャプチャー法）。一次反応としてリンパ球と被検血清を反応させた後、抗原抗体複合体を細胞から可溶化して、抗HLAクラスⅠ、あるいは抗HLAクラスⅡモノクローナル抗体を固相したビーズでキャプチャーする。二次反応として蛍光標識された抗ヒトグロブリン抗体（二次抗体）を反応させ、ビーズ上のモノクローナル抗体にキャプチャーされた抗原抗体複合体を認識させる。二次抗体の蛍光強度を測定して、リンパ球に結合した抗HLA抗体の有無を判定する。

キャプチャー法では、一次反応で被検血清中のHLA以外の抗体濃度が高いと大量の抗原抗体複合体を生じて偽陽性を認める場合がある。マイクロビーズに固相した抗HLAモノクローナル抗体が非特異的にHLA以外の抗原分子をキャプチャーするか、被検血清中のHLA以外の高濃度抗体と反応しやすい細胞分画の混入も要因として考えられる。ICFA（Immunocomplex capture fluorescence analysis）法では、高濃度抗A、抗Bによる偽陽性を認めたことがあり、一次反応で赤血球の混入を抑制するか、患者とドナーのABO血液型を一致させることで回避する。

Chapter 3 細胞学的検査

1 混合リンパ球培養検査(MLC)

　細胞学的検査法としてHLA検査に用いられる方法のうち、混合リンパ球培養検査(混合リンパ球培養検査試験ともいう)(mixed lymphocyte culture testing；MLC)(図4.3.1 左)は、HLAクラスⅡ抗原のD特異性を同定する検査法である。MLCは、異なる2種類のリンパ球を混合して培養すると、非自己HLA抗原を認識したリンパ球が培養から6～8日目をピークに幼若化して増殖する性質を利用したものである。検査には既知HLA-D抗原ホモ接合体細胞(HLA-D homozygous typing cells；HLA-DTHC)が必要で、放射線やマイトマイシン処理で増殖抑制した後、刺激細胞として用いる。この刺激細胞に反応細胞である被検リンパ球を加えて混合培養する際、培地に^{3}Hなどの放射性同位元素で標識されたチミジンを加えておくと、^{3}Hチミジンとして反応細胞の増殖時に取り込まれ、チミジンキナーゼでリン酸化されて^{3}Hチミジン三リン酸となり細胞内でのDNA複製時に用いられる。したがって、反応細胞(被検リンパ球)のHLA-D特異性が刺激細胞と同一の場合には増殖は起こらず、異なるHLA-D特異性であれば増殖反応により^{3}Hチミジンの取り込みは多くなるため、取り込み量を測定して抗原特異性の同定を行うものである。

　HLA-D特異性は、WHO命名委員会により現在までにDw1～Dw26まで26種が公認されている

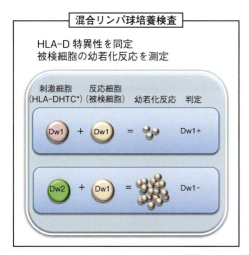 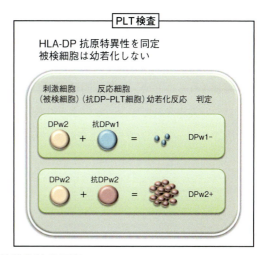

図4.3.1　細胞学的検査法の原理
・刺激細胞と反応細胞を用いる。
・細胞幼弱化(増殖)の有無によって判定する。
＊ HLA-DHTC：HLA-D抗原ホモ接合体細胞

(表 2.1.2 40 頁参照)が、これらはすべて MLC により同定され、遺伝子検査法が開発される以前はクラス II 抗原多型のタイピング法として活用されていた。そのため検査に必須の既知 HLA-DHTC は、1970～1980 年代の国際組織適合性ワークショップにおいても HLA-D 特異性やホモ接合体細胞の取集がそのテーマとなり(表 2.1.1 33 頁参照)、各研究室では HLA-DHTC 検出のためのスクリーニングに多くの時間と労力を費やした。しかし後に、最初は HLA-D 抗原と呼んでいたその特異性が主に HLA-DR と HLA-DQ 分子を中心とする複数のクラス II 分子による総合的な細胞反応性であり、D という単独抗原座は存在しないことや、さらには HLA 遺伝子解析研究の発展の成果として HLA-D 特異性と *HLA-DRB1*-*HLA-DQB1*、*DQA1* アレルとの明確な対応関係が明らかとなったことで、HLA クラス II 抗原検査法は次第に遺伝子検査法へと移行し、多型検出、同定検査としての MLC は現在ほとんど行われていない。よって本書ではその原理を解説するにとどめた。

2 PLT 検査

　HLA 検査に用いられるもう 1 つの細胞学的検査法が PLT(primed lymphocyte typing)検査である(図 4.3.1 右)。PLT では HLA クラス II 抗原のうち HLA-DP 抗原特異性を同定できる。原理は、HLA-D 特異性が一致し HLA-DP 抗原特異性のみが異なるアロリンパ球の混合リンパ球培養反応(mix lymphocyte reaction；MLR)(一次 MLC ともいう)により生じた HLA-DP 感作 T 細胞(＝抗 DP-PLT 細胞)に、増殖抑制処理した被検細胞を加えて二次刺激を与えることにより発生する T 細胞応答を観察することで、HLA-DP 抗原の多型を検出できる。すなわち、抗 DP-PLT 細胞は被検リンパ球の DP 抗原が一次 MLC での刺激と同一のときのみ急速に増殖するため、一次 MLC において出現した抗 DP-PLT 細胞と被検細胞(刺激細胞)を混合培養し、40 時間目に ^{3}H チミジンを培地に添加しその取り込みを測定する。

　HLA-DP 抗原を認識する特異的アロ抗血清は存在しなかったことから、HLA-DP 抗原多型は遺伝子検査の普及前は PLT 検査でのみ検出可能であった。しかし、本法では抗 DP-PLT 細胞の作製、入手が必須であり、培養や測定には細胞間のわずかな反応の違いを見極める専門的な技術の習熟が必要とされることや、放射性同位元素の使用が必須など、手技の煩雑さから日本でも限られた数施設でのみ実施されてきた。このような理由により、HLA-DP 抗原多型についても遺伝子検査法の開発後は DNA タイピングで同定されている。よって本書では原理のみ解説した。

Chapter 4 血液型抗原検査

● はじめに

　血液型検査は、抗原抗体反応による赤血球凝集反応を原理としている。ABOやRh血液型の試薬には、ヒト由来のポリクローナル抗体に代わってモノクローナル抗体が使用されている。また近年、ABOやRh血液型以外の主要な血液型抗原を調べる抗体試薬もモノクローナル抗体が使用されるようになり、以前よりも簡便に短時間で結果が得られるようになってきている。

1 ABO血液型検査

　ABO血液型検査は、原則、オモテ検査とウラ検査を併せて実施し、ラントシュタイナーの法則に従って判定する（表3.2.1 97頁参照）。輸血を行ううえで、ABO血液型の誤りは不適合輸血につながり、患者に重大な急性溶血性輸血反応を引き起こすことから、その結果に誤りがあってはならない。そのため、「輸血療法の実施に関する指針」には、ABO血液型の検査を異なる時期に採血された2検体で二重チェックを行い、結果が一致した場合、血液型を確定することが示されている。また、同じ検体を異なる2人の検査者がそれぞれ独立に検査し、報告するように努めることが求められている。さらに、正確な検査を行うため、検査に使用する機材や試薬が適切に精度管理されていることも重要である。

A ■ オモテ検査

　オモテ検査は、赤血球側のA抗原とB抗原の存在を抗A試薬または抗B試薬を用いて、試験管法またはスライド法により判定する。試験管法は、試験管に抗体試薬と3〜5％赤血球浮遊液をそれぞれ滴下、混和した後、遠心して凝集の有無・程度を判定する方法である。一方、スライド法はガラス板上に抗体試薬と赤血球浮遊液（赤血球濃度は使用する抗体試薬の添付文書を参照すること）を滴下し混和した後、凝集の有無・程度を判定する方法である。一般的には明確な凝集反応が得られる試験管法が用いられる。一方、スライド法は凝集が始まる時間経過を確認することができ、亜型、異型輸血やABO不適合造血幹細胞移植後などで起こる部分凝集を確認しやすいなどの特徴がある。

B ■ ウラ検査

　ウラ検査は、血漿（血清）中に存在する抗Aまたは抗Bを調べるためにA_1型およびB型赤血球

試薬を反応させて凝集の有無・程度を判定する。血漿（血清）中には抗 A や抗 B 以外にも寒冷凝集素や不規則抗体などが存在する場合があり、検査に影響を及ぼす可能性があるため、必要に応じて O 型赤血球試薬を追加したり、不規則抗体検査と併せて検査することがある。ウラ検査は、試験管法で凝集の有無を判定する。

C ▪ オモテ検査とウラ検査の結果が不一致の場合の対応

ラントシュタイナーの法則に従い、オモテ検査とウラ検査の結果が一致すれば ABO 血液型を判定できるが、時として不一致となることがある。この不一致は、亜型、患者の疾患、年齢、治療薬、ABO 異型輸血や ABO 不適合造血幹細胞移植後、不規則抗体（主には冷式抗体）などさまざまな原因によって生じる。そのため、再判定や再検査にあたっては、患者の性別、年齢、疾患名、治療薬、輸血歴、造血幹細胞移植歴などの患者情報を把握し、適切な方法で検査を進めていくことが必要である。生後 1 年未満の児においては、血漿（血清）中抗 A、抗 B の産生が不十分であることや、時に母親由来の移行抗体が影響していることがあるため、オモテ検査のみで ABO 血液型を暫定的に判定してもよいとされている。

2 | Rh 血液型検査

Rh 血液型のうち、D 抗原が臨床的に最も重要な抗原であり、Rh 血液型というと D 抗原を指すことが多い。そのほか C、c、E、e 抗原が Rh 血液型の中でもよく調べられる抗原である。RhD 血液型検査は、赤血球膜上に発現している D 抗原の存在を赤血球浮遊液に抗 D 試薬を反応させて、試験管法、スライド法により凝集の有無・程度を判定する。近年、スライド法はほとんど行われなくなり、多くは試験管法が用いられる。抗 D 試薬にはポリクローナル抗体試薬およびモノクローナル抗体試薬があり、後者を含む試薬には IgM 型と IgG 型をブレンドしたものや、IgM 型単独、IgG 型単独のものがある。RhD 検査で直接凝集が陰性の場合、weak D または RhD 陰性の鑑別に D 陰性確認試験を行うが、その際間接抗グロブリン試験を実施するため、IgG 型または IgG 型を含むブレンドの抗 D 試薬を用いる必要がある。D 抗原には weak D、partial D、Del や Rh_{null} などの変異型が知られている。weak D は抗原決定基の数が通常の D 陽性に比べ少ないだけで、質的な違い（部分欠損）はないといわれている。一方、partial D は、D 抗原を構成するタンパクの変異によって一部のエピトープが欠損しているものであり、抗原量もその変異によって異なる。partial D を確認するには、認識部位の異なる複数のモノクローナル抗 D 試薬を用いて検査を行う必要がある。

3 | 自動輸血検査装置による検査

ABO 血液型や RhD 血液型などの輸血検査は、用手法によるもののほか自動輸血検査装置を用

いた検査も増えている。自動輸血検査装置の利点は、機械が自動的に分注し、結果を客観的に判定することができる。また、結果送信をオンライン化すれば、誤入力を防止することができる。一方、機器費用や専用試薬の準備費用を含め1検査あたりのコストは用手法に比べ高い。現在、カラム凝集法やマイクロプレート法が自動輸血検査装置に利用されている。

Chapter 5 血液型遺伝子検査

1 ABO血液型遺伝子検査

ABO遺伝子は7つのエキソンからなり、イントロンを含むゲノムでは、エキソン1から7までの長さが約20kbpにもなる。その中でもイントロン1は13kbpと最も長く、転写に重要なエンハンサー配列を含む。一方、翻訳部分は1,065bpの長さで、エキソン6と7が全体の77.6％を占め、*A*、*B*、*O*アレルを決定する重要な一塩基変異(single nucleotide variant；SNV)が存在する。また、亜型に関与するSNVや相同組み換えなどもエキソン6と7に多数存在する。基本的な*ABO*遺伝子検査は、エキソン6と7のSNVを調べて行う。しかし、ヘテロ接合型の場合はSNVの組み合わせを確定できないため、血清学的検査結果と照らし合わせて判定しなければならない。すなわち、遺伝子検査と血清学的検査は車の両輪の関係にある。

ABO遺伝子型の判定は、*O*アレルに特異なSNV(c.261delG)と*B*アレルに特異な4ヵ所のSNV(c.526G、c.703A、c.796A、c.803Cのうちいずれかまたは複数)を調べて行う。古典的なPCR-RFLP法やPCR-SSP法、および比較的新しい蛍光ビーズ法なども上記5ヵ所のSNVを利用

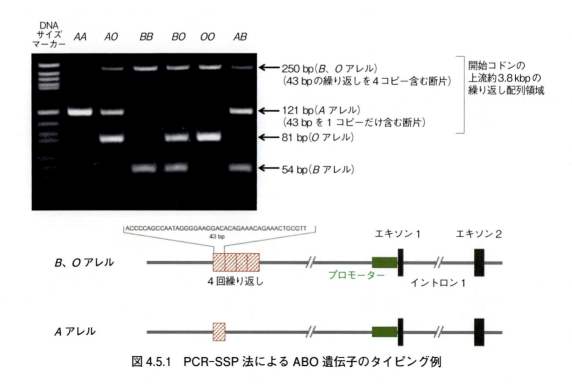

図4.5.1　PCR-SSP法によるABO遺伝子のタイピング例

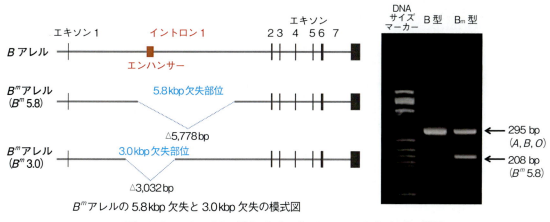

B^m アレルの 5.8kbp 欠失と 3.0kbp 欠失の模式図

図 4.5.2　PCR-SSP 法による $B^m5.8$ アレルのタイピング例

した検査法である。A アレルは消去法により、O アレルと B アレル以外のアレルとして判定する。なお、O アレルと B アレルは開始コドンの上流約 3.8kbp に 43bp の配列が 4 回繰り返されているが、A アレルは 1 回のみである。したがって、この部分を挟んだ A アレルの PCR 増幅産物は、O アレルや B アレルよりも 129bp 短くなる。**図 4.5.1** は、この繰り返し配列の違いを利用し、A アレルも特異的に検出する PCR-SSP 法である。簡便な方法であるが、ヨーロッパ系人類集団に多く認められる $A2$ アレル（$ABO*A2.01$）や組み換えで生じたアレルなどは血清学的検査結果と一致しないため留意しておく必要がある。

　ABO 亜型には A_2、A_3、A_x、A_{el}、B_3、B_x、B_{el}、cisAB、$B_{(A)}$ などがあり、各表現型の原因となるアレルはそれぞれ複数存在する。一方、詳細な分類を行わずに A_w 型や B_w 型と判定した亜型からも多数のアレルが報告されている。International Society of Blood Transfusion のデータベース（https://www.isbtweb.org/resource/001aboalleles.html）には 2017 年の時点で、亜型に対応する 150 種類ものアレルが登録されている。それ以降も新たなアレルが報告されており、最近では、エキソンのみならずプロモーターやイントロン 1 のエンハンサーに変異をもつアレルも報告されている。次のデータベースの更新では、内容の充実化とともにアレル登録数の著しい増加が予想される。このような多種のアレルを網羅的にタイピングするには蛍光ビーズ法などが適しており、対象とするアレルも日本人集団に頻出するものが望ましい。日本人集団に最も多い亜型は B_m 型と AB_m 型であるが、現在市販されている蛍光ビーズ法のキットには B^m アレルが対象に含まれてない。なお、日本人集団の B^m アレルのほぼすべてが $B^m5.8$ であり、イントロン 1 にエンハンサーを含む 5.8kbp の欠失をもつ。**図 4.5.2** は PCR-SSP 法による $B^m5.8$ の判定例である。イントロン 1 に欠失がある $B^m5.8$ は 208bp、欠失がない通常のアレルは 295bp の増幅産物を生じる。

2 | Rh血液型遺伝子検査

*RHD*と*RHCE*はそれぞれ10個のエキソンからなり、エキソン3、4、5、6、7、9、10、またはそれらの近傍を調べることによって、2つの遺伝子を判別することができる。また、日本人集団のRhマイナス型(D-型)の約90%は*RHD*を欠失したアレル(*RHD*01N.01*)のホモ接合型で、ヨーロッパ系人類集団のD-型にみられる遺伝子型と同様である。*RHD*01N.01*は、*RHD*の両端にあるRh boxの一部とともに*RHD*を完全に欠失している。その結果、ハイブリッド型のRh boxを生じている。通常、*RHD*01N.01*のタイピングは、*RHD*の複数のエキソンが増幅しないことや、*RHD*に特異なSNVが検出されないことを調べて行う。一方、ハイブリッド型のRh boxを特異的なPCRで検出するタイピング法もある。なお、D-型の日本人集団の約9%はDEL型であり、DEL型の多くは*RHD*01EL.01*と*RHD*01N.01*のヘテロ接合型である。*RHD*01EL.01*は、エキソン9に特異なSNV(c.1227A)をもつ。**図4.5.3**は、D+型、D-型、DEL型を同時に判定するPCR-SSP法の例である[1)]。

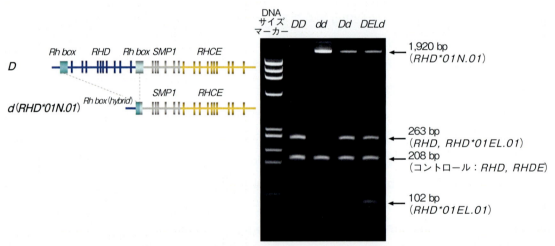

図4.5.3　PCR-SSP法による*RHD*のタイピング例

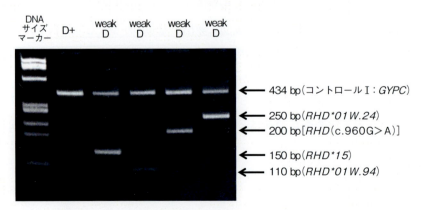

図4.5.4　PCR-SSP法による主なweak Dのタイピング例

Dの変異型にはweak Dとpartial Dがあり、weak Dに対応するアレルは*RHD*にSNVをもつものが多く、partial Dに対応するアレルは*RHD*と*RHCE*の組み換えで生じたものが多い。したがって、weak DのDNAタイピングは比較的容易であるが、partial Dのタイピングは煩雑であり、最終的には1分子シークエンサーでタイピングする必要も生じる。なお、weak Dには生食法で抗Dと弱く反応する例もあり、データベースThe Human RhesusBase (https://www.rhesusbase.info/)ではweakened D expressionとして分類されている。PCR-SSP法によるweak Dのタイピング例[2]を図4.5.4に示した。この中で、サイレント変異c.960G>Aをもつアレルは、スプライシングの際にエキソンスキッピングを起こしやすく、weakened D expressionの日本人集団に最も多く認められるアレルである。また、*RHD*15*も日本人集団に多くみられ、c.845G>A(p.Gly282Asp)のミスセンス変異をもつ。当初*RHD*15*はweak Dを生じるアレルとされたが、抗D保有例が報告されたことにより、現在ではweak partial Dを生じるアレルとされている。また、日本人集団のweak Dからよく検出されるアレルには、c.1013T>C(p.Leu338Pro)のミスセンス変異をもつ*RHD*01W.24*がある。ほかにも日本人集団のweak Dから40種類以上のアレルが検出されており、網羅的なタイピングにはルミネックス法などが適している。

　*RHCE*は*RHD*と相同性が高く、2組の対立抗原C/cとE/eをコードしている。主な*RHCE*アレルは4種類で、*RHCE*01*（*RHCE*ce*）はce抗原、*RHCE*02*（*RHCE*Ce*）はCe抗原、*RHCE*03*（*RHCE*cE*）はcE抗原、*RHCE*04*（*RHCE*CE*）はCE抗原をコードしている。1ヵ所のSNVで決定される抗原はc抗原とE抗原で、それぞれエキソン2のc.307C(p.Pro103)とエキソン5のc.676C(p.Pro226)が相当する。一方、C抗原とe抗原をコードするSNVはそれぞれc.307T(p.Ser103)とc.676G(p.Ala103)であるが、これらは*RHD*と同一であるため、C、e抗原の発現にはほかのSNVもかかわっている。DNAタイピングを行う場合、c.307C(c抗原)、c.676C(E抗原)、イントロン2の挿入配列(C抗原)、エキソン5のc.676Gとほかの*RHCE*のSNV(e抗原)を利用する。ルミネックス法によるタイピング例を図4.5.5に示した。蛍光強度の二次元プロットにより、ホ

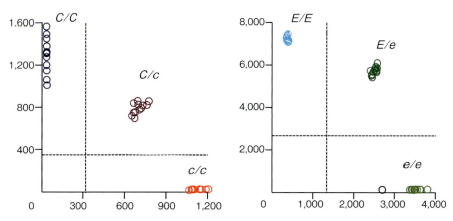

図4.5.5　蛍光ビーズ法による*RHCE*のタイピング例
数値は蛍光強度、破線はカットオフ値を示す。

モ／ヘテロの判別が可能である。

　最近では1分子シークエンサーによる網羅的な血液型遺伝子の解析も報告されている[3]。ゲノムDNAを物理的に約10kbpに断片化し、血液型遺伝子に相補的な120bpのビオチン標識プローブをハイブリダイズし、アビジン標識マグネットビーズで精製後、1分子シークエンサーで解析する方法である。報告では既知の血液型遺伝子のうち35遺伝子を、各血液型遺伝子に特異的な8,121個のプローブを用いて網羅的に解析している。また、ヘテロ接合型で複数のSNVのシス位とトランス位の判別を行う際、従来はクローニングとサンガーシークエンスを組み合わせて行ってきた。しかし、通常のクローニングでは1kb以上離れた2つのSNVのシス／トランスの判別は困難である。一方、1分子シークエンサーは、20kb以上離れたSNVのシス／トランスの判別も可能であり、*RHD*と*RHCE*の組み合わせ（ハプロタイプ）のタイピングも可能である[4]。コスト面や手技の煩雑さ、バイオインフォマティックスのスキルを要するなどの課題はあるが、今後の汎用性を期待したい。

● 参考文献

1) Ogasawara K, Suzuki Y, Sasaki K, et al：Molecular basis for D-Japanese；identification of novel DEL and D- alleles. Vox Sanguinis 109：359-365, 2015.
2) Isa K, Sasaki K, Ogasawara K, et al：Prevalence of *RHD* alleles in Japanese individuals with weak D phenotype；Identification of 20 new *RHD* alleles. Vox Sanguinis 111：315-319, 2016.
3) Steiert TA, Fuß J, Juzenas S, et al：High-throughput method for the hybridisation-based targeted enrichment of long genomic fragments for PacBio third-generation sequencing, NAR Genomics and Bioinformatics 4(3)：1-10, 2022.
4) Zhang Z, An HH, Vege S, et al：Accurate long-read sequencing allows assembly of the duplicated RHD and RHCE genes harboring variants relevant to blood transfusion. The American Journal of Human Genetics 109：180-191, 2022.

Chapter 6 不規則抗体スクリーニングと交差適合試験

1 不規則抗体スクリーニングと交差適合試験の概要

　不規則抗体スクリーニングと交差適合試験は、不適合輸血を防ぐうえで、ABO血液型、RhD血液型検査と共に、重要な輸血検査項目である。可能な限り、不規則抗体スクリーニングは交差適合試験に先立って実施する。これらの検査については、「赤血球型検査（赤血球系検査）ガイドライン」（日本輸血・細胞治療学会）に基づき、原則として患者の所属する医療機関内で実施することが望ましい（稀にしか輸血を行わない医療機関など、自施設内で検査が適切に実施できない場合には、外部委託検査センターなどの専門機関に委託して実施する）。

　ヒトの赤血球膜にはABO・Rhなど約400種の抗原が存在しており、ABO血液型に対する抗A、抗Bは自然抗体として規則的に存在している。これに対して、ABO以外の血液型抗原に対する抗体の多くは輸血や妊娠などの免疫により産生され、不規則抗体という。不規則抗体は、IgM型主体の自然抗体とIgG型を主体とする免疫抗体とがある。不規則抗体スクリーニングや交差適合試験では臨床的意義のある抗体を検出することが重要である。臨床的意義のある抗体とは、溶血性輸血副反応（hemolytic transfusion reaction；HTR）の原因となる不規則抗体のことであり、その多くは間接抗グロブリン試験（indirect antiglobulin test；IAT）で陽性となる37℃反応性の抗体である（**表4.6.1**）。

　生理食塩液に浮遊した赤血球は、赤血球表面の親水性高分子に結合した水分子、赤血球自身がもつファンデルワース力による表面張力、赤血球膜表面のζ（ゼータ）電位により距離が保たれている。分子量の大きいIgM抗体は、この距離の赤血球を架橋し凝集反応や溶血反応を起こすが、IgG抗体は抗原抗体反応を起こしても、赤血球を直接凝集することはできない。そのため、赤血球の距離を縮める検査方法（アルブミン法や酵素法）や赤血球と抗原抗体反応を起こしたIgG抗体を架橋する検査方法（IAT）を用いて、臨床的意義のあるIgG抗体を効率的に検出する必要がある（**図4.6.1**・**表4.6.2**）。

2 生理食塩液法

　生理食塩液法は、室温で反応する自然抗体（冷式抗体）の検出に適した検査方法であり、交差適合試験の場合は、ABO血液型不適合（ボンベイ型を含む）を検出する方法である。検出する抗体は基本的にはIgM抗体であるが、赤血球膜上の抗原決定基の位置と密度によっては（高力価）IgG

抗体が反応する場合もある。一般的に 25℃以下で反応する不規則抗体は臨床的意義が低いとされている。そのため、不規則抗体スクリーニングにおける生理食塩液法の目的は、室温応性の抗体を積極的に検出するためではなく、引き続いて行う間接抗グロブリン試験で弱反応を示した場

表4.6.1 主な血液型抗体の反応態度と臨床的意義

血液型	抗体	反応至適温度(℃)	反応様式 Sal	反応様式 IAT	反応様式 Enz	臨床的意義 HTR	臨床的意義 HDFN
ABO	抗A	15〜25	○○○			●●●	●●●
ABO	抗B	15〜25	○○○			●●●	●●●
ABO	抗A1	15〜25	○○○			●	
ABO	抗H	15〜25	○○○			●	
Rh	抗D	37	○	○○○	○○○	●●●	●●●
Rh	抗C	37	○	○○○	○○○	●●●	●●●
Rh	抗E	37	○	○○○	○○○	●●●	●●●
Rh	抗c	37	○	○○○	○○○	●●●	●●●
Rh	抗e	37	○	○○○	○○○	●●●	●●●
Rh	抗Rh17	37	○	○○○	○○○	●●●	●●●
Kell	抗K	37		○○○		●●●	●●●
Kell	抗k	37		○○○		●●●	●●●
Kell	抗Kp[b]	37		○○○		●●●	●●●
Kell	抗Kp[c]	37		○○○		▲	
Kell	抗Ku	37		○○○		▲	●●●
Duffy	抗Fy[a]	37		○○○		●●●	●●●
Duffy	抗Fy[b]	37		○○○	○	●●●	●●●
Kidd	抗Jk[a]	37		○○○		●●●	●●●
Kidd	抗Jk[b]	37		○○○		●●●	●●●
Lewis	抗Le[a]	5〜20	○○○	○○○	○○	●●	
Lewis	抗Le[b]	5〜20	○○○	○○	○		
MNS	抗M	5〜20	○○○	○○		●●	●
MNS	抗N	5〜20	○○○				
MNS	抗S	15〜37	○○	○○○		●●●	
MNS	抗s	37		○○○		●●●	
P	抗P1	5〜20	○○○	○	○	▲	
P	抗PP1k(Tj)	15〜25	○○○		○○○	●●●	●
Diego	抗Di[a]	37		○○○	○○○	●●●	●●●
Diego	抗Di[b]	37		○○○	○○○	●●●	●●●
I	抗I(自己)	5〜20	○○○	○	○		
I	抗I(アロ)	15〜25	○○○	○○	○○○	●	
I	抗i	5〜20	○○○				
Xga	抗Xg[a]	37		○○○			
Jr	抗Jr[a]	37		○○○		●	

○●が多いほど強い、▲可能性あり
(オーソ・クリニカル・ダイアグノスティックス株式会社「主な血液型抗体の反応態度」より一部改変して作成)

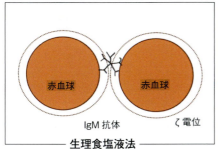 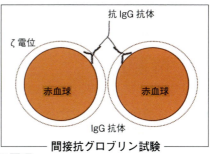

図 4.6.1　凝集反応の原理

表4.6.2　検査方法の原理

検査方法		使用試薬	原理	反応時間*	特徴
生理食塩液法			ζ電位で保たれている赤血球間を架橋できる分子量があるIgM型抗体が単独で凝集反応や溶血反応を起こす。分子量が小さいIgG型抗体は抗原抗体反応が起こったとしても赤血球凝集反応は起こらない。	－	IgM型抗体の検出に適している（交差適合試験における抗A、抗B、低温反応性抗体など）。
間接抗グロブリン法			生理食塩液中での抗原抗体反応。反応が平衡状態に達するまでの反応時間が必要である。	60分	一部のIgG抗体を検出できないことがある。反応増強剤により非特異反応を起こす場合やIgM型抗体による凝集反応を起こす場合、各種抗体価モニタリング時に用いられる。
	PEG		脱水作用で赤血球周囲の空間を増やすことによる抗体濃縮効果（立体的排他現象）により抗原抗体反応を増強させる。	10〜15分	反応時間が短縮できる。検出感度はLISS-IATと同等またはそれ以上である。抗グロブリン試薬は抗IgGを用いる。自己抗体を検出しやすい。
	LISS		反応液中のイオン強度を下げることにより（約0.03M→0.17M）抗原抗体反応を増強させる。	10〜15分	反応時間が短縮できる。検出感度はPEG-IATと同等である。自動輸血検査機器を用いた検査法で用いられる。
酵素法		ブロメリンフィシンパパインなど	赤血球のζ電位を下げることにより赤血球間の距離が縮まり、IgG抗体の凝集を起こしやすくする。特にRhおよびKidd系抗体の反応を増強する。	15分	酵素による非特異反応がみられることがある。一部の抗原（MNS、Duffy、Xg^a、JMHなど）を分解するためこれら抗体は検出できない。複数抗体が存在している場合は抗体同定に有用な場合があるが抗体スクリーニングで実施する意義は低く、抗体スクリーニングにおいて単独で用いてはならない。

＊反応時間は使用試薬の添付文書に従う。

合、その原因が低温反応性の抗体にあるかを推察することにある。

3 | 酵素法

　ブロメリンやフィシン、パパインなどのタンパク分解酵素を用いて、赤血球のζ電位を下げることにより赤血球間の距離が縮まり、IgG抗体の凝集を起こしやすくする検査方法である(抗Rhおよび抗Kidd、抗Lewisなどの反応が増強されることがある)。酵素法には、1段法と2段法とがあり、2段法が1段法より抗体検出感度がよいとされている。1段法は血漿(または血清)と2～5％赤血球浮遊液を入れた試験管に酵素試薬を直接添加して反応させるもので、2段法は使用する赤血球液に酵素試薬を添加し前処理を行った後に血漿(または血清)と反応させるものである。試験管法ではブロメリン(1段法)が多く用いられており、機械法ではフィシン(2段法)が多く用いられている。タンパク分解酵素は、一部の抗原(MNS・Duffy・Xg^a・JMHなど)を変性または破壊するため、これらの抗原に対する抗体は検出できない。また、赤血球膜上のシアル酸を結合したタンパクを除去することから、タンパクを抗原としている赤血球が冷式抗体(IgM抗体)を吸着しやすくなる。酵素活性に影響するため反応時間は厳守し、自己対照を同時に行う必要がある。試験結果が自己対照と同様な凝集の強さを示す場合には、酵素非特異反応が考えられる。このように、酵素法は不規則抗体同定には有効な場合があるが、非特異反応を起こしやすい、臨床的意義のある一部の抗体を検出できないなどの理由から、交差適合試験や不規則抗体スクリーニングにおいては実施する意義が低く、単独で用いてはならない。

4 | 間接抗グロブリン試験

　抗グロブリン試験は、赤血球に感作したIgG抗体または補体を、抗ヒトグロブリン試薬を用いて抗体同士を架橋させて凝集反応を起こさせる検査方法である。抗体(血漿または血清)を試験管内で赤血球に感作させて抗体の有無を検査するIATは、臨床的意義のある抗体を検出する上で最も信頼できる検査方法である。一方、生体内で赤血球表面に抗体が感作されているか否かを検査する直接抗グロブリン試験(direct antiglobulin test；DAT)は、自己免疫性溶血性貧血(autoimmune hemolytic anemia；AIHA)や胎児・新生児溶血性疾患(hemolytic disease of the fetus and newborn；HDFN)、遅発性溶血性輸血副反応(delayed hemolytic transfusion reaction；DHTR)の診断に有用である。

　通常、赤血球に抗体を感作させる時間は60分と長いが、反応増強剤であるポリエチレングリコール(polyethylene glyco；PEG)や低イオン強度溶液(low-ionic-strength solution；LISS)を用いることにより10～15分に短縮し、検出感度を上げることができる。ヒトの血漿(または血清)には、検出目的である不規則抗体とは関係のないIgG抗体が大量に存在するため、感作後には十分な洗浄操作を実施し、抗ヒトグロブリン試薬を反応させる。洗浄が不十分(残存IgGが2μg/

mL以上)の場合には、残存IgGに中和されて偽陰性を生じる場合がある(通常3回の洗浄操作で2μg/mL未満になる。ただし、PEGを用いる場合には4回以上が望ましい)。そのため、試験管法では、陰性を呈した場合にはIgG感作赤血球を用いて抗ヒトグロブリン試薬の反応性とともに洗浄効果を確認する。IgG感作赤血球に凝集が認められない場合の検査は無効である。

5 分子標的治療薬の対処法

　多発性骨髄腫の治療薬である抗CD38抗体治療薬を投与された患者血漿(血清)でIATを行うと偽陽性(汎反応)を呈する。これは、CD38が赤血球にも弱く発現されていることが原因である。そのため、不規則抗体スクリーニングの場合はスクリーニング赤血球、交差適合試験の場合は供血者赤血球をジチオトレイトール(dithiothreitol；DTT)で処理することで、この影響を回避することができる。分子標的治療薬によるIATでの偽陽性(凝集)反応は、試験管法においては通常(1+)程度の弱い反応であるが、検査方法によっては強く反応することがある。また、DATや不規則抗体検査の自己対照は陰性から陽性までさまざまである。しかし、ABOまたはRhD血液型検査や交差適合試験の生理食塩液法には影響を及ぼさない。IATにおける偽陽性反応は抗CD38の投与が中断されたとしても、最大6ヵ月まで検出されることがある。不規則抗体スクリーニングや交差適合試験を実施するにあたり、この薬剤の投薬情報は重要であり、投薬情報がないままで検査が行われれば誤った判定を導くことになる。投薬情報は院内のみならず、院外でも共有できるように「輸血関連情報カード」[日本輸血・細胞治療学会発行アプリ(http://yuketsu.jstmct.or.jp/wp-content/themes/jstmct/images/medical/file/reference/infocard_4.xlsm)]を活用するなどの体制を構築することが望ましい。

● 参考文献

1) 井手大輔,ほか：輸血のための検査マニュアル Ver.1.3.2. 日本輸血・細胞治療学会 輸血検査技術講習委員会(編), 2021(http://yuketsu.jstmct.or.jp/wp-content/uploads/2022/07/3757b362c7f7c34354513f31928b25f4.pdf).
2) 奥田 誠,ほか：赤血球型検査(赤血球系検査)ガイドライン(改訂4版). 日本輸血・細胞治療学会誌68(6)：539-556, 2022.
3) 厚生労働省医薬・生活衛生局血液対策課：輸血療法の実施に関する指針, 改定版, 令和2年(http://yuketsu.jstmct.or.jp/wp-content/uploads/2022/06/073bdbb3a84b80b0c05e0b53f57cb409.pdf).
4) 日高陽子：不規則抗体スクリーニング. 輸血・移植検査技術教本, 第2版, 奥田 誠, ほか, pp36-39, 丸善出版, 東京, 2023.

Chapter 7 血小板抗原検査

● はじめに

　血小板抗原検査は、新生児同種免疫性血小板減少症における母児間および血小板輸血不応患者の適合性検査などの際に行われる。かつては血清学的検査法により行われていたが、ヒト血小板特異抗原（human platelet antigen；HPA）の遺伝子レベルでの解明が進み、遺伝子タイピングが可能になった。血清学的検査では、抗血清や検査に用いる血小板の確保が困難であることや検査に時間を費やすことなどの問題があり、また、遺伝子検査の新しい技術が次々に発展してきたことにより近年では遺伝子検査が主に用いられている。かつて行われていた血清学的検査法は、現在では主に抗血小板抗体検出や血小板交差適合試験のために用いられる。

1 血清学的検査法

A ■ MPHA 法（混合受身赤血球凝集法）

　MPHA 法（mixed passive hemagglutination）は、U 底（ラウンドボトム）マイクロタイタープレートのウェルにインタクト血小板または血小板抽出抗原を固相し、抗血清（または被検血清）を感作する。洗浄後、抗ヒト IgG 抗体感作ヒツジ赤血球（指示血球）を反応させ、凝集の有無を確認する（図 4.7.1）。

B ■ PIFT 法（血小板蛍光抗体法）

　PIFT 法（platelet immuno-fluorescense test）は、インタクト血小板と抗血清（または被検血清）を感作させた後、二次抗体として蛍光標識抗ヒト IgG 抗体を反応させ蛍光強度をフローサイトメーターにより測定する。抗ヒト IgG 抗体を標識するために、FITC（fluorescein isothiocyanate）が広く使用されている（図 4.7.2）。

C ■ MAIPA

　MAIPA（monoclonal antibody immobilization of platelet antigens）は、血小板と抗血清（または被検血清）および血小板膜糖タンパク特異的なマウスモノクローナル抗体とを反応させる。その後、血小板を可溶化し、あらかじめ抗マウス IgG 抗体を固相してあるプレートに反応させた後、酵素標識抗ヒト IgG を用いた ELISA 系で検出する（図 4.7.3）。

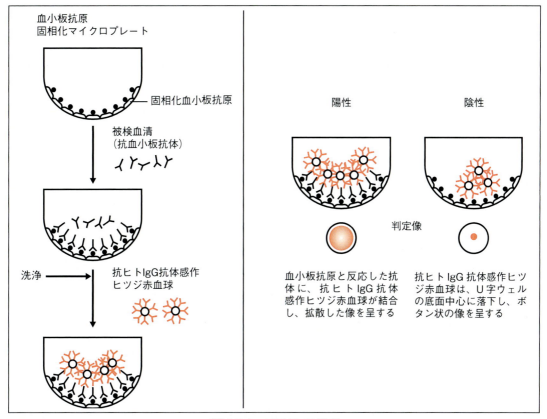

図 4.7.1　MPHA の原理

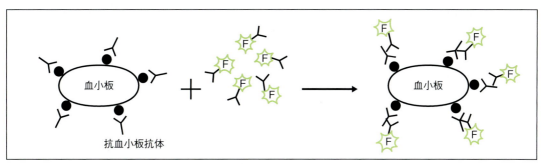

図 4.7.2　PIFT の原理

2 遺伝子検査法

A ■ PCR-SSP 法

　PCR-SSP(PCR-sequence specific primers)法は、アレル特異的なプライマーを用いて、ある特定の配列をもつ DNA 部位だけを PCR 法で増幅する方法である。例えば、a 型と b 型とで塩基配列の異なる部位にプライマーを設定し、PCR を行う。PCR により DNA を増幅後、アガロースゲル電気泳動により、DNA バンドの有無を確認する。どちらのプライマーで増幅されたかを検出

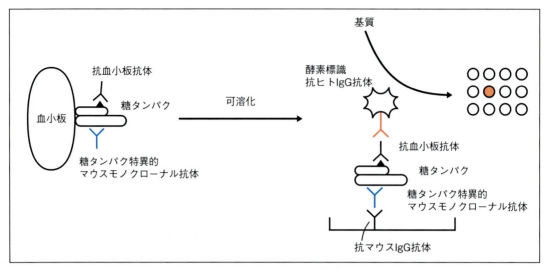

図 4.7.3　MAIPA の原理

することにより HPA 型を判定する。

B ▪ PCR-RFLP法

　PCR-RFLP（PCR-restriction fragment length polymorphism）法では、特定の塩基配列を認識してDNAを切断する制限酵素を用いる。PCRにより増幅されたDNAを制限酵素と反応させた後、電気泳動を行い、DNA断片の長さによりアレルを判定する。制限酵素により切断されたDNAは、電気泳動後、低分子の断片として検出される。一方、切断されないDNAはそのままの大きさで検出され、この泳動パターンによりアレルを決定する。

C ▪ PCR-SSO法

　PCR-SSO（PCR-sequence specific oligonucleotide probe）法は熱またはアルカリ処理により増幅DNAを1本鎖に変性し、メンブレンフィルターやマイクロプレートなどに固定する。多型部分に相補的なプローブを反応させ、増幅DNAと結合するか否かを確認し、アレルを判定する方法である。煩雑な手技が求められるため、操作の簡便化を目的としてプローブをあらかじめメンブレンフィルターやマイクロプレートに固定し、PCR産物をハイブリダイズするリバースSSO（r-SSO）法が開発された。r-SSO法とLuminex社のxMAP®テクノロジーを組み合わせたHLAタイピング試薬がキット化され、広く用いられているが、これと同様の原理でHPAタイピング試薬もキット化されている。5'末端をビオチン標識したプライマーで目的とする遺伝子領域を増幅し、表面にプローブを固相したビーズとハイブリダイズする。プローブは各HPAアレルに特異的な配列となっており、増幅DNAはそのHPA型に対応したプローブと結合する。フィコエリスリン標識ストレプトアビジンを反応させた後、ルミネックス®で蛍光強度を検出し、HPA型を判定する。

V

移植医療

Chapter 1 移植の概要

●はじめに

　臓器不全に対して、その臓器機能を補完する代替療法が必要であり、これには人工臓器と臓器移植がある。人工臓器として心不全に対する補助心臓、腎不全に対する血液透析があるが、生涯にわたって臓器のすべての機能を補完できるものではない。このためほかの多くの臓器不全においても臓器移植が唯一の根治的治療となる。しかし、臓器提供者が必要なことと免疫抑制薬の使用が必要である点が問題となる。

　1950年代から1960年代に臨床的にすべての臓器の移植が開始されたが、有効な免疫抑制薬がなかったため、その成績は満足できるものではなかった。当初の免疫抑制はX線の全身照射で、調節性がなく副作用が強く、致死的ですらあった。1961年にアザチオプリン（azathioprin）が腎臓移植に用いられ、ある程度の成績が得られたが、他臓器の移植には不十分であった。1970年代になりシクロスポリン（cyclosporine）が導入され飛躍的に成績が向上した。1984年に筑波山麓の放線菌から分離されたタクロリムス（tacrolimus）はさらに移植成績を向上させ、現在、世界中で最も多く使われている免疫抑制薬となった。

　2012年にiPS細胞の発見に対して京都大学の山中にノーベル賞が授与されたとき、いずれ自分自身のiPS細胞から臓器を再生し、それを移植することによって臓器提供者と免疫抑制薬が不要な治療になりうると期待されたが、細胞、組織レベルでの応用にとどまっている。

　臓器移植のためには臓器が必要で、臓器は後述するように生体からと死体からの提供となるが、日本では1997年に「臓器の移植に関する法律」が制定され脳死体からの臓器提供が可能となり、日本臓器移植ネットワークが組織された。諸外国に比し、日本では死体からの臓器提供が極めて少なく、結果として生体からの臓器移植が主体となっている。

　移植には、臓器不全のための臓器移植だけでなく、欠損した組織を補うための組織移植、不足した細胞を補うための細胞移植もある。

1 移植の用語

　臓器または組織の移植において提供者のことをドナー（donor）といい、ドナーは生体と死体に大別され、死体ドナーは脳死ドナーと心停止ドナーに分かれる。臓器移植では、腎臓は心停止ドナーからの提供が可能であるが、心臓、肺、肝臓、膵臓は血液循環が保たれた死体である脳死ドナーからの提供が不可欠である。腎臓、肺、肝臓は生体ドナーから提供が可能である。組織移植

では、心臓弁、血管、角膜、皮膚が移植可能で、心停止ドナーからの提供が可能である。また、細胞移植も行われ、骨髄を含む造血幹細胞の移植が可能であるが、広い意味では輸血（赤血球や血小板）も移植に含まれる。

移植を受ける個体、受容者のことをレシピエント（recipient）という。また移植される臓器や組織は移植片、グラフト（graft）という。

2 移植の種類

A ■ 自家移植（autologous transplantation）

同一個体間での移植で、皮膚移植、副甲状腺の組織移植と、自己腎移植の臓器移植がある。拒絶反応はなく、免疫抑制は不要である。

B ■ 同系移植（syngeneic transplantation）

遺伝的に同一な別個体間での移植で、一卵性双生児間での移植である。ヒトでの初めて行われた腎移植は一卵性双生児間での同系移植だった。自家移植と同様で、拒絶反応はなく、免疫抑制は不要である。

C ■ 同種移植（allogeneic transplantation）

同じ種（ヒト）での移植で、通常の臨床的な臓器移植はこれを指す。次項で述べる組織適合性の違いにより免疫反応としての拒絶反応が起こるため、免疫抑制が必要である。

D ■ 異種移植（xeno-transplantation）

ヒト以外の種からの移植で、歴史的にはチンパンジーの腎臓やヒヒの心臓のヒトへの移植が行われたが、成功してはいない。異種に対する自然抗体により拒絶されるためで、これを克服し成功に導くための基礎研究が行われ、米国マサチューセッツ総合病院の河合らが遺伝子改変ブタの腎臓をサルに移植して長期生着に成功している。なお、遺伝子改変ブタの臓器（心臓や腎臓）をヒトに移植する試みも開始されている。

Chapter 2 移植免疫

1 拒絶反応

　臓器移植においてレシピエントが移植臓器に対して起こす免疫反応を拒絶反応という。一卵性双生児間での同系移植でない限り、ドナーにはレシピエントと異なる抗原があり、移植臓器は異物として認識され拒絶反応が惹起される。拒絶反応により移植臓器は障害され、移植臓器の機能が低下し、時として致命的になるので、予防すること、早期に治療することが必要である。このために既存抗体の検査、拒絶反応を予防する免疫抑制薬、拒絶反応を治療する免疫抑制薬などによる拒絶反応コントロールが必要である。また、拒絶反応の診断には移植臓器の機能検査だけでは不十分で、移植臓器の組織を採取しての病理検査、免疫染色検査や血中の抗体検査が必要である。

A ■ 発症時期による分類

　臓器移植後の拒絶反応を発症時期で分類し、発症機序も代表的なもののみとして簡略にまとめたものが表 5.2.1 である。当然、複数の機序のかかわりもあるが、その詳細は本文を参照して頂きたい。

1) 超急性拒絶反応

　臓器移植で移植臓器に血流再開直後から1日以内に起こる既存抗体による抗原抗体反応によって起こる。既存抗体は、妊娠による胎児の白血球、輸血、事前の臓器移植によって感作、発現し、この存在により凝固系が活性化し、血管を閉塞するため移植臓器は急速に壊死に陥る。このため予防が大切で、本書に詳細が記されている術前の既存抗体検査が重要である。

表5.2.1　拒絶反応の種類

種類	発症時期	機序	治療法
超急性拒絶反応	血流再開直後〜24時間以内	既存抗体	なし
急性拒絶反応	1週間〜3ヵ月	細胞傷害性T細胞	ステロイド、殺細胞性免疫抑制薬
慢性拒絶反応	3ヵ月以降	ドナー特異的抗体	抗体除去、抗体産生抑制薬

2）急性拒絶反応

移植後1週間から3ヵ月程度に起こり、主に活性化したT細胞により惹起される。移植された臓器の血管や細胞間にリンパ球やマクロファージが浸潤し、移植臓器機能が障害される。現在使われ基礎になる免疫抑制薬はT細胞の活性化を抑制することにより急性拒絶反応を予防する効果が強く、臓器移植成績の向上に寄与している。治療にはステロイドのパルス療法や殺細胞性の免疫抑制薬が用いられ、基礎になる免疫抑制療法を強化する必要がある。移植後に感作されたことによって発症する急性拒絶反応よりやや早くT細胞による強い拒絶反応が発症することがあるが、既感作されたレシピエントに発症するもので促進型拒絶反応と呼ばれる。

3）慢性拒絶反応

免疫抑制薬の進歩により急性拒絶反応を抑制することが可能となり、移植成績向上につながったが、移植後3ヵ月以降に発症し、徐々に移植臓器機能が障害されていく慢性拒絶反応の機序は最近まで不明であった。最近、高感度で特異性の高い抗体測定法が可能となったことにより、慢性拒絶反応にドナー特異的抗体（donor-specific HLA antibodies；DSA）の関与が明らかになった。この抗体は超急性拒絶反応を引き起こす既存抗体と異なり、新たにできたという意味で *de novo* 抗体と呼ばれている。治療にはできてしまった抗体を除去するために血漿交換などが必要で、さらに抗体産生抑制薬が必要になる。

B ■ 発症機序による分類

免疫反応としての拒絶反応には主に2つの機序が存在する。

1）細胞性拒絶反応

細胞性拒絶反応は活性化したT細胞による反応で、この活性化は抗原提示細胞の違いにより直接認識経路と間接認識経路に分類される。

直接認識経路は急性拒絶反応の主体と考えられている。移植臓器内のドナー由来の抗原提示細胞（APC）が血流を介してレシピエントのリンパ組織に到達し、HLAクラスI、クラスII抗原上にドナー抗原ペプチドを提示する。CD4陽性T細胞はT細胞受容体（TCR）を介してクラスII抗原上のドナー抗原ペプチドを、CD8陽性T細胞はTCRを介してクラスI抗原上のドナー抗原ペプチドを認識し活性化する。T細胞は自己HLA拘束性に反応するはずであるが、一種の交差反応と考えられている。

間接認識経路ではレシピエントのAPCがドナー抗原を取り込み、分解後にペプチドをレシピエントのクラスII上に示す。そしてCD4陽性T細胞がTCRを介して認識し活性化する。普通の異物としての抗原に対する反応と同じで、反応するT細胞は自己HLAに拘束されている。これは慢性拒絶反応にもかかわっている。

2) 抗体関連型拒絶反応

抗体関連型拒絶反応(antibody-mediated rejection；AMR)にはT細胞依存性抗体産生によるものとT細胞非依存性産生によるものがある。

T細胞依存性AMRは、間接認識経路で活性化されたCD4陽性T細胞のもとDSAが産生されたことによって発症する。CD4陽性T細胞はAPCのHLAクラスⅡに提示されたドナー抗原を認識して活性化し、B細胞がAPCに提示されたドナー抗原を認識する。APC、T細胞、B細胞間で相互認識し、B細胞は抗体産生細胞へ分化する。またB細胞受容体(BCR)を介してドナー抗原を取り込みHLAクラスⅡ上に提示したB細胞と活性化CD4陽性T細胞との連携によっても抗体産生は促進される。

T細胞非依存性AMRはABO血液型不適合ドナーからの臓器移植の際に問題になる。血液型不適合血液中の血液型抗体が移植臓器の血管内皮に存在する血液型抗原と抗原抗体反応を起こし、移植臓器が廃絶してしまう。抗体除去とB細胞除去、抑制が必要になる。

2 拒絶反応の防御と治療

臓器移植における拒絶反応を予防、治療するためには移植臓器に対する免疫反応を制御する必要がある。その方法として、拒絶反応を予防、治療するための免疫抑制薬と拒絶反応を引き起こす抗体を制御する手段が用いられている。

A ■ 免疫抑制薬

臓器移植に用いられる免疫抑制薬を**表5.2.2**に示す。赤字で示した薬剤が現在多く用いられているものである。これら免疫抑制薬は単剤で用いられることはなく、副作用を低減するため用量

表5.2.2　免疫抑制薬

一般名	略語	商品名
1) カルシニューリン阻害薬		
cyclosporine	CYA	ネオーラル
tacrolimus	FK	プログラフ、グラセプター
2) 代謝拮抗薬		
mycophenolate mofetil	MMF	セルセプト
azathioprine	AZP	イムラン、アザニン
mizoribine	MZR	ブレディニン
3) mTOR阻害薬		
everorimus	RAD	サーティカン
4) 抗体製剤		
thymogloblin	TMG	サイモグロブリン
rituximab	RTM	リツキサン
basiliximab	BXM	シムレクト
5) 副腎皮質ステロイド		
predonisolone	PSL	プレドニン
methylpredonisolone	MPS	メドロール

を抑えての多剤併用療法が行われている。

1) カルシニューリン阻害薬

シクロスポリン(cyclosporine)やタクロリムス(tacrolimus)のレセプターをイムノフィリンという。この両者はイムノフィリンと結合し、その複合体がカルシニューリンの脱リン酸化機能を阻害するのでカルシニューリン阻害薬と呼ばれている。シクロスポリンは1980年代に臨床に導入され、臓器移植成績は格段に向上した。副作用は血中濃度に依存し、腎毒性、脂質異常症、歯肉肥厚、振戦、移植後糖尿病などがある。

タクロリムスは日本の製薬会社により筑波山麓の土壌から単離された放線菌から分離された。FK506-binding protein 12(FKBP12)と結合する。1/100の濃度でシクロスポリンと同等の効果があるとされ、1990年代に臨床に導入され、現在、世界で最も使われている免疫抑制薬である。副作用はシクロスポリンと同様であるが、移植後糖尿病が多い。

2) 代謝拮抗薬

ミコフェノール酸モフェチル(mycophenolate mofetil)はプリン合成に重要なイノシンモノフォスフェイト脱水素酵素を阻害する。カルシニューリン阻害薬と併用され、多くの施設で使われている。副作用として下痢の消化管症状が多く、ウイルス易感染性にも留意が必要である。

アザチオプリン(azathioprine)はグルタチオンなどと反応してメルカプトプリンを生成する。メルカプトプリンはプリンヌクレオチドの合成を阻害し、結果としてDNA合成を抑制する。副作用は白血球減少や血小板減少などの骨髄抑制と肝機能障害である。痛風に用いられるプリン代謝阻害薬を併用すると血中濃度が上昇するので注意が必要である。

ミゾリビン(mizoribine)は日本の製薬会社が八丈島の土壌より単離された糸状菌の培養濾液中から分離した。ほかの核酸合成阻害薬に比べ副作用が少ないが、主に腎臓から排泄されるので、腎移植での拒絶反応で移植腎機能が低下した際には投与量の調節が必要である。

3) mTOR阻害薬

エベロリムス(everorimus)はFKBP12と結合して、Target-of-rapamycin(mTOR)を阻害するのでmTOR阻害薬と呼ばれている。副作用は、脂質異常症、創傷治癒遅延などがある。カルシニューリン阻害薬にエベロリムスを併用することにより、カルシニューリン阻害薬の投与量を減量することができる。

4) 抗体製剤

サイモグロブリン®(thymogloblin)は抗ヒト胸腺細胞免疫グロブリン(anti-thymocyte globulin；ATG)で、ヒトT細胞に対し殺細胞性があるポリクローナル抗体であり、T細胞による急性の細胞性拒絶反応に対し優れた治療効果がある。かつてはヒトT細胞表面抗原CD3に対するモノク

ローナル抗体製剤があったが、近年、ほかの強力な免疫抑制薬の台頭により製造中止となり、本剤に取って代わった。副作用として、生物製剤なのでアナフィラキシー反応、強力にT細胞を殺傷するためのサイトカイン放出症候群、血小板減少、白血球減少がある。また、ウサギ由来の抗体なので反復使用は原則禁忌とされている。

リツキシマブ(rituximab)は遺伝子組み換えによって生成されたヒト/マウスキメラ抗体で、可変部はマウス抗ヒトCD20抗体で、定常部はヒト免疫グロブリンである。B細胞表面抗原であるCD20に結合し、B細胞を傷害する。ABO血液型不適合移植で術前に用いられているが、DSA陽性例やAMRに対する治療効果が期待されている。

バジリキシマブ(basiliximab)もヒト/マウスキメラ抗体で、可変部はマウス抗IL-2受容体α鎖(CD25)抗体である。IL-2のIL-2受容体への結合を阻害し、IL-2受容体を介したT細胞の活性化および増殖を抑制する。腎移植直前と4日目の2回、導入免疫抑制薬として用いられ、急性拒絶反応を減少させる。

5) 副腎皮質ステロイド

プレドニゾロン(predonisolone)とメチルプレドニゾロン(methylpredonisolone)が用いられる。各種サイトカインの産生抑制、T細胞と単球の活性化抑制と炎症部位への遊走の抑制などにより免疫抑制と抗炎症作用を示す。最近では新しい免疫抑制薬の登場により、長期ステロイド使用による副作用を減らすためステロイド離脱療法も行われている。

B ■ 抗体の制御

DSAには移植前からある既存DSA(preformed DSA)と移植後の *de novo* DSAがある。既存DSAにより超急性拒絶反応が発症し、*de novo* DSAにより急性AMRや慢性拒絶反応に至るため、抗体を除去する必要がある。またABO血液型不適合移植では、血液型抗体を除去する必要がある。

B細胞を傷害するリツキシマブ、血中から抗体除去を目的とした血漿交換、多くの作用機序が示唆されている免疫グロブリン大量療法などを併用して行われている。

3 移植片対宿主病

移植片対宿主病(graft-versus-host disease；GVHD)は、移植細胞・移植臓器に含まれるドナーの免疫系細胞によって惹起される有害な免疫反応で、その主要なエフェクターは主にドナー由来のT細胞である。特に、同種造血幹細胞移植において、高頻度に発症する。一方、固形臓器移植での発症頻度は1%未満と極めて低いが、肝移植および小腸移植後における発症が比較的多いとされており、皮膚・造血組織が主な標的となる。固形臓器移植後のGVHDは、いったん発症した場合致死的な経過をとることが多く、患者側から見た際に移植片に対するHLAの不適合(拒絶方向のHLAの不適合)が存在せず、かつドナーのHLAハプロタイプがホモ接合型(homozygous)

である場合にリスクが高いと考えられ、生体・死体からの肝移植では避けるべきとされている。

同種造血幹細胞移植後に発生するGVHDは、移植後比較的早期に発症し、皮膚・肝臓・消化管が主要な標的臓器となる急性GVHDと、移植後3ヵ月目以降に好発し、全身諸組織(皮膚・爪・頭皮/体毛・口腔粘膜・眼球・生殖器・消化器・肝臓・肺・筋/筋膜/関節・造血免疫系など)に障害がもたらされる慢性GVHDの2つの病型が区別されている。急性GVHDは、皮疹・黄疸・下痢などの症状を特徴とし、標的臓器の障害の程度により軽症例(grade I)から最重症例(grade IV)まで、4段階のグレーディングを行う(表5.2.3)。急性GVHDは重症化すると致死的となることもあるため、特に移植後早期は慎重な症状のモニタリングが大切である。通常はgrade II以上の症例が治療対象となり、初期治療は全身的なステロイド薬の投与である。しかしながら約1/3の例では十分な奏効が得られず、二次治療が必要となる。ステロイド治療抵抗性の急性GVHDに対する標準治療法は確立していないが、骨髄由来間葉系幹細胞(テムセルHS®)や抗ヒト胸腺細胞免疫グロブリン製剤(ATG、サイモグロブリン®)、JAK2阻害薬(ルクソリチニブ)などの投与が行われる。また、代謝拮抗性免疫抑制薬であるミコフェノール酸モフェチル(MMF)が用いられる場合もある。これらの二次治療薬が奏効しない場合の急性GVHDの治療は極めて困難であり、

表5.2.3 急性GVHD重症度分類

ステージ[1]	ステージの定義		
	皮膚	肝	消化管
	皮疹(%、体表に占める面積)[2]	総ビリルビン(mg/dL)	下痢(mL/日)[3]
1	<25	2.0〜3.0	成人500〜1,000 小児10〜20 mL/kg または持続する嘔気[4]
2	25〜50	3.1〜6.0	成人1,001〜1,500 小児20〜30 mL/kg
3	>50	6.1〜15.0	成人>1,500 小児>30 mL/kg
4	全身性紅皮症、水疱形成	>15.0	高度の腹痛・腸閉塞

1) 皮疹、ビリルビン上昇、下痢をきたすほかの疾患が合併する場合にはステージを1つ落とし、疾患名を記載する。
2) 皮膚GVHDの面積(%)は熱傷診療における9%ルール(小児は5%ルール)を参考にして評価を行う。
3) 3日間の平均下痢量
4) 胃や十二指腸の生検による病理学的な証明が必要である。

グレード	グレードの定義		
	皮膚	肝	消化管
	ステージ	ステージ	ステージ
I	1〜2	0	0
II	3 または	1 または	1
III	—	2〜3 または	2〜4
IV	4 または	4	—

しばしば不可逆的な経過をとる。

　慢性 GVHD は、急性 GVHD と比較し、その臨床症状や標的臓器は多岐にわたる。重症な肺障害例などを除き、直ちに致死的な症状をきたすことは稀であるが、長期の免疫抑制療法を必要とし、生活の質(quality of life；QOL)の低下をもたらす重要な合併症である。口腔粘膜・皮膚・関節・肺・消化器・生殖器などが標的となることが多く、2014 年改訂版 NIH 慢性 GVHD 診断基準では、各罹病臓器に出現している症状をスコア 0(無症状)からスコア 3(最重症)までの 4 段階で評価し、罹病臓器数とそれらのスコアに基づき、軽症、中等症、重症の 3 群に分類する。軽症の慢性 GVHD に対しては、ステロイド外用などの局所療法や支持療法を行う。中等症または重症の場合、ステロイドあるいはステロイドとカルシニューリン阻害薬の併用による治療が実施される。ステロイド抵抗性・依存性の難治症例に対する二次治療として、海外では体外循環光療法(extracorporeal photopheresis；ECP)やルキソリチニブが標準的に用いられており、今後、わが国における普及が期待されている。また、近年、慢性 GVHD の病態形成には B 細胞の過剰な活性化が関与していることが知られるようになり、ブルトン型チロシンキナーゼ阻害薬であるイブルチニブも治療薬として使用可能となっている。

Chapter 3 臓器移植

● はじめに

表5.3.1に2022年末までと2022年における臓器移植症例数を示す。1997年に「臓器の移植に関する法律」が施行され、脳死下の臓器提供が可能となり、2010年に改正され小児の脳死下の提供が可能となったが、諸外国に比べて脳死、心臓死からの提供が極めて少ない。結果として、生体移植が可能な腎臓、肝臓では生体移植が多く行われている。生体移植は親族間で行われる。脳死、心臓死からの移植は第三者からの提供であり、日本臓器移植ネットワークに移植希望者が登録されていて、各臓器で移植候補者の選択基準が定められており、移植候補者が選択される。提供施設で摘出された移植用の臓器は移植施設まで搬送され移植される。

表5.3.1 日本の臓器移植症例数

	総数（2022年末まで）				2022年			
	脳死	心臓死	生体	総数	脳死	心臓死	生体	総数
腎臓	1,601	6,073	37,755	45,429	170	28	1,584	1,782
肝臓	801	3	10,457	11,261	86	0	336	422
肺	755	0	287	1,042	94	0	14	108
心臓	620	0	0	620	79	0	0	79
膵臓	488	3	27	518	30	0	0	30
小腸	29	0	13	42	5	0	0	5
全臓器	4,294	6,079	48,539	58,912	464	28	1,934	2,426

1 腎移植

A ■ 腎代替療法

不可逆的な腎機能喪失としての慢性腎不全は命にかかわるため、腎機能を代行する腎代替療法が必要となり、これには血液透析、腹膜透析、腎移植がある。この中で腎機能を完全に代行できるのは腎移植だけであるが、腎提供者が必要で、生涯にわたった免疫抑制薬を必要とする。腎提供者には、親族からの提供による生体腎移植と、亡くなった方からの提供による献腎移植がある。献腎移植はかつて死体腎移植と呼ばれていたが、死体という言葉が不適切とされ、現在は献腎とされている。腎臓以外の臓器は脳死下での提供が必要であるが、腎臓は虚血に強いため心停止後の提供も可能である。

1）適　応

日本では現在34万人を超える透析患者が腎移植の適応となるが、透析療法が導入されていない末期腎機能障害者も適応で、これは「先行的腎移植（pre-emptive kidney transplantation；PEKT）」といわれ、2022年には生体腎移植の40％がPEKTであった[1]。生体腎移植の適応基準は日本移植学会の「生体腎移植ガイドライン」[2]に定められ、①末期腎不全であること、②全身感染症がないこと、③活動性肝炎がないこと、④悪性腫瘍がないこと、である。生体腎移植では腎提供者の適応も問題になる。生体腎提供者の保護は最優先のため、日本移植学会、日本臨床腎移植学会、日本腎臓学会が「生体腎移植のドナーガイドライン」にて、70歳以下、血圧、肥満、腎機能、尿蛋白、糖尿病などの基準を厳格に定めた[3]。しかし、歴史的背景からこの基準を多少甘くしたmarginal donor基準も示された。献腎の腎提供者は感染症、悪性疾患、器質的腎疾患のないことと定められている[4]。献腎提供者があると、献腎移植を希望し、日本臓器移植ネットワークに登録している者の中から、搬送時間、HLA適合度、待機日数などがポイント化され移植候補者が選定され、最終的にはリンパ球交差試験の結果が陰性であることが確認されて、移植に至る。

2）手　術

生体腎移植では、移植腎血管の長さと位置関係から通常はドナーの左腎が用いられる。従来は背部から臍近くまでの30cmほどの切開創から後腹膜腔での腎採取術が行われてきたが、1990年代後半から、生体ドナーへの侵襲を少なくした鏡視下腎採取術が行われるようになった。献腎の提供者では、体内灌流、冷却後に、左右腎を一塊に摘出し、体外で左右の腎臓を分離し、移植施設まで搬送する。

レシピエント手術では、自己腎は摘出せず、右下腹部の腹膜外に異所性にドナー腎が移植される。移植腎静脈をレシピエントの外腸骨静脈に端側吻合、移植腎動脈を内腸骨動脈に端々吻合し、移植腎尿管を膀胱に直接吻合する。血管吻合が終了した時点で移植腎の血流を再開すると、生体腎や脳死提供腎では、数分以内に移植腎尿管から尿流出がある。一方、心臓死の腎では虚血腎障害により移植手術中には尿流出がなく、術後に血液透析を要することが多いが、1〜2週間程度で腎機能が改善し、血液透析が不要になることが多い。

3）現　状

2022年末、日本では約34万人が血液透析を受けており、その中で献腎移植を希望して日本臓器移植ネットワークに登録している患者の数は約14,000人である。これまで、歴史的に約45,000人に腎移植が施行されてきたが、その推移を図5.3.1に示す[5]。前掲表5.3.1のとおり2022年の集計[1]では、生体腎1,584人、脳死腎170人、心臓死腎28人で、合計1,782人であった。

4）成　績

免疫抑制薬の進歩により腎移植成績は著しく向上してきたが、これに加えて、感染症管理、合

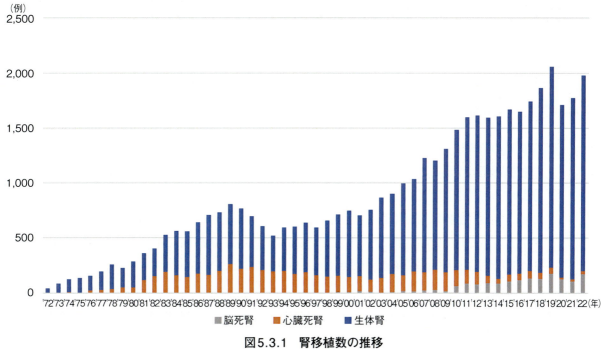

図5.3.1　腎移植数の推移

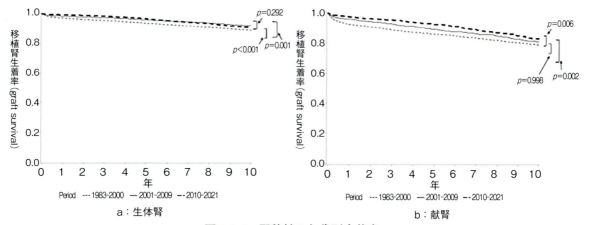

図5.3.2　腎移植の年代別生着率

併症管理、臓器保存、本書に示された抗体関連検査などの進歩にも由来する。腎移植では移植腎機能が廃絶しても、透析療法に戻れば死に至ることはないため、腎移植成績は、患者の生存率ではなく、移植腎の生着率で表される。2022年に集計された年代別の腎移植成績を図5.3.2に示す[5]。2010～2021年の症例について、生体腎移植の5年生着率は93.0%で、献腎移植の5年生着率は87.8%である。

移植腎機能廃絶に至った原因としては、統計上、未入力や不明が多い。2000年までの症例では、慢性拒絶反応＋急性拒絶反応が67.1%と報告されているが、2010年以降の症例では、31.3%と激減している。一方で、統計上は現れてきていないが、移植腎の長期生着が得られるようになった現在では、移植患者の高齢化に伴い、移植腎機能が維持された状態での死亡、death with functioning graft が多くなってきている。

2 心移植

1）適　応
　従来の治療法では救命ないし延命の期待がもてない重症心疾患として、①拡張型心筋症および拡張相肥大型心筋症、②虚血性心筋症、③その他（日本循環器学会心臓移植適応検討委員会で承認する心疾患）、とされている。また、適応条件は、①不治の末期的状態として最長余命1年以内、②65歳未満、③他臓器障害を合併していないこと、として、①については検査所見が参考として示されている。2022年末までの620例のうち、392例（62％）が拡張型心筋症、71例（11％）が拡張相肥大型心筋症、55例（9％）が虚血性心筋症であった[5]。
　心移植待機期間は数年にわたるため、補助人工心臓（ventricular assit device；VAD）を装着し、VADによる循環補助のもと待機している患者が大半を占める。VADの普及により心移植希望待機者は年々増加傾向にある。

2）手　術
　レシピエントは人工心肺に接続され、自己の心臓を摘出し、同じ場所にドナー心を移植する。左心系の静脈は肺静脈でなく左房同士を吻合する。右心系の静脈は、上下大静脈を別々に吻合するのではなく右房後壁の連続性を維持して、それぞれ心房・大静脈レベルで吻合する。次いで、肺動脈を吻合し、最後に大動脈を吻合する。
　移植心の虚血時間（ドナーの体内で心臓を停止させてから、レシピエントの体内で心拍を再開させるまでの時間）は4時間以内が安全とされている。遠隔地でドナーから心臓を摘出し、搬送したうえで、レシピエントへの移植手術で血管吻合を終え、心拍再開までを4時間以内で行うためには、摘出チームと移植チームの密接な連携、ヘリコプターやジェット機を使っての搬送が必要となる。

3）現　状
　図5.3.3にわが国の心移植数の推移を示す[5]。2009年の臓器の移植に関する法律の改正後、本人の同意がなくとも家族の同意で脳死下の臓器提供が可能となり、脳死下の心提供が増加した。また、小児からの提供が可能となり小児心移植数の増加が著しい。

4）成　績
　心移植後の累積生存率を図5.3.4に示す[5]。心移植では生着率＝生存率となる。5年生存率が92.7％、10年生存率が88.7％となり、国際心肺移植学会の世界中の成績をはるかに超える良好な成績である。適応条件として、「不治の末期的状態として最長余命1年以内」とされているこ

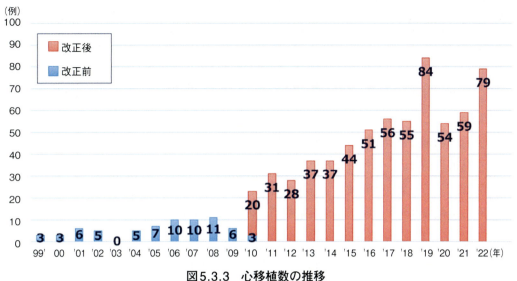

図5.3.3　心移植数の推移

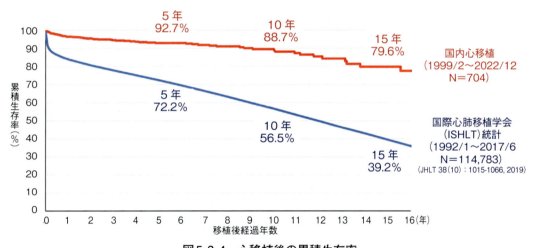

図5.3.4　心移植後の累積生存率

とからすると、心移植の成績は十分満足のいくものである。また、VAD装着患者の管理成績の向上も心移植成績と密接にかかわっている。

　諸外国に比して脳死下の臓器提供者が極めて少ないわが国では多くの心移植希望患者が移植を受けられずに亡くなられている。2022年12月末までの累積登録待機患者2,267例の中で540人（24％）が亡くなっている。

3　肝移植

1）適　応

　進行性の肝疾患により、末期状態にあり従来の治療方法では余命1年以内と推定されるもの

が肝移植の適応となる。ただし、先天性肝・胆道疾患、先天性代謝異常症などの場合には回復の見込みがないので、余命1年にこだわらない。

　脳死肝移植では、非代償性肝硬変としての適応基準を肝予備能評価基準であるChild-Pughスコアを用いて表す。「Child-Pughスコア10点以上＝Child-Pugh分類C」となっており、登録後はビリルビン、プロトロンビン時間、クレアチニンの3項目で計算されるMELD(Model for End-stage Liver Disease)スコアの高い順に優先順位を設定する。

　生体肝移植では、非代償性肝硬変として「肝性脳症、黄疸、腹水、浮腫、出血傾向など、肝不全に起因する症状が出現する状態」「治療を行わない状態で分類し、治療後に無症候性となった症例も非代償性とする」のように定義されており、Child-Pugh分類Bであっても行われる。

2) 手　術

　生体ドナーからは肝臓の一部(切除許容範囲は事前に十分に検討しておく)を切除してグラフトとする。脳死ドナーからは全肝を摘出する。レシピエントの手術では、まず自己肝を摘出する。血管吻合は最初に深部にある肝静脈から始めるが、生体移植では肝静脈同士を吻合する。脳死ドナーからの全肝移植の場合、肝の頭側と尾側の下大静脈を切断し、自己肝を摘出してからの移植となるので、グラフトの頭側と尾側の下大静脈と吻合する。次いで門脈同士を吻合し、ここで門脈血流を再開する。通常、この時点でグラフトの胆管から胆汁の流出を認める。次に肝動脈を吻合し、最後にグラフトの胆管をレシピエントの胆管あるいは小腸に吻合し、手術は終了する。

3) 現　状

　日本以外の国では圧倒的に脳死肝移植が生体肝移植より多いが、脳死ドナーが少ない日本では生体移植が肝移植の80%程度である。図5.3.5に肝移植数の推移を示す[5]。生体肝移植は2005年の570例が最も多く、以後、減少している。また、脳死肝移植が年々増加し、2019年に88例と最も多くなった。しかし、肝移植の総数は減少している。これは、C型肝炎の治療が可能になり、C型肝炎による肝硬変、肝癌の減少により適応患者が減少したこともかかわっている。

4) 成　績

　肝移植後の生存率を図5.3.6に示す[5]。脳死肝移植の5年生存率が84%、10年生存率が76%であり、生体肝移植の5年生存率が80%、10年生存率が75%となり、脳死、生体での差はない。また、小児と成人でも差がない。肝移植が必要な患者は余命1年以内とあるとされているので、肝移植の成績は十分満足のいくものである。

　しかし、生体肝移植は施行されてはいるものの、生体ドナーは侵襲が大きく、ドナーとなりうる適応が限定的なため、必ずしも生体肝移植を実施できず、脳死下の臓器提供者が極めて少ないわが国では、多くの肝移植希望者が移植を受けられずに亡くなられている。2022年12月末日までの3,898人の累積登録者の中で1,651人(42%)が亡くなっている。

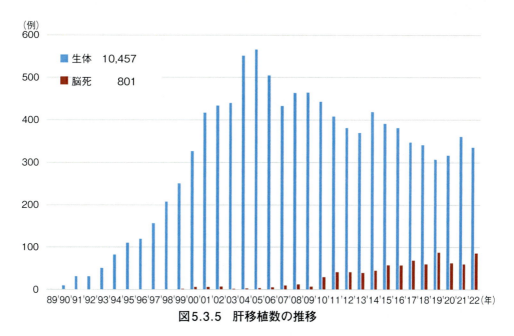

図5.3.5　肝移植数の推移

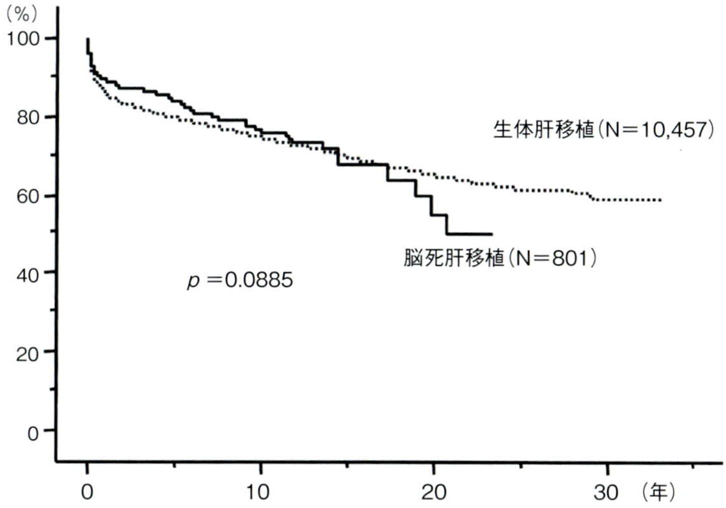

図5.3.6　肝移植の生存率

4 その他の臓器移植

A ■ 膵移植

　膵臓のランゲルハンス島β細胞からのインスリン分泌が著しく低下している1型糖尿病（インスリン依存型糖尿病）が適応になる。移植前にはインスリン自己注射をしているが、移植膵より分泌されるインスリンにより血糖コントロールが安定するだけでなく、糖尿病の合併症を改善させ、進行を阻止することができるため、患者のQOL（生活の質）を改善させることができるだけ

でなく、余命を改善することもできる。

多くの適応患者は糖尿病腎症による慢性腎不全を合併し、血液透析を受けており、膵臓と腎臓の同時移植（膵腎同時移植）により、インスリン自己注射や血液透析が不要となる。また、腎移植を先に受けてからの膵移植（腎移植後膵移植）、腎機能が保たれている1型糖尿病患者に対する膵単独移植がある。

膵移植には膵臓を臓器として移植する膵臓移植と、膵臓から膵島のみを分離し、局所麻酔下に門脈内に点滴の要領で移植する膵島移植がある。

膵臓移植はインスリン分泌が低下した自己膵は摘出することなく、異所性に移植される。膵腎同時移植の場合、左下腹部に移植腎、右下腹部に移植膵が置かれることが多い。膵グラフトの静脈は門脈系であるが、レシピエントの静脈に吻合される。膵管は過去にはこれまで膀胱に吻合されていたが、現在は小腸に吻合されることが多い。

脳死ドナーが少なかったときには膵体尾部を摘出して移植する生体膵臓移植も行われていたが、2014年以降は行われていない。2022年にはいずれも脳死ドナーから膵腎同時移植が27例、腎移植後膵移植が2例、膵単独移植が1例行われた。移植された膵臓の5年生着率は77.7％、10年生着率は70.7％で、膵臓移植患者の5年生存率は92.2％である[5]。

膵移植で求められているのはランゲルハンス島（膵島）のβ細胞から分泌されるインスリンなので、膵臓を臓器として侵襲の大きい移植手術するのではなく、門脈内に膵島を注入するだけの膵島移植は低侵襲な治療であるという利点があり、複数ドナーからの複数回の移植、凍結保存した膵島の移植が可能である。2020年4月に保険適応され、2021年1例、2022年5例が施行され、今後の増加が期待される。

B ■ 肺移植

両側に広がる進行性で有効な治療法のない肺疾患が適応になり、具体的には、肺高血圧症、間質性肺炎、肺気腫、造血幹細胞移植後肺障害、肺移植手術後合併症、などである。肺外に活動性の感染巣が存在する場合や、ほかの重要臓器に不可逆的障害が存在する場合などは除外される。

脳死ドナーから提供された両肺は、片方ずつ2人のレシピエントに移植される場合と両肺を1人に移植する場合があり、レシピエントの病状によって決まる。生体肺移植は主に親族2人のドナーからそれぞれ肺の一部を移植する。生体ドナーから大きく肺を提供することは不可能なので、可能な症例は限定される。

2022年には脳死肺移植が94例、生体肺移植が14例行われている。これまで脳死肺移植を希望して2,162人が登録されていたが、788人（36％）が亡くなっている。

脳死肺移植では5年生存率73.9％、10年生存率62.6％、生体肺移植では5年生存率73.5％、10年生存率62.1％であり両者に差はない[5]。いずれの成績も国際心・肺移植学会の成人肺移植の5年生存率約55.8％、10年生存率約34.1％より格段に優れている。

肺移植の成績がほかの臓器移植より劣るのは、肺が常に外気を取り入れる臓器であるため感染

の危険性が高いからである。

C ■ 小腸移植

なんらかの疾患で大量の腸切除をした後の短腸症と腸管運動障害が適応になる。適応疾患の患者は中心静脈栄養により栄養管理は可能であるが、カテーテル感染を繰り返す場合や、残存腸管が 20 cm 以下の超短腸症では門脈血流量の低下から肝不全に至るため、適応となる。

生体移植と脳死移植が可能で、2022 年 12 月末まで各々 13 例と 29 例だったが、2015 年以降は脳死ドナーからの 16 例のみである。小腸移植患者の 5 年生存率は 73％、10 年生存率は 59％で、移植小腸の 5 年生着率は 62％、10 年生着率は 46％である[5]。短期的成績はほかの臓器移植に遜色のないレベルまで向上してきているが、長期成績はまだ十分でない。小腸移植では、食事として摂取した消化管内容が常に移植腸管内を通過するため、感染症の管理が重要になる。

D ■ 子宮移植

ほかの臓器移植では患者の生命にかかわる臓器不全が移植の対象となるが、子宮移植はこの範疇には入らず、移植した子宮で妊娠し、児を得ることが目的である。先天的あるは後天的な子宮性不妊が適応となる。2013 年にスウェーデンで生まれつき子宮のない Rokitansky 症候群の女性に生体移植され、体外受精後に胚移植を行い 2014 年に 32 週目に帝王切開にて出産に至ったのが世界初である[6]。当初は生体移植であったが、脳死ドナーからの子宮移植も行われている。2021 年 10 月の集計では世界中で 87 例の子宮移植が行われ、49 例の出産が報告されている。ほかの臓器移植で得られた豊富な知見と生殖医療の進歩を統合した快挙といえる。わが国ではいまだ行われていないが、日本医学会が 2021 年 7 月に子宮移植を容認する報告書を発表した。生体ドナーの過大手術、胎児への免疫抑制薬の影響、拒絶反応への対応など課題は残る。

● 参考文献

1) 日本移植学会, 日本臨床腎移植学会：腎移植臨床登録集計報告 (2023)；2022 年実施症例の集計報告と追跡調査結果. 移植 58：189-208, 2022.
2) 日本移植学会：生体腎移植ガイドライン (http://www.asas.or.jp/jst/pdf/guideline_002jinishoku..pdf).
3) 日本移植学会：生体腎移植のドナーガイドライン (http://www.asas.or.jp/jst/pdf/manual/008.pdf).
4) 日本臓器移植ネットワーク：臓器提供者 (ドナー) 適応基準 (http://www.jotnw.or.jp/jotnw/law_manual/pdf/DonorAdjustmentStandard.pdf).
5) 日本移植学会：ファクトブック 2023 (http://www.asas.or.jp/jst/pdf/factbook/factbook2023.pdf).
6) 国際子宮移植学会ホームページ (https://www.tts.org/isutx-home).

Chapter 4 造血幹細胞移植

1 同種造血幹細胞移植の治療原理

　造血幹細胞移植（hematopoietic stem cell transplantation；HSCT）とは、難治性の造血器腫瘍や造血不全症および一部の先天性免疫不全症・代謝異常症に対する根本的治療法である。その端緒は、第二次世界大戦中に米国で進められたマンハッタン計画である。原子爆弾の開発に取り組んでいた研究チームは、致死的な放射線照射を受けたマウスは骨髄不全で死亡するが、ほかのマウスの脾細胞や骨髄を輸注すると救命できることを見い出した。さらに回復後の血球はドナー由来であることが示され、骨髄移植への道筋が拓かれた。

　しかしマウスからヒトへの応用にはなお時間を要した。組織適合性抗原の概念がなく強力な免疫抑制薬もなかったため、ヒトで同種骨髄を生着させ、かつ致死的な移植片対宿主病（graft-versus-host disease；GVHD）を抑制する戦略が未確立であったことによる。1950から70年代にかけ米国のEdward Donnall Thomas博士らによってイヌを用いた移植実験が繰り返され、さらにヒトでの経験が蓄積されたことを通じて、ようやく実臨床に堪えうる骨髄移植法が確立された[1]。このように歴史的に骨髄移植から始まったが、現在は臍帯血や末梢血由来の造血幹細胞も移植ソースとして使用されることから広く造血幹細胞移植と総称される。

　Thomas博士らによって確立された移植法は、以下の4要素を前提とする。

①移植前に前処置という化学療法（抗悪性腫瘍薬の大量投与）と全身放射線照射（total body irradiation；TBI）を行い、体内に残存している腫瘍細胞を死滅させる。前処置はまたレシピエントの免疫系を強力に抑制することで移植片の拒絶を防ぐ。
②HLAが適合しているドナーの造血幹細胞を輸注する。
③免疫抑制薬を用いて拒絶ならびにGVHDを防ぐ。
④無菌管理にて感染症を予防する。

　当初、同種HSCTによって造血器腫瘍が寛解に至る機序は強力な移植前処置、すなわち大量の抗悪性腫瘍薬と全身放射線照射によって患者体内の腫瘍細胞を死滅させることでもたらされると考えられていた。そしてドナーの造血幹細胞を移植することの意義は、強力な前処置で破壊されそのままでは回復を期待できない患者体内の造血システムを再生することと認識されていた。しかしながらその後の研究により前処置の抗腫瘍効果に加え、患者に生着したドナー由来免疫細胞

が残存腫瘍細胞を非自己ないし異物として免疫学的に傷害・排除する「graft-versus-leukemia/lymphoma effects（GVL効果）」もしくは「graft-versus-tumor effects（GVT効果）」も重要であることがわかってきた[2]。この効果を担うのは主にドナー由来T細胞と考えられているが、近年はドナーNK細胞の意義も示唆されている。実際、難治性血液腫瘍に対するHSCTにおいて、同種移植（他人をドナーとした移植）では自家移植（患者自身の造血幹細胞を用いた移植）や同系移植に比して低い再発率を示すことが知られる。この事実はまさに同種抗原を標的とするGVL/GVT効果が存在することの証左である。その意味で同種HSCTは歴史的には最も古くに開発された免疫療法といえる。

2 移植前処置と移植片対宿主病予防

移植に先立って実施される治療を前処置と呼び、抗腫瘍薬とTBIを組み合わせて行われる。当初は患者の造血能廃絶をもたらす骨髄破壊的前処置（myeloablative conditioning；MAC）が汎用された。しかしその後GVL/GVT効果が明らかとなったことに伴い、免疫抑制作用の強い抗腫瘍薬であるプリンアナログを用いることで、毒性を軽減した強度減弱前処置（reduced-intensity conditioning；RIC）や骨髄非破壊的前処置（non-myeloablative conditioning；NMA）が開発された[3]。RIC/NMAを用いた移植は、ミニ移植（mini-transplantation）とも呼ばれる。代表的な同種HSCTの前処置法を**表5.4.1**に記す。

RIC/NMAの利点は前処置毒性を軽減できることで、移植困難とされてきた高齢者や臓器障害を伴う患者でも移植が可能となった。一方、問題点として、前処置の抗腫瘍効果が弱いためGVL/GVT効果のみでは腫瘍の再発を防ぎ切れない場合がある。また、RIC/NMAを用いた移植

表5.4.1 同種造血幹細胞移植に用いる代表的な前処置

	前処置
骨髄破壊的前処置（MAC）	シクロホスファミド＋TBI 12Gy シクロホスファミド＋シタラビン＋TBI 12Gy シクロホスファミド＋エトポシド＋TBI 12Gy ブスルファン（4日）＋シクロホスファミド ブスルファン（4日）＋メルファラン フルダラビン＋ブスルファン（4日） フルダラビン＋ブスルファン（4日）＋メルファラン
強度減弱前処置（RIC）	フルダラビン＋ブスルファン（2日） フルダラビン＋メルファラン フルダラビン＋メルファラン＋TBI 2〜4Gy フルダラビン＋シクロホスファミド フルダラビン＋シクロホスファミド＋ATG*
骨髄非破壊的前処置（NMA）	フルダラビン＋TBI 2Gy

TBI：全身放射線照射
*ATG：抗ヒト胸腺細胞免疫グロブリン、再生不良性貧血に対して使用

後には患者の造血細胞が残存し、移植した細胞が生着に至らないリスクや、ドナーの造血細胞と共存する混合キメラという状態を生じる場合がある。

移植で生着したドナーリンパ球が患者の正常組織を傷害する病態をGVHDと呼ぶ。主に組織適合性抗原多型の不適合に起因し、HLA以外にHA-1などのマイナー抗原もGVHDの発症に関与するとされる。GVHDは発症時期や標的臓器で急性GVHDと慢性GVHDに分類され、前者の標的臓器は主に皮膚・消化管・肝臓だが、後者は広く全身の諸臓器に及ぶ。GVHDはしばしば致死的となるだけでなく患者QOLを大きく損ない、現在も同種HSCT実施上の大きな支障となっている。GVHD予防のためMAC/RICを問わず同種造血幹細胞移植の実施時に免疫抑制薬が投与される。現在はカルシニューリン阻害薬［シクロスポリン(cyclosporine)またはタクロリムス(tacrolimus)］とメトトレキサート(methotrexate；MTX)を組み合わせた併用療法が標準的である[4]。MTXの代わりにミコフェノール酸モフェチル(mycophenolate mofetil；MMF)が使用されることもある[5]。HLA部分不適合移植などGVHDのリスクが特に高いと想定されるケースでは抗ヒト胸腺細胞免疫グロブリン(anti-thymocyte globulin；ATG)や副腎皮質ステロイドが併用される場合もある[6]。最近では移植直後に大量のシクロホスファミドを投与するGVHD予防法(post-transplant cyclophosphamide；PT-Cy)が開発され、良好な成績が報告されている[7]。

GVHD予防法は患者とドナーのHLA適合度や移植細胞ソース、原疾患の状態や再発リスクを考慮した総合的判断に基づき決定される。多くの患者でドナー由来免疫系との間に双方向性寛容が成立し1～2年程度で免疫抑制薬が不要となるが、GVHDが持続して長期間にわたって強力な免疫抑制療法が必要となることもある。GVHDの治療でGVL/GVT効果が減弱した結果、腫瘍の再発をきたすこともあり、そのバランスの最適化は現在も移植医療の大きな課題である。

3 移植細胞ソース

骨髄、末梢血、臍帯血の3種類が用いられる（**表5.4.2**）。細胞ソースを分類するとき、提供者と採取法を区別して呼称される。患者自身の細胞を用いれば自家移植(autologous transplantation)、一卵性双生児の細胞を用いれば同系移植(syngeneic transplantation)、それ以外の他人の細胞を用いれば同種移植(allogeneic transplantation)と呼ばれる。さらに同種移植は兄弟姉妹（同胞）またはその他血縁のある家族間での血縁者間移植(related transplantation)と血縁関係のないドナーからの非血縁者間移植(unrelated transplantation)に大別される。特に血縁者間移植ではHLAの適合した兄弟姉妹（HLA一致同胞）、同胞以外のHLA適合血縁者、HLA一抗原不適合血縁者、HLAハプロタイプの1組が適合し、もう1組が不適合であるような「HLA半合致血縁者」がドナーとして選択されうる。移植後に3日間続けて末梢血中のドナー由来好中球数が500/μL以上に回復することを生着(engraftment)と定義し、その最初の日を生着日とする。移植から生着に至るまでの期間は骨髄移植で2～3週間、末梢血幹細胞移植で2週間、臍帯血移植で3～4週間とされる[8)9)]。

表5.4.2 移植細胞ソースの特徴

	骨髄移植	末梢血幹細胞移植	臍帯血移植
採取方法	骨髄液をドナー腸骨より全身麻酔下で採取	G-CSFを投与し、末梢血から成分採血装置にて採取	出産時の臍帯や胎盤から採取
ドナーへの負担	あり	あり	なし
採取細胞数	十分	1～2回の採取で十分な細胞を確保できる	移植可能な細胞数が限られる
HLA適合性	HLA適合が望ましい	HLA適合が望ましい	抗原型で2座不一致まで可能
生着までの期間	2～3週間程度	2週間程度	3～4週間程度
生着不全	少ない	少ない	やや多い（10％程度）
急性GVHD		骨髄に比べやや多い	骨髄に比べやや少ない
慢性GVHD		骨髄に比べ多い	骨髄に比べ少ない

G-CSF：granulocyte colony-stimulating factor（顆粒球コロニー刺激因子）

最も古くから利用されている細胞ソースは骨髄である。ドナーに全身麻酔をかけて両側後腸骨稜から骨髄液を採取する。細胞数の目標は有核細胞数としてレシピエントの体重1kgあたり2.0～3.0×10^{8}個である。採取量はドナーやレシピエントの体重・体格によるが、通常の成人間の移植では1,000mL程度に達するため通常はあらかじめ自分の血液を採取・保存し、骨髄採取時に自己血輸血として返血する。

末梢血幹細胞採取時は連続式血液成分分離装置を用いて経静脈的に血液を体外循環させ、必要とする細胞成分を分離する（アフェレーシス）。ドナーに顆粒球コロニー刺激因子（granulocyte colony-stimulating factor；G-CSF）を数日投与し、末梢血中にCD34陽性造血前駆細胞を動員して、単核球分画を濃縮・採取する。採取細胞数の目標はレシピエントの体重1kgあたりCD34陽性細胞数として2×10^{6}個程度である。造血幹細胞と骨髄間質細胞の接着にはSDF1-1とその受容体CXCR4の結合が重要とされ、CXCR4拮抗薬プレリキサホル（plerixafor）の併用で採取効率が向上することがある。ドナーにG-CSFを投与すると発熱や骨痛などの有害事象が生じ、稀ではあるが海外では血栓症や脾破裂などの合併症が報告されている。同種末梢血幹細胞移植は骨髄移植に比して生着は2週間程度と早いが重症急性GVHDと慢性GVHDの発症率がやや高く、骨髄より多くのドナーT細胞が移入されるためと考えられている。なお、ドナーは健常人であり、骨髄や末梢血幹細胞の採取にあたっては、関連学術団体などから発行されているガイドラインに準拠した施設内基準を策定のうえ、採取後フォローアップを含めて安全な採取体制を構築しておくことが強く求められる。

1982年に中畑・小川らによって臍帯血中に造血幹細胞が存在することが報告され、1988年にフランスのÉliane Gluckmanらのチームによって世界で初めてのHLA一致同胞間臍帯血移植が行われた。臍帯血は出産後に廃棄される胎盤や臍帯血に含まれる末梢血単核球を凍結保存し、必要時に解凍して使用する。産科で妊婦の同意を得たうえで採取された臍帯血は、臍帯血バンクに送られ凍結保存される。そして出生児が生後6ヵ月検診で明らかな異常を認めなければ利用可

能な臍帯血としてHLA・細胞数などの情報とともに公開される。臍帯血移植はドナーに身体的負担をかけない点で優れた移植細胞ソースである。またHLAの不適合によらずGVHDの頻度・重症度ともやや低く、HLA-A、-B、-DRの6抗原中2抗原以内のミスマッチであれば選択可能である。凍結保存されているため申し込みから2週間程度で出庫でき（緊急時はより早い提供も可能）、ほかの細胞ソースと比べて早く入手できる。一方、凍結時に細胞数が固定され体重の重い患者では不十分な細胞数となる場合も少なくない（通常は患者体重1kgあたり有核細胞数として$2.5×10^7$個以上、CD34陽性細胞数として$0.5×10^5$個以上が目標）。移植から生着まで3～4週間を要するため感染症など移植後早期合併症のリスクが増加する点にも留意が必要である。海外で臍帯血は主に小児用の幹細胞ソースと認識されている。然るに本邦では成人に対して多くの臍帯血が移植されており、体重あたりの移植有核細胞数が$2.5×10^7$個未満であった場合にも移植後の生存率に有意な影響を与えないことが報告されている。

4 骨髄バンクと臍帯血バンク

　多くの先進国では、少子高齢化の影響などによってHLA適合血縁者からの移植が減少しつつある。移植を必要とする患者に適切なドナーを見い出すには公的な造血幹細胞バンクの役割が極めて重要である。わが国では2012年に成立した「移植に用いる造血幹細胞の適切な提供の推進に関する法律」（平成24年法律第90号、通称「造血幹細胞移植推進法」）に基づき、現在日本骨髄バンクならびに全国6ヵ所の臍帯血バンクがその役割を担っている。また日本赤十字社は唯一の造血幹細胞提供支援機関として指定され骨髄バンクドナー登録希望者の受け入れ、HLA型検査、ドナー登録者の個人情報の管理など造血幹細胞移植支援事業を行っている。

　HLAなどの情報をもとに移植患者と幹細胞提供候補者間の造血幹細胞移植までの調整を行うことをドナーコーディネート（donor coordinate）という。公的な造血幹細胞バンクは非血縁者間の造血幹細胞移植を支援するためにドナーコーディネートを行うことを業務としている。なお血縁者ドナーのコーディネートについても、医師や患者との利益相反に伴う倫理性・安全性を担保するため、移植施設内に勤務する造血細胞移植コーディネーター（hematopoietic cell transplant coordinator；HCTC）が移植医とは別に中立的な立場で実施している施設が増加しつつある。

　世界で初めての非血縁者ボランティアによる骨髄バンクは、1973年英国に設立されたアンソニー・ノーラン財団であり、1986年には米国において米国骨髄バンク（National Marrow Donor Program；NMDP）が、ミネソタ州ミネアポリスに設立された。日本では、1991年に財団法人骨髄移植推進財団［現 公益財団法人日本骨髄バンク（Japanese Marrow Donor Program；JMDP）］が設立され、翌年からドナー登録が開始された。1993年1月には、日本骨髄バンクを介した初の骨髄移植が実施されている。当初は骨髄のみの提供であったが、2010年から末梢血幹細胞移植の導入が決定され、2011年3月にJMDPを介した本邦1例目の末梢血幹細胞移植が行われた。

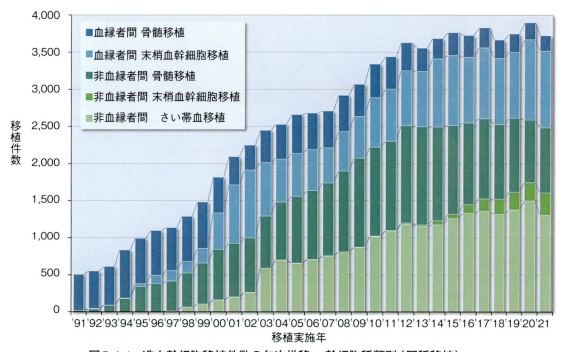

図5.4.1 造血幹細胞移植件数の年次推移 —幹細胞種類別（同種移植）
（一般社団法人 日本造血細胞移植データセンター 2022年度 全国調査報告書 別冊による）

また米国、台湾、中国、韓国の骨髄バンクとJMDPとの間で業務提携が行われ、海外ドナー候補者とのコーディネートも可能となっている。近年のHLAタイピング技術の向上に伴い移植成績の改善も著しく、HLA-A、-B、-C、-DRB1のアレルがすべて患者と一致している非血縁成人ドナーからの移植であれば同胞間の移植とほぼ同等の生存率を期待できる。2023年にはJMDPを介した同種移植が累計2.8万例に達している。

公的な臍帯血バンクは1992年にNew York Blood Center内に設立されたものを端緒とする。その後世界各地に臍帯血バンクが設立され、わが国でも1995年に最初の臍帯血バンクがスタートした。既に日本国内では臍帯血バンクを通じて20,000件以上の臍帯血移植が行われており、一国としては世界最多の件数となっている（図5.4.1）。

5 造血幹細胞移植における組織適合性

A ■ 同種造血幹細胞移植における HLA 適合性の歴史的変遷

同種造血幹細胞移植の黎明期、HLAの重要性はまだ知られていなかった。1960年代の後半まで造血幹細胞移植の成功例は自家移植か同系移植にとどまり、生着不全か重症GVHDによる死亡例が多かった。振り返ればこの主因が患者とドナーの間のHLA不適合にあったことは想像に難くない。その後1968年にJon van Roodらが率いるオランダのライデン大学など3施設でHLA一致同胞間移植が成功し、患者とドナーのHLA型が適合していることが移植を成功に導く

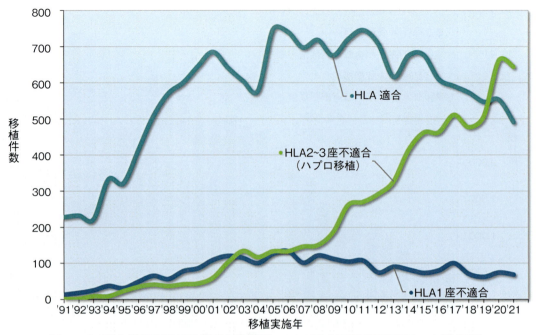

図 5.4.2　造血幹細胞移植件数の年次推移 —HLA適合度別（同種移植・血縁者間）
（一般社団法人 日本造血細胞移植データセンター 2022年度 全国調査報告書　別冊による）

前提条件と考えられた。HLA-A、-B、-DR抗原に不適合が複数存在する場合Thomasの方法による移植は成立せず、移植細胞からT細胞を除去するなどの研究的移植法が開発されたが、十分な成功には至らなかった。実際長きにわたって移植の適応はHLA適合ドナーが得られるか否かで決定されていた。よってより多くの患者に造血幹細胞移植を提供するため「HLAのバリア」の克服が希求されてきた。

しかし現在までに状況は一変し、HLAの厳密な適合性を要さない臍帯血移植やHLAハプロタイプ半合致移植（「ハプロ移植」）の開発を通じてHLAのバリアは克服されつつある。すなわち移植を必要とするほぼすべての患者に同種造血幹細胞移植を行える時代が到来している。一方少子高齢化を背景としてHLA一致同胞が見い出される機会は少なくなった。日本造血細胞移植データセンターと日本造血・免疫細胞療法学会（旧・日本造血細胞移植学会）が行っている年次全国調査の集計によれば、わが国で実施されている同種造血幹細胞移植におけるHLA適合血縁者間移植の比率は2010年の25%から2020年には14%にまで減少している（**図5.4.2**）。

B ■ HLA 適合性が造血幹細胞移植の成績に与える影響

患者が保有するHLAアレルのうち、ドナーが保有しないものをgraft-versus-host（GVH）方向の不適合アレルと呼び、逆にドナーが保有するHLAアレルのうち、患者が保有しないものをhost-versus-graft（HVG）方向の不適合アレルと呼ぶ。患者とドナーの間にGVH方向のHLA不適合があるとGVHDが増加し、HVG方向（拒絶反応）の不適合は生着不全と相関する。またHLAの適合性が移植成績に与える影響は細胞ソースにより異なり、骨髄移植・末梢血幹細胞移植に比

表5.4.3　日本骨髄バンクを介する非血縁者間骨髄移植における不適合HLA座別の移植成績に対する影響

不適合座	生存率	急性GVHD発症率	慢性GVHD発症率	再発率
HLA-A	低下	増加		
HLA-B	低下	増加		
HLA-C	低下	増加	増加	低下
HLA-DRB1	DQB1不適合の併存により低下	DQB1不適合の併存により増加		
HLA-DQB1	DRB1不適合の併存により低下	DRB1不適合の併存により増加		
HLA-DPB1		増加		低下

いずれも各座適合移植との比較。

して臍帯血移植ではHLA不適合に対する許容度が高い。歴史的に造血幹細胞移植のドナー選択にはHLA-A、-B、-DR抗原の適合性が基準として用いられてきたが、今日では細胞表面に発現するすべてのクラスI分子（HLA-A、-B、-C）とクラスII分子（HLA-DR、-DQ、-DP）が移植成績に影響すると考えられている。クラスI分子・クラスII分子の多型性を規定する6種類のHLA遺伝子座（HLA-A、-B、-C、-DRB1、-DQB1、-DPB1）のアレルレベルでの適合度についてみると、非血縁者間骨髄移植の約半数、臍帯血移植の95％以上でいずれかのHLA遺伝子座に不適合が存在する。そのため厳密な意味では、わが国における同種HSCTの7割程度はHLA不適合ドナーから実施されていることとなる。また非血縁者間骨髄移植においては、不適合アレルが存在するHLA遺伝子座によって移植成績への影響が異なるという解析結果が得られている。適切なドナー選択にはどのアレルに不適合が存在するのかも考慮する必要がある（**表5.4.3**）。すなわち適切なドナーと移植プロトコルを選択するには患者とドナーのより精緻かつ正確なHLAタイピングが必要である。そのような観点から2020年3月より日本骨髄バンクに登録した患者のHLA確認検査とドナーのHLA追加検査は、次世代シーケンサーによるNGS-SBT法でHLA-A、-B、-C、-DRB1、-DRB3/4/5、-DQA1、-DQB1、-DPA1、-DPB1の11座位を対象として実施されている。

　またHLA不適合移植の増加に伴い、造血幹細胞移植でも移植前の患者血清で抗HLA抗体のスクリーニングを行うことが重要となった。特に臍帯血移植ではHVG方向のドナーの不適合HLA分子に反応するドナー特異的抗体（donor-specific HLA antibodies；DSA）の存在が生着不全を増加させることが複数の研究で明らかにされている。したがって通常はタイピングされないHLA-DR51/52/53やHLA-DQ、HLA-DPに対する抗体が検出された場合にもそれらがDSAとなっている可能性に留意すべきである。

　なお、造血幹細胞移植におけるHLA適合性の臨床的意義は、移植方法の進歩に伴い時代的変遷を続けるため、常に最新の知識を得ておく必要がある。現在までに国内の研究を通じて得られているエビデンスについては、日本赤十字社HLA委員会と日本造血・免疫細胞療法学会が発行している「造血細胞移植のためのHLAガイドブック」（日本骨髄バンクのホームページから入手可能

https://jmdp-doc.s3-ap-northeast-1.amazonaws.com/medical/familydoctor/hla_1/hla_guidebook20190510.pdf）に掲載されている。またわが国で行われている造血幹細胞移植の実施件数や各疾患に対する最新の成績は、日本造血細胞移植データセンターのホームページで公開されている（https://www.jdchct.or.jp/）。

Column・HLA適合性が造血幹細胞移植後のNK細胞免疫応答に与える影響

　造血幹細胞移植後GVHDの主要なエフェクターはT細胞と考えられているが、一部のクラスI分子（HLA-CおよびHLA-A3、HLA-A11、HLA-Bw4）はNK細胞に発現するキラー細胞免疫グロブリン様受容体（killer-cell immunoglobulin-like receptor；KIR）のリガンドとしても機能する。そのためHLAクラスIに不適合を有する移植では患者とドナーが保有するクラスI分子のKIRに対する会合特異性の相違によって、ドナー由来NK細胞がGVHDやGVL効果に関与する可能性がある。2000年代前半イタリアのグループによって、HLAハプロタイプ半合致血縁者をドナーとする急性骨髄性白血病に対するCD34陽性細胞純化移植においては、GVL方向にNK細胞が作用するようなクラスI分子の不適合（KIRリガンド不適合）が存在すると移植後再発率が著しく低下することが報告された[10]。この報告以降KIRやその他のNK細胞受容体を介するNK細胞免疫によるGVL効果について多くの研究が行われてきたが、現時点で一定のコンセンサスを得るには至っていない。日本骨髄バンクで行われた研究では、患者が*HLA-C*14:02*を保有する場合を除いて（*HLA-C*14:02*の不適合はそれ自体が急性GVHD発症のリスク因子とされている）、HLA-C座のKIRリガンド不適合は急性GVHDや生存率に有意な影響を与えないという結果が得られている。

　しかし現在KIR自体のタイピング法にも未確立・未開拓の部分が多く流動的であることは大きな課題で、本領域の詳細が解明されるに伴いその意義が再びクローズアップされる可能性がある。

● 参考文献

1) Thomas ED, Storb R, Fefer A, et al：Aplastic anaemia treated by marrow transplantation. Lancet 1(7745)：284-289, 1972(doi:10.1016/s0140-6736(72)90292-9. Cited in: Pubmed; PMID 4109931).
2) Weiden PL, Flournoy N, Thomas ED, et al：Antileukemic effect of graft-versus-host disease in human recipients of allogeneic-marrow grafts. N Engl J Med 300(19)：1068-1073, 1979(doi:10.1056/NEJM197905103001902. Cited in: Pubmed; PMID 34792).
3) Giralt S, Estey E, Albitar M, et al：Engraftment of allogeneic hematopoietic progenitor cells with purine analog-containing chemotherapy；harnessing graft-versus-leukemia without myeloablative therapy. Blood 89(12)：4531-4536, 1997(Cited in: Pubmed; PMID 9192777).
4) Lazarus HM, Vogelsang GB, Rowe JM：Prevention and treatment of acute graft-versus-host disease；the old and the new. A report from the Eastern Cooperative Oncology Group(ECOG). Bone Marrow Transplant 19(6)：577-600, 1997(doi:10.1038/sj.bmt.1700710. Cited in: Pubmed; PMID 9085738).
5) Bolwell B, Sobecks R, Pohlman B, et al：A prospective randomized trial comparing cyclosporine and short course methotrexate with cyclosporine and mycophenolate mofetil for GVHD prophylaxis in myeloablative allogeneic bone marrow transplantation. Bone Marrow Transplant 34(7)：621-625, 2004

(doi:10.1038/sj.bmt.1704647. Cited in: Pubmed; PMID 15300236).
6) Ogawa H, Ikegame K, Yoshihara S, et al：Unmanipulated HLA 2-3 antigen-mismatched(haploidentical) stem cell transplantation using nonmyeloablative conditioning. Biol Blood Marrow Transplant 12(10)：1073-1084, 2006(doi:10.1016/j.bbmt.2006.06.007. Cited in: Pubmed; PMID 17084371).
7) Luznik L, O'Donnell PV, Symons HJ, et al：HLA-haploidentical bone marrow transplantation for hematologic malignancies using nonmyeloablative conditioning and high-dose, posttransplantation cyclophosphamide. Biol Blood Marrow Transplant 14(6)：641-650, 2008(doi:10.1016/j.bbmt.2008.03.005. Cited in: Pubmed; PMID 18489989).
8) Bensinger WI, Martin PJ, Storer B, et al：Transplantation of bone marrow as compared with peripheral-blood cells from HLA-identical relatives in patients with hematologic cancers. N Engl J Med 344(3)：175-181, 2001(doi:10.1056/NEJM200101183440303. Cited in: Pubmed; PMID 11172139).
9) Takahashi S, Ooi J, Tomonari A, et al：Comparative single-institute analysis of cord blood transplantation from unrelated donors with bone marrow or peripheral blood stem-cell transplants from related donors in adult patients with hematologic malignancies after myeloablative conditioning regimen. Blood 109(3)：1322-1330, 2007(Epub 20061012. doi:10.1182/blood-2006-04-020172. Cited in: Pubmed; PMID 17038536).
10) Ruggeri L, Capanni M, Urbani E, et al：Effectiveness of donor natural killer cell alloreactivity in mismatched hematopoietic transplants. Science 295(5562)：2097-2100, 2002(doi:10.1126/science.1068440. Cited in: Pubmed; PMID 11896281).

Chapter 5 免疫療法

1 免疫療法の原理

　免疫療法は、疾病の予防や治療を目的として、個体の免疫応答を人為的に高める医学的手段の総称であり、ワクチンの接種や抗血清の投与などによって病原性微生物に対する免疫を付与しようとする試みを端緒とする。近年では免疫学的機序を用いて悪性腫瘍の排除を目的とする「がん免疫療法」の開発が極めて活発に行われている。免疫療法の原理は、大きく「能動免疫」と「受動免疫」を利用するものに大別される。前者は、抗原の投与により、生体内で当該の抗原に対する免疫応答を誘導するもので、歴史的にはEdward Jennerによる種痘法がそれに該当する。一方、後者の受動免疫は、あらかじめ抗原に反応する物質や細胞を直接補充するもので、Ogden Brutonによる免疫グロブリンの補充療法に遡る。また、同種造血幹細胞移植は、患者の免疫系全体をドナー由来の免疫系に置換する治療法であることから、広い意味での免疫療法とみなすことができる。

2 能動免疫療法

　能動免疫療法のプロトタイプは、「ワクチン（vaccine）」である。ワクチンは生体に少量の抗原を投与することにより、その抗原に対する特異的免疫応答を高める医学的方法で、その語源は、天然痘の撲滅を目的とする予防接種に用いられた種痘（ワクシニア）ウイルス（vaccinia virus）に由来する。ワクチンに期待される免疫賦活化作用は、接種した抗原を特異的に認識するT細胞クローンを活性化するとともに、ヘルパー作用により当該抗原に対するエフェクター細胞や免疫グロブリンの産生を促すことである。

　ワクチンとして接種する抗原にはさまざまな形式のものが存在するが、生ウイルスや菌体などを除けば、抗原のみを単独で接種しても、通常は獲得免疫系の活性化には至らない。したがって多くの場合、ワクチンの接種時には、抗原物質に加えてアジュバントと呼ばれる免疫賦活化物質を併用する。ヒトに接種するワクチン製剤のアジュバントとしては、1920年代に開発されたアルミニウム塩が長らく汎用されてきたが、現在では水中油型エマルジョン（乳剤）をアジュバントとするワクチンも用いられている。

　近年では、ワクチンの作用原理を活用して、悪性腫瘍の予防や治療に応用を目指した研究が数多く行われている。まだ開発段階にあるが、がん抗原や微生物に由来する免疫原性の強いペプチ

ドを用いた「ペプチドワクチン」や、抗原ペプチドを高密度に提示させた樹状細胞を接種する「樹状細胞ワクチン」などを用いた臨床試験が実施されている。なお、米国のWilliam Coley医師が1890年代に報告した菌体成分の接種による悪性腫瘍の治療は「Coleyのワクチン（毒素）」としてよく知られている。この「荒療治」は免疫系の非特異的な賦活化を利用する点で能動的免疫療法であるが、抗原特異的ではない点において、厳密な意味でのワクチンとは異なる。

　また、抗原を発現する核酸を用いた「DNA/RNAワクチン」が新型コロナウイルス（SARS-CoV-2）に対するワクチンとして利用されている。新型コロナウイルスのスパイクタンパク質（Sタンパク質）のアミノ酸配列に対応するmRNAを脂質膜（リポソーム）に包んだワクチン（mRNAワクチン）を接種すると、リポソームと細胞膜が融合し、mRNAがヒトの細胞内へ取り込まれる。そして、このmRNAをもとに合成されたSタンパク質に対する中和抗体産生および細胞性免疫応答が誘導される。この技術を開発した功績により、ペンシルバニア大学のKatalin Karikó博士とDrew Weissman博士が2023年のノーベル賞を受賞している。一方、Sタンパク質をコードするDNA配列をサルアデノウイルスに組み込んだワクチンも開発されている。このワクチンがヒトの細胞内に取り込まれると、同様にその配列に基づいて産生されたSタンパク質に対する免疫応答が誘導される。

　一方、ワクチン以外の能動的免疫療法の代表は免疫チェックポイント阻害薬であり、本薬剤を用いたがん免疫療法の開発により、本庶　佑博士とJames P. Allison博士（米国）が2018年のノーベル賞を受賞している。T細胞の表面には、細胞の活性化を惹起するCD28、ICOS、OX40などの共刺激分子とともに、細胞の活性化を抑制する共抑制分子（免疫チェックポイント分子）と呼ばれる分子群が発現している。すなわち、共刺激分子をT細胞のアクセルとすれば、共抑制分子はブレーキに当たる。代表的な共抑制分子としては、CTLA-4、PD-1、TIM-3などが知られており、2010年代以降、実際の臨床試験を通じて、これらの分子とそのリガンドの結合を阻害する抗体医薬品の投与により、難治性悪性腫瘍の縮小が得られることが明らかになった。2024年6月末現在、わが国では抗CTLA-4抗体（イピリムマブ、トレメリムマブ）、抗PD-1抗体（ニボルマブ、ペムブロリズマブ、セミプリマブ）、抗PD-L1抗体（アテゾリズマブ、アベルマブ、デュルバルマブ）の計8製剤が保険適用薬として使用されている。

3 受動免疫療法

　受動免疫療法は、特定の抗原に反応する抗体や細胞自体を患者に投与する方法であり、そのプロトタイプは免疫グロブリンの補充療法や造血幹細胞移植後のドナーリンパ球輸注（donor lymphocyte infusion；DLI）である。DLIは、原疾患の再発や潜伏ウイルス（主にEpstein-Barrウイルス）の再活性化に対して、ドナー由来のリンパ球を再度採取し、患者の免疫系に補充することにより、ドナーが有する細胞傷害性T細胞の作用を介して抗腫瘍効果や抗ウイルス効果を得ることを目的に実施される細胞治療法である。1990年にドイツのHans-Jochem Kolbらに

より、慢性骨髄性白血病(chronic myelogenous leukemia；CML)の移植後再発に有用であることが確認され、移植後のEpstein-Barrウイルス関連リンパ増殖性疾患にも有効である。その後、多数の疾患に対する有効性の評価が行われているが、CML以外の造血器腫瘍に対する奏効は限定的であり、重篤なGVHDが惹起される場合もあるため、適応には慎重な判断が必要である。

現在では、DLIの発展した形として、より特異的にウイルス抗原や腫瘍抗原を標的とする細胞傷害性T細胞を体外で作出した後、「細胞医薬品」として人体に投与する新規の受動免疫療法の開発が急速に進んでいる。その代表は、キメラ抗原受容体T細胞(chimeric antigen receptor T cells；CAR-T)およびT細胞受容体遺伝子導入T細胞(T cell receptor-transduced T cells；TCR-T)である(「Ⅶ-5. HLAの医学応用の将来」268頁参照)。CAR-Tの殺細胞作用は免疫グロブリンの抗原結合部位を介するためHLA非依存的であるが、TCR-Tは、HLA上に提示される腫瘍細胞由来のペプチドを標的とするため、その適応の決定にあたっては、患者のHLAタイピングが必須となる。国内においても、既にCAR-T療法が保険診療として提供されており、2023年12月末時点で、CD19を標的とする3製剤[チサゲンレクルユーセル(キムリア®)、アキシカブタゲン シロルユーセル(イエスカルタ®)、リソカブタゲン マラルユーセル(ブレヤンジ®)]ならびに骨髄腫に高発現する抗原であるBCMAを標的とする2製剤[イデカブタゲン ビクルユーセル(アベクマ®)、シルタカブタゲン オートルユーセル(カービクティ®)]が製造販売承認を受けている。また、がん・精巣抗原であるNY-ESO-1を標的とするTCR-Tなどの開発が臨床試験として行われている。

免疫系の賦活化のみならず、過剰な免疫系の異常な活性化を抑制することを目的とする細胞治療も既に実用化されており、同種造血幹細胞移植後の急性GVHDに対するヒト骨髄由来間葉系幹細胞製剤(テムセルHS®)が既に臨床現場で使用されている。また、現在は研究的な段階であるが、制御性T細胞の養子輸注により、自己免疫応答・アレルギーを抑制することを目的とした免疫細胞療法の開発も行われている。なお、わが国において、これらの細胞医薬品の製造と品質管理などは、「医薬品、医療機器等の品質、有効性及び安全性の確保等に関する法律(「薬機法」)」あるいは「再生医療等の安全性の確保等に関する法律(再生医療等安全性確保法)」による規制を受けている。前者が治験・保険診療に利用される再生医療等製品(ヒト細胞加工製品)を対象としているのに対し、後者は治験・保険診療以外の臨床研究などとして行われる細胞治療に対して適用される。

VI 輸血医療

Chapter 1 輸血の意義

　輸血療法は臨床上、血液成分の欠乏や機能不全時に極めて有効な補充療法として活用されてきた。現在の医療の進歩に伴い、造血幹細胞等から血球成分を人工的につくり出す方法も開発されつつあるが、現時点では輸血に必要な血液はヒトの善意による献血でまかなわれている。輸血療法は極めて安全性の高い移植治療の1つと考えられるが、他人の血液を利用しているがゆえに、検査の感度向上などさまざまな対策が施されてはいるものの、感染症のリスク・免疫反応のリスクをゼロにすることは難しい。また、献血者の善意による限られた資源を有効に活用するために、輸血以外の方法で治療が行えないときに限り、血液の成分を必要とされる分だけ補充するという適正使用が求められている。同種血輸血に伴う患者転帰に対する悪影響を回避し、患者中心の輸血医療(patient blood management；PBM)を実践することにより個々の患者に最適な輸血療法を提供することを目指して、特に日本では自己血輸血の推進も含め取り組みが行われている。

Chapter 2 血液製剤

1 血液製剤の種類と保存方法

　わが国の輸血用血液製剤は、すべて日本赤十字社（日赤）血液センターが採血、検査・製造、供給を担っている。主な血液製剤は、赤血球製剤、血漿製剤［新鮮凍結血漿（fresh frozen plasma；FFP）］、および血小板製剤である。成分輸血が輸血療法の基本的な考え方であることから、現在、全血製剤はほとんど使用されていない。

　輸血用血液製剤は、輸血部門において一元管理することが求められており、輸血管理料取得のための条件にもなっている。

　以下、日赤血液センターが供給する製剤の詳細を述べる。

A ▪ 赤血球製剤

　赤血球製剤は、主に全血200mL由来の1単位製剤と400mL由来の2単位製剤が存在する。全血採血した血液から白血球除去フィルターを用いて白血球を除去した後、遠心分離して血漿成分を除き、赤血球層に赤血球保存液であるMAP（mannitol-adenine-phosphate）液を添加したものである。全血に含まれる血小板も白血球除去フィルターにより除去される。赤血球製剤の有効期間は採血後21日間であったが、2023年3月より28日間に延長された。冷蔵（2～6℃）保存するが、緊急的な大量輸血を除き、製剤を加温して輸血する必要はない。

B ▪ 新鮮凍結血漿（FFP）

　FFP製剤には、120mL、240mL、および480mL製剤の3種類が存在する。献血者から採血された全血200mLおよび400mLから、それぞれFFP120mLおよびFFP240mLが製造される。白血球除去フィルターを用いて全血に含まれる白血球の大部分を除去した後、遠心にて新鮮な血漿を赤血球層と分離し、凍結保存する。一方、480mL製剤は、血液成分採血（アフェレーシス）により採取したものであり、採取中に白血球の大部分を除去している。冷凍（−20℃以下）保存するため、有効期間は採血後1年間と長い。使用時には解凍が必要である。

C ▪ 濃厚血小板製剤

　血漿に血小板を浮遊させた濃厚液であり、1・2・5・10・15・20単位製剤が製造されている。1単位には、$0.2×10^{11}$個以上、2単位には、$0.4×10^{11}$個以上、5単位は$1.0×10^{11}$個以上、10

単位は2.0×10^{11}個以上、15単位は3.0×10^{11}個以上、20単位は4.0×10^{11}個以上の血小板が含まれる。諸外国では数名の献血者から採取した全血を遠心分離し、血小板濃厚液をプールした製剤も製造されているが、本邦ではすべての濃厚血小板製剤がアフェレーシス由来である。すべての製剤で、採取時に白血球の大部分を除去（白血球除去）している。20～24℃の常温で振盪保存する製剤であり、有効期間が採血後4日間と短くなっている。近い将来、血小板製剤の安全性向上を目的とし、細菌スクリーニングが導入される予定である。導入に伴い、細菌検査の時間も考慮し、有効期間が延長されるであろう。

表6.2.1　輸血血液・アルブミン製剤の使用目的と使用基準

血漿分画製剤	効能・効果
血液凝固第Ⅷ因子製剤	血液凝固第Ⅷ因子欠乏患者に対し、血漿中の血液凝固第Ⅷ因子を補い、その出血傾向を抑制する
血液凝固第Ⅸ因子製剤	血液凝固第Ⅸ因子欠乏患者の出血傾向を抑制する
フィブリノゲン製剤	先天性および後天性低フィブリノゲン血症患者の出血傾向を抑制する
ヒト免疫グロブリン製剤（筋注・静注）	①低ならびに無γグロブリン血症 ②重症感染症における抗生物質との併用 ③特発性血小板減少性紫斑病（他剤が無効で、著明な出血傾向があり、外科的処置または出産など一時的止血管理を必要とする場合） ④川崎病の急性期（重症であり、冠動脈障害の発生の危険がある場合） ⑤多発性筋炎・皮膚筋炎における筋力低下の改善（ステロイド薬が効果不十分な場合に限る） ⑥慢性炎症性脱髄性多発根神経炎（多巣性運動ニューロパチーを含む）の筋力低下の改善 ⑦慢性炎症性脱髄性多発根神経炎（多巣性運動ニューロパチーを含む）の運動機能低下の進行抑制（筋力低下の改善が認められた場合） ⑧全身型重症筋無力症（ステロイド薬またはステロイド薬以外の免疫抑制薬が十分に奏効しない場合に限る） ⑨天疱瘡（ステロイド薬の効果不十分な場合） ⑩血清IgG_2値の低下を伴う、肺炎球菌またはインフルエンザ菌を起炎菌とする急性中耳炎、急性気管支炎または肺炎の発症抑制（ワクチン接種による予防およびほかの適切な治療を行っても十分な効果が得られず、発症を繰り返す場合に限る） ⑪水疱性類天疱瘡（ステロイド薬の効果不十分な場合） ⑫ギラン・バレー症候群（急性増悪期で歩行困難な重症例）
抗Dグロブリン	D(Rho)陰性で以前にD(Rho)因子で感作を受けていない女性に対し、以下の場合に投与することにより、D(Rho)因子による感作を抑制する。 ・分娩後、流産後、人工妊娠中絶後、異所性妊娠後、妊娠中の検査 ・処置後（羊水穿刺、胎位外回転術など）または腹部打撲後のD(Rho)感作の可能性がある場合 ・妊娠28週前後
抗HBsグロブリン	①HBs抗原陽性血液の汚染事故後のB型肝炎発症予防 ②新生児のB型肝炎予防（原則として、沈降B型肝炎ワクチンとの併用）、テタノブリン（破傷風の発症予防ならびに発症後の症状軽減のための治療）
アンチトロンビンⅢ製剤	先天性アンチトロンビンⅢ欠乏に基づく血栓形成傾向、アンチトロンビンⅢ低下を伴う汎発性血管内凝固症候群（DIC）
ハプトグロビン製剤	熱傷・火傷、輸血、体外循環下開心術などの溶血反応に伴うヘモグロビン血症、ヘモグロビン尿症の治療
アルブミン製剤	アルブミンの喪失（熱傷、ネフローゼ症候群など）およびアルブミン合成低下（肝硬変症など）による低アルブミン血症、出血性ショック

D ■ 血漿分画製剤

　上記、日赤血液センターが供給する輸血用血液製剤以外に、ヒトの血漿を原料とする凝固因子製剤や免疫グロブリン製剤などの血漿分画製剤がある。これらの血漿分画製剤は、日赤血液センターが採取した原料血漿を国内の血漿分画製剤の製造業者に配分し、製造業者が製造している。現在市販されている主な血漿分画製剤の種類と適応を**表6.2.1**に示す。血漿分画製剤を投与する際に血液型を一致させる必要はないが、免疫学的副作用や感染症などのリスクは輸血用血液製剤と同等とされている。

2 ｜ 保存液の種類と組成

　血液の保存に用いられている保存液の種類とその組成を**表6.2.2**に示す。

　ACD-A(acid citrate-dextrose)液は現在、赤血球MAPをつくる目的および成分採血の抗凝固薬として用いられている。CPD(citrate-phosphate-dextrose)液は全血採血に用いられている。

　赤血球製剤は、血液保存液としてCPD液28mLまたは56mL含有バッグに、それぞれ200mLまたは400mLのヒト血液を採取し、白血球除去フィルターにより白血球を除去した後、遠心分離して血漿成分を大部分除去し、残りの赤血球層に赤血球保存液であるMAP液を、それぞれ約46mL(1単位製剤)および約92mL(2単位製剤)混和している。赤血球製剤は、冷蔵(2～6℃)保存するものであり、温度管理下で適切に保管した場合、採血後28日間の有効期間を有す。保存液として用いられているMAP液では、最高42日間の冷蔵保存が可能である。本邦では細菌汚染、特に低温で増殖する*Yersinia enterocolitica*などのリスクを防止するため、保存期間を21日間に設定していたが、再検討の後、2023年3月より28日間に延長された。

　全血から製造する120mLまたは240mL血漿製剤は、血液保存液としてCPD液28mL(120mL製剤)または56mL(240mL製剤)が入ったバッグで採血した全血から白血球および赤血球層を

表6.2.2　保存液

成分(w/v%)	赤血球保存液 (MAP液)
D-マンニトール	1.457
アデニン	0.014
リン酸二水素ナトリウム	0.094
クエン酸ナトリウム水和物	0.15
クエン酸水和物	0.02
ブドウ糖	0.721
塩化ナトリウム	0.497

成分(w/v%)	血液保存液 (CPD液)
クエン酸ナトリウム水和物	2.63
クエン酸水和物	0.327
ブドウ糖	2.32
リン酸二水素ナトリウム	0.251

成分(w/v%)	血液保存液 (ACD-A液)
クエン酸ナトリウム水和物	2.2
クエン酸水和物	0.8
ブドウ糖	2.2

除去した製剤である。400mL由来の本剤は、約0.9g（38mEq）のナトリウム（Na）を含む。一方、480mL血漿製剤は、ACD-A液を血液保存液としてアフェレーシス採血していることから、製剤にはACD-A液が含まれる。容量は約480mLであり、本剤1袋中に約1.6g（71mEq）のNaが含まれる。凍結（−20℃以下）保存して、1年間の有効期間である。輸血に際して30〜37℃の恒温槽で容器のまま解凍する。37℃以上の温度や電子レンジなどを用いて解凍してはならない。不安定な凝固因子の活性消失による輸血効果の低下を考慮し、融解後3時間以内に使用することと示されていたが、近年、融解後24時間の冷蔵保存では、血液凝固第VIII因子活性の低下は約3〜4割に限定され、またその他の凝固因子活性には大きな変化がないことが確認されたことから、2018年9月26日採血分のFFPより融解後24時間の冷蔵（2〜6℃）保存の後の輸血が可能になった。ただし、一度融解したものを再凍結して使用してはならない。添付文書の「使用上の注意」に「融解後は直ちに使用すること。直ちに使用できない場合は、2〜6℃で保存し、融解後24時間以内に使用すること」と記載が追記されている。

　わが国の血小板製剤はすべてがアフェレーシス採血にて製造されていることから、アフェレーシス時に使用されている血液保存液（ACD-A液）が含まれている。血小板製剤は20〜24℃の常温で保存するものであるが、振盪保存する必要がある。その理由は、血小板から産生された乳酸が振盪により拡散し、また、採血バッグを通したガス交換が促進するため、製剤pHの低下が抑制され、血小板の機能が良好に保たれるからである。また、20〜24℃の常温で保存することから、ほかの製剤に比較し、細菌が混入すると増殖しやすく、そのため、本邦では保存期間を採血後4日間と短く設定している。諸外国では、病原体低減化処理または細菌検査を実施することにより、5日間や7日間の有効期間を設けている。上述のとおり、現在本邦でも血小板製剤の安全性向上を目的に、細菌スクリーニング検査の導入が検討されており、導入した際には血小板製剤の有効期間も延長されるであろう。

3 血液製剤の供給と安全性

　以前は売血によりまかなわれていたわが国の輸血用血液は、昭和39年（1964年）の閣議決定により、売血から献血への転換がなされた。平成15年（2003年）に「安全な血液製剤の安定供給の確保等に関する法律」が施行され、血液製剤の安全性向上、安定供給の確保および適正使用の推進が、国、地方公共団体、採血事業者、製造・輸入業者および医療関係者の法的な責務となった。そのため、日赤は国内の血液製剤の安全性向上および安定供給の確保に努めなければならない。また、献血による国内自給が原則となっているが、血漿分画製剤については、まだ国内献血のみで需要が達成できておらず、不足分を輸入に頼っている状況である。

　輸血療法は、補充療法であって根本的な治療でないが、他人の細胞や血漿成分を輸注することから臓器や細胞移植に匹敵する行為である。そのため、さまざまな有害事象のリスクを伴っており、安全対策が不可欠である。血液製剤の安全性確保のため、日赤血液センターでは以下に示す

血液製剤の安全対策が実施されている。

A ■ 献血者の本人確認および問診を強化

献血者自身の安全確保および患者への感染などのリスクを低減するため、献血者の本人確認および十分な問診を行ったうえで献血を実施している。

B ■ 細菌汚染対策（初流血除去）

献血者より採血を開始する際、採血針からバッグに最初に流れる血液約25mLを別バッグに採取し、その後、献血採血を開始している。それを初流血除去と呼んでいる。通常、献血採血には太目の針が用いられていることから、皮膚の破片が混入するリスクがあると考えられており、その破片は初流血に含まれることから、それを除去することで皮膚の毛嚢に潜む細菌の混入を防止できるとされている。除去された血液は検査に用いられていることから、献血者からの不要な採血になることはない。

C ■ 検査項目

採血した血液について、ABO・RhD血液型、間接抗グロブリン試験を含む不規則抗体スクリーニングの各検査を行っている。また、ウイルスマーカーの血清学検査［B型肝炎：HBs抗原、HBs抗体、HBc抗体、C型肝炎：HCV抗体、ヒト免疫不全ウイルス(HIV)：HIV-1/2抗体、ヒトT細胞白血病ウイルス1型(HTLV-1)抗体、ヒトパルボウイルスB19抗原、梅毒トレポネーマ抗体］に加え、肝機能検査としてALTを測定している。さらにB型肝炎ウイルス(hepatitis B virus；HBV)、C型肝炎ウイルス(hepatitis C virus；HCV)、E型肝炎ウイルス(hepatitis E virus；HEV)、HIVの核酸増幅検査(nucleic acid amplification test；NAT)を実施している。本邦のNAT検査は1999年10月に導入されたが、当時は500検体を1プールとして検査していた。それが2000年2月から50検体プールになり、2004年8月から20検体プール、2014年8月から個別NATになった。また、2020年8月よりHEV-NATが追加導入された。個別NAT導入後、ウイルス感染のリスクはさらに低下しており、安全性の高い輸血用血液が供給されている。

D ■ 放射線照射

輸血後移植片対宿主病(post-transfusion graft-versus host disease；PT-GVHD)予防のために放射線照射（15〜50Gy）が実施されており、医療機関で照射ができない場合、日赤血液センターから照射済みの血液製剤を供給している。照射後の血液では、カリウムイオンが上昇することが知られていることから、照射血を新生児・未熟児・乳児・腎不全患者および急速大量輸血患者に輸血する場合、照射後速やかに使用することが望ましい。

E ▪ 保存前白血球除去(LR)

　現在、すべての血液製剤は保存前白血球除去(leukoreduction；LR)により、白血球は1バッグあたり$1×10^6$個以下に低減化されている。製剤中に混入する白血球、または白血球が産生するサイトカインなどは発熱や皮疹などさまざまな免疫学的な輸血副作用に関与していると考えられており、保存前に除去することによってこれらの輸血副作用の防止につながるとされている。また、白血球にはヒト白血球型抗原(human leukocyte antigen；HLA)が強く発現することから、白血球抗体の産生を誘導することがあり、その結果、血小板輸血不応になることがある。さらには、白血球を介して感染するとされるサイトメガロウイルス(cytomegalovirus；CMV)や*Yersinia enterocolitica*などのウイルスや細菌が存在することから、除去することによって感染が防止できると考えられている。近年、重篤な輸血副作用である輸血関連急性肺障害(transfusion-related acute lung injury；TRALI)の原因として抗HLA抗体や抗顆粒球抗原(HNA)抗体(抗HNA抗体)の関与が指摘されている。白血球除去によって、これらの抗体産生を誘発し、抗体と反応する抗原が輸注されないため、TRALIの予防にもつながるとされている。

F ▪ 遡及調査と検体保管

　遡及調査は、献血者本人からのコールバック情報、献血者情報、または患者(医療機関)からの情報に基づいて実施される。日赤では、献血者情報に基づいて遡及調査を実施するが、調査のために全献血者の血液検体を採血後11年間、冷凍(−20℃以下)条件下で全国3ヵ所の保管施設に保管している。以前の献血では感染症検査陰性であった献血者が、次回の献血時に検査が陽転していることが確認された場合、また患者の輸血による感染症伝播が疑われた場合など、遡及調査が発令され、前回献血時の遡及調査(保管)検体が感染症個別NATに用いられる。ただし、2014年の個別NAT導入後の献血血液であれば、追加の個別NAT検査は実施していない。

4 ｜ 供血者の採血基準

　採血基準および採血間隔を**表6.2.3**に示す。全血献血の場合、200mLおよび400mLの採血が可能であるが、成分献血の場合、十分な体重を有する献血者であれば、600mLまでの採血が可能となっている。また、女性の血小板成分献血を除き、69歳まで献血が可能になっているが、65〜69歳の方は、60〜64歳に献血の経験がある方に限定されている。2020年9月1日に採血基準が変更され、血圧、脈拍および体温の基準が追加された。

表6.2.3 採血基準と採血の間隔

	系統	成分献血		全血献血	
採血基準	種類	血小板成分献血	血漿成分献血	400mL	200mL
	血量	600mL以下（循環血液量の12％以内）		400mL	200mL
	年齢※1	男性18〜69歳 女性18〜54歳	18〜69歳	男性17〜69歳 女性18〜69歳	16〜69歳
	体重	男性45kg以上 女性40kg以上		男女とも 50kg以上	男性45kg以上 女性40kg以上
	血圧	最高血圧：90mmHg以上 180mmHg未満 最低血圧：50mmHg以上 110mmHg未満			
	脈拍	安静を保った状態での脈拍が40回/分以上 100回/分以下			
	体温	37.5℃以上の発熱をしていないこと			
	血色素量 （ヘモグロビン濃度）	12.0g/dL以上	12.0g/dL以上 （赤血球指数が標準域にある女性は11.5g/dL以上）	男性13.0g/dL以上 女性12.5g/dL以上	男性12.5g/dL以上 女性12.0g/dL以上
	血小板数	15万/μL以上 60万/μL以下	―	―	―
	年間※2（52週） 献血回数	血小板成分献血1回を2回分に換算して 血漿成分献血と合計で24回以内		男性3回以内 女性2回以内	男性6回以内 女性4回以内
	年間※2（52週） 総献血量	―	―	400mL献血と200mL献血を合わせて 男性1,200mL以内、女性800mL以内	

	今回の献血	成分献血		全血献血	
採血の間隔	次回の献血	血漿成分献血	血小板成分献血※3	200mL献血	400mL献血
	200mL献血	男女とも2週間後の同じ曜日から献血できる		男女とも4週間後の同じ曜日から献血できる	男性は12週間後・女性は16週間後の同じ曜日から献血できる
	400mL献血				
	血漿成分献血				男女とも8週間後の同じ曜日から献血できる
	血小板成分献血				

注意事項
※1：65〜69歳の方は、60〜64歳に献血の経験がある方に限られる。
※2：期間の計算は直近の採血を行った日から起算する。
※3：血漿を含まない場合には、1週間後に血小板成分献血が可能になる。ただし、4週間に4回実施した場合には次回までに4週間以上空けること。

5 法令およびガイドライン

A ■ 血液法と薬機法

輸血療法はヒトの血液という公共のリソースを利用すること、その使用には一定のリスクが伴うことから、一般に血液法と薬機法と呼ばれる2つの法律により、その実施について厳格に規定されている。

血液法は正式には「安全な血液製剤の安定供給の確保等に関する法律」という名称で平成15年（2003年）に改正施行された。特に医療従事者については適正使用および安全性に関する情報の収集と患者への提供を要求している。

薬機法（医薬品、医療機器等の品質、有効性及び安全性の確保等に関する法律、旧薬事法）は

血液法と同時に改正され、輸血用血液と血漿分画製剤を含む血液製剤全般を「特定生物由来製剤」と規定、これらの安全対策を強化する指針が示されている。具体的には医療機関に対して血液製剤の使用記録の20年間の保管、特定生物由来製剤に起因する感染症や重篤な副作用の国への報告、患者へのインフォームド・コンセント、を義務づけている。

B ■ 輸血療法の実施に関する指針

国が定めた輸血の安全のためのガイドラインであり、献血時から患者への投与、さらにその後の副作用・合併症発生時に至るまで、輸血療法全般の安全対策のために実施すべき事項が具体的に示されている。特に医療機関において輸血時の安全性を担保する実施体制のあり方について、自己血を含む輸血血液の保管管理体制、患者投与時のダブルチェック・電子照合などの安全対策、輸血時の患者観察や副反応対策、輸血遡及調査のための検体保管など、具体的に記載されている。

C ■ 輸血遡及調査と感染被害救済制度

輸血による感染被害については薬機法に基づいて「輸血遡及調査制度」が整備されており、万一輸血による感染が確認された場合は「生物由来製品感染被害等救済制度」によって救済給付が行われる。輸血遡及調査制度で主要対象として規定されているのはHBV、HCV、HIV、HEVの4種のウイルスであるが、これ以外の病原体も輸血による伝播が疑われたケースでは対象となる。献血者が献血後に血液伝播性の感染性疾患に罹患した場合（再献血時の感染症検査陽転化など）、病院の輸血患者に臨床的に輸血感染が疑われた場合、製薬会社による原料血漿の追加検査でなんらかの感染症が同定された場合などは、この制度により輸血による感染被害が実際に発生したのか否かを、遡って調査することになる。遡及調査を可能にするためには病院での患者への血液由来製剤の投与記録と輸血前の患者検体が必要になる。医療機関にはHBV、HCV、HIVの3種類のウイルスについて輸血前の感染症検査に加え、患者血漿の3ヵ月以上の保管が推奨されている。

D ■ 血液製剤の使用指針

国が定めた適正使用のためのガイドラインであり、赤血球、新鮮凍結血漿（FFP）、血小板濃厚液、アルブミン製剤のそれぞれについて具体的な製剤の使用基準が詳述されている。輸血の適応だけでなく、病態ごとに輸血すべきでない場合や輸血に優先して実施されるべき代替療法についても具体的に記載されている。

E ■ 科学的根拠に基づいた輸血ガイドライン

日本輸血・細胞治療学会が医学文献のシステマティックレビューを行って策定したガイドラインである。輸血の適応に関する推奨と同時にその根拠となる科学的エビデンスが参考文献の内容とともに提示されている。

6 血液製剤の種類と適応

血液製剤の使用にあたっての原則として、薬剤などほかの代替療法がない場合に必要最低限の血液成分を補充すること（成分輸血療法）が挙げられる。したがって疾患に伴う内科的貧血や血小板・凝固因子欠乏症、低アルブミン血症ではまず原因疾患の治療が優先される。主に使われる血液製剤は赤血球、血小板濃厚液、FFP、アルブミンの4種類で、それぞれ投与の目的が異なる。表6.2.4に主な使用目的と使用基準をまとめた。以下製剤ごとに簡単にポイントを示す。なお病態ごとの詳しい適応については各種ガイドラインや日赤・医薬品情報ホームページ内の学術情報を参照されたい（https://www.jrc.or.jp/mr/）。

A ■ 赤血球

一般に臨床症状のない患者の赤血球輸血の輸血開始閾値（その値を下回らないように輸血を行う閾値）は7g/dLとされる（restrictive transfusion approach）。ただし心疾患を有する患者や高齢者の周術期輸血ではより高い輸血開始閾値として9〜10g/dLを用いた方がよい場合があり（liberal transfusion approach）、注意を要する。不適切な赤血球輸血の典型例が鉄欠乏性貧血に対する輸血である。特に手術予定患者の鉄欠乏性貧血を未治療のまま放置して、周術期に本来不必要な赤血球輸血を行うことがないよう注意が必要である。内科的貧血または出血が既に止まっている状況下で輸血した場合、一般的な2単位製剤（400mL血液由来）で1〜2g/dLのHb

表6.2.4 輸血血液・アルブミン製剤の使用目的と使用基準

血液製剤	使用目的	輸血開始閾値・開始基準
赤血球（RBC）	血液の酸素運搬能の維持	● Hb 7 g/dL ● 循環血液量の30％以上の急性出血
血小板濃厚液（PC）	出血の治療・予防を目的とした血小板の補充	● 急性出血 5万/μL 　（循環血液量を超えるまたは3時間以内に循環血液量の半分以上に達する急性出血） ● 内科的血小板減少 1〜2万/μL 　（臨床的な出血傾向、またはその予防）
新鮮凍結血漿（FFP）	出血の治療・予防を目的とした凝固因子の補充	● 臨床的な出血傾向 ● 手術などで出血傾向が予測される場合 ● 循環血液量相当の急性出血 ● 循環血液量の半分以上を3時間以内に失う急性出血 ● PT-INR 1.5〜2.0以上 ● フィブリノゲン150mg/dL
アルブミン	血液の膠質浸透圧の維持による循環不全の予防・改善	● 低アルブミン血症により循環動態の維持が困難 　急性期3.0g/dL（補正目標値） 　（循環血液量の50％以上の出血など） ● 慢性期2.5g/dL（補正目標値） 　（高度の腹水・浮腫など）

RBC: red blood cell/erythrocyte
PC: platelet concentrate
FFP: fresh frozen plasma

値上昇が期待される。

　手術を含む急性出血時にはHb値が輸液量により大きく変動し必ずしも出血量を反映しない。Hb値だけでなく患者のバイタルサインや出血の状況なども含め総合的に判断する必要がある。循環血液量の30％を超える出血では赤血球輸血が必要になることが多い。

B ■ 血小板濃厚液

　外傷・手術などによる急性出血の場合、侵襲の大きな手術を行う術前、腰椎穿刺では血小板数を5万/μL以上に保つのが一般的である。ただし止血困難な頭蓋内の手術や心臓血管外科手術の止血困難例では10万/μLに保った方がよい場合がある。

　内科的血小板減少における血小板の輸血開始閾値は1～2万/μLであり、頭蓋内出血など重篤な合併症を防ぐために予防的に投与を行う。血小板減少の進行が早い場合はトリガー値を高めに、遅い場合は低めに設定する。中心静脈カテーテル挿入前は血小板数を2万/μL以上に保つよう輸血する。一般的な出血予防のための血小板輸血では、通常標準的な10単位製剤の投与で十分で、2～4万/μLの血小板数上昇が期待される。

　血小板輸血の効果は、補正血小板増加数(corrected count increment；CCI)(/μL)＝［輸血後血小板数(/μL)－輸血前血小板数(/μL)］×体表面積(m^2)÷輸血血小板数総数(×10^{11})で判定する。この際、通常の10単位製剤に含まれる血小板数は2×10^{11}として計算する。CCIが輸血翌日の値で4,500未満の場合、血小板輸血の効果がない血小板輸血不応と考えられる。特に2回目の血小板輸血後、1時間値で7,500未満であれば、抗HLA抗体（稀に抗HPA抗体）により輸血血小板が破壊される免疫学的血小板輸血不応の可能性が高くなる。診断が確定した場合はHLA適合血小板輸血が必要になる。

　発熱・薬剤・播種性血管内凝固症候群(DIC)・脾腫・敗血症などにより血小板の破壊が亢進して血小板減少をきたしている場合、血小板輸血の効果は期待できない。このような病態を非免疫学的血小板輸血不応と呼び、免疫学的血小板輸血と異なりCCIの1時間値では一過性の輸血効果を認めるが、輸血翌日には血小板の破壊によりその効果は消失する。非免疫学的血小板輸血不応の場合、原因疾患の治療による対応が必要で、血小板輸血の適応は原則として血小板減少に伴って実際に出血が生じた場合に限定される。血小板輸血不応の80％以上は非免疫学的機序によるものであり、上述の輸血開始閾値をもとに意味のない輸血を行ってしまうことのないよう十分な注意が必要である。

C ■ 新鮮凍結血漿(FFP)

　出血や疾患により凝固因子が不足して出血リスクが高まった、または実際に、出血傾向がある場合に使用する。循環血漿量の補正目的には通常使用しないことに注意する。特定の凝固因子製剤など代替製剤の投与が可能な場合は、その使用を優先する。例えばワーファリン投与患者の異常出血・緊急手術時の急速リバースにはプロトロンビン複合体製剤（ケイセントラ®）が代替製

剤として使用可能である。輸血開始閾値として急性出血時フィブリノゲン150 mg/dL、PT-INR 1.5、慢性の凝固因子欠乏に対してPT-INR 2.0、aPTTが正常上限の2倍以上に延長、などが使用されているが、検査に時間がかかること、実際の出血凝固異常と検査データに乖離がある場合があることから、特に急性出血時には臨床的出血傾向や実際の出血量を加味し総合的に判断する必要がある。

D ▪ アルブミン

低アルブミン血症に用いるが、使用目的はあくまで低アルブミン血症に伴う循環不全の予防・改善であることに留意する。出血などに伴う急性の低アルブミン血症に起因した循環不全については、等張アルブミン製剤を投与後の目標値3.0 g/dLを目安に投与する。難治性腹水を伴う非代償性肝硬変など、慢性の低アルブミン血症に起因する循環不全状態については、高張アルブミン製剤を投与後の目標値2.5 g/dLを目安に投与する。これら投与後の目標値はあくまで目安であり、臨床的に十分な効果が得られれば目標値に達しなくてもいたずらに投与を継続する必要はない。低アルブミン血症のない患者の急性出血に対してはまず輸液や赤血球輸血が優先され、逆に大量出血対応時にはアルブミン成分を含むFFPの投与が早期に要求されるため、治療開始時点での等張アルブミン投与については医学的根拠がない。また低栄養による低アルブミン血症で循環動態が安定している場合には、まず栄養状態改善の手段を模索すべきで、高張アルブミン製剤の適応にはならない。

E ▪ 大量出血時の対応

外傷・手術などで大量に出血する場合（24時間以内に循環血液量相当、3時間以内に循環血液量の半分以上の出血など）、通常の成分輸血療法とは異なった考え方が必要になる。このような大量出血時は、組織因子の放出に続発する消費性凝固障害・線溶系亢進、循環不全に対する輸液の影響による希釈性凝固障害・低体温・アシドーシスなどが相乗的に作用して、急速かつ不可逆的な出血凝固異常に至るリスクが極めて高い。したがって出血に対しより積極的に赤血球、FFP、血小板濃厚液を早期に同時投与して、出血凝固障害のリスクを低減する必要がある。従来、最低でも赤血球：FFPが3：1、赤血球：血小板が4：1を下回ることがないように輸血しないと、それだけで希釈性凝固障害のリスクが増すとされていた。近年は、大量出血であることが明らかな場合は最初から赤血球：FFP：血小板を1：1：1で輸血する大量輸血プロトコール（massive transfusion protocol；MTP）が一般的になりつつある。この際、待機手術でない緊急出血時は大量出血のリスクをその場で評価する必要があるが、収縮期血圧90 mmHg未満、脈拍数90/分以上、ショックインデックス（脈拍数/収縮期血圧）1.5以上、胸腔・腹腔内出血を疑わせるエコーその他の画像所見、穿通創の存在などが、大量出血のリスク因子とされている。また大量出血時はHb値、血小板数、フィブリノゲン値、PT-INRなど通常輸血の適応判断に用いる検査データが必ずしも出血のリスクを正確に反映しないことがあり注意を要する。最近は

微量な全血を用いて血餅を形成する過程を再現、その強さや形成速度を計測し出血凝固異常の病態をリアルタイムに検出する血液粘弾性検査［トロンボエラストグラフィ（thromboelastography；TEG）、トロンボエラストメトリー（rotational thromboelastometry；ROTEM）］が、最適な製剤を過不足なく投与するために利用され始めており、人工心肺使用の心臓外科手術で保険適応となった。その他、大量出血時の輸血代替療法として低フィブリノゲン血症に対する同種クリオプレシピテート（FFPを低温融解した際に析出する凝固因子を遠心濃縮したもの）やフィブリノゲン製剤（産科危機的出血のみ保険適応）、線溶系亢進に対するトランサミン、回収式自己血輸血などがある。

7　自己血輸血

　周術期の輸血のオプションとして患者自身の血液を利用する自己血輸血がある。最も汎用性が高いのは貯血式自己血輸血で手術前に患者の血液を採血保存してこれを術中・術後に使用する。活動性の感染巣がある、高度に循環動態が不安定（重症の大動脈弁狭窄症など）、治療不能な高度貧血があるなど、一部の適応外患者を除けば悪性腫瘍を含め多くの待機的手術患者に利用可能である。自己血輸血の最大のメリットは、同種血輸血で起こりうる免疫学的副反応や輸血後免疫修飾（同種血輸血後に患者の免疫機能が低下し術後感染リスク・腫瘍の転移再発リスクなどが上昇する現象）をすべて回避できることである。歴史的に自己血は輸血後肝炎や輸血後HIV感染リスクを回避するために普及したが、同種血輸血の安全性が高まった現在、これは既に自己血の長所とはいえない。欠点として貯血による貧血を指摘する声もあるが、経口鉄剤やエリスロポエチンのほか、近年保険適応になった高用量静注用鉄剤を適切に投与しながら貯血スケジュールを管理することで、多くの場合回避可能である。輸血取り違えや温度管理不良による機械的溶血のリスクについては同種血同様であり、採取から保管管理、患者への投与まで同種血同様もしくはそれ以上に厳密な管理体制をとる必要がある。限界として、貯血式自己血輸血では赤血球と血漿成分までしか有効でなく、血小板輸血を要するような大量出血を伴う手術には同種血輸血の併用が必要になる。ただし同種血輸血の副反応発生リスクは用量依存性に増大すると考えられるので、同種血と併用しても十分有用である。その他のオプションとしては手術中や手術後のドレーン血を洗浄または濾過して使用する回収式自己血輸血や、術直前に400〜1,200mL程度脱血してその分をボルベン®などのHES製剤で置換希釈、術後に採取した自己全血を返血する希釈式自己血輸血がある。それぞれ単独では限界があるが、同種血輸血や貯血式自己血輸血と組み合わせることで、周術期の出血量・輸血量の低減に有用である。

8　手術時の血液準備方法

　手術時の血液準備については、献血による公共のリソースである血液製剤のロスを防ぎ、かつ

必要な患者に適切な血液を安全・確実に提供するため以下の点に留意する必要がある。

A ■ タイプ＆スクリーン（T&S）とクロスマッチ

近年では手術時に輸血が必要な症例は減少している。そこで輸血の可能性の低い（30％未満）手術の場合は血液型検査と不規則抗体検査を行い、RhD陽性かつ不規則抗体陰性の場合は事前にクロスマッチを行わず、病院の在庫の血液の中からABO同型血を供給する。これをタイプ（血液型）＆スクリーン（不規則抗体検査）と呼び最近の手術準備血はこの形式をとることが多い。この際、手術中の緊急度に応じてクロスマッチは省略可能で、これをコンピュータクロスマッチと呼ぶ。不規則抗体陽性患者やRhD陰性患者（日本人の0.5％）では必要時に適合血を確実に投与可能なよう、事前にクロスマッチを実施した患者専用の適合血（以下、クロス血）を用意する。輸血の可能性が高い場合も使用可能性の高いと思われる量の血液については事前にクロス血を用意する。

B ■ 最大手術血液準備量と手術血液準備量計算法

クロスマッチが必要と考えられる場合、適切な術前準備量には2つの考え方がある。最大手術血液準備量（maximal surgical blood order schedule；MSBOS）と手術血液準備量計算法（surgical blood order equation；SBOE）である。簡単にいうとMSBOSはレディメイド方式で、術式ごとの平均輸血量の1.5倍を用意しておけば安全であろうという考え方、一方SBOEはオーダーメイド方式で患者ごとに準備量を計算する。SBOEではまず患者の術前Hb値、輸血開始閾値、患者の循環血液量（体格よりの推測値）から、出血しても輸血のいらない許容量、すなわち出血予備量を計算する。次いで予測出血量から出血予備量を差し引いた分が必要なクロス血の量になる。例えば体重50kg（循環血液量3,500mL）、術前Hb12の患者の輸血トリガーをHb7、周術期の予測出血量を1,500mLとすると1,500−3,500×（12−7）÷12≒40mLとなりクロス血はいらないか、せいぜい1〜2単位あればよいということになる。SBOEではMSBOSに比較し格段にクロス血が減少し一見理想的にもみえるが、すべての患者に個別に出血予備量を計算するのは必ずしも現実的ではない。またSBOEの場合、不足時はT&Sで補うのが前提なので不規則抗体陽性患者やRhD陰性患者には適応できないほか、貯血式自己血の準備時は同種血輸血の回避を担保するための予備量の考慮が必要になる。

C ■ 手術前の血液準備の実際

実際の臨床現場ではT&Sを基本にしながら、MSBOSとSBOEという2種類の輸血準備の概念を柔軟に組み合わせて、必要量の貯血式自己血・クロス血を用意するという方法が採られている。まず輸血の可能性が相当低い場合はT&Sのみの対応で十分である。また赤血球単独輸血で通常まかなえるような場合、時間的猶予があれば貯血式自己血を準備し、時間的猶予がない、補正不能な貧血などの理由で自己血が用意できないなどの場合は、必要な輸血量に応じてT&S単独ま

たは少量のクロス血とT&Sの併用で対応する。SBOEに従って貯血式自己血を用意する場合は、同種血輸血の回避率を高めるために輸血開始閾値を9〜10g/dL（liberal transfusion approach）で算出する。この際、SBOEを用いて正確に計算することが最も理想的だが、実際には患者の体格や術前のHb値で区切って2段階程度で輸血準備量を変えている医師がほとんどであろう。RhD陰性その他、稀な血液型の患者や不規則抗体陽性患者ではMSBOSの概念に従って余裕をもって貯血式自己血・クロス血を用意する。貯血式自己血の場合は、シンプルに通常の患者よりも1回分多く貯血することにしてもよい。最後に、大量出血対応が必要になりうる手術の場合、最終的な輸血量の予測は難しい。迅速な供給を可能にする術中オーダリングシステムが整備されていることが前提になるが、まず使用すると思われる初期量のみ貯血式自己血・クロス血で用意し、術中の状況に応じて適宜T&Sに準じて追加していくのが現実的な対応になる。

9 アフェレーシス

血液中の血球あるいは血漿の成分を専用の分離装置を用いて選択的に取り出す方法である。献血者からの血小板や血漿成分の採取や、自己あるいは同種末梢血幹細胞採取など、取り出した成分を利用することを目的とする場合と、血液透析や血漿交換など、血漿中の過剰物質や病因物質の除去を目的とする場合とがある。めまい、吐き気、嘔吐など血管迷走神経反射（vasovagal reflex；VVR）や一過性のhypovolemiaによる症状あるいは低カルシウムによる症状がみられることがあるため、必ず専門的な知識を有するオペレーターがそばで観察する必要がある。

A ■ 血漿交換

血液中の病因物質を除去し、新鮮凍結血漿（FFP）やアルブミンなどほかの血漿成分で置換する方法で、単純な遠心分離法と膜型血漿分離膜を用いた膜分離法があるが、わが国では膜分離法が主流になっている。

免疫グロブリンや特定の成分の除去を目的とする適応疾患には、過粘稠度症候群（多発性骨髄腫、マクログロブリン血症）、自己免疫性疾患（全身性エリテマトーデス、悪性関節リウマチ、グッドパスチャー症候群、重症筋無力症、天疱瘡）、ギラン・バレー症候群、膜性増殖性糸球体腎炎、家族性高コレステロール血症、重症血液型不適合妊娠、薬物中毒などがあり、これらに対しては置換液としてアルブミンが用いられる。一方、凝固因子の補充と肝毒性物質の除去を目的とする適応疾患には、劇症肝炎や血栓性血小板減少性紫斑病などがあり、この場合は血漿タンパクの補充が必要であるため、置換液としてFFPが用いられる。

治療量は体内血漿量を基準として設定し、血漿量の1〜1.5倍の血漿を処理する。単純血漿交換は置換液として大量のFFPやアルブミンを必要とするが、二重濾過血漿分離交換法（double filtration plasmapheresis；DFPP）では、IgGやIgMなど分子量の大きいものを除去し、アルブミンなどの小さいものは回収できることから、置換液として使用するアルブミン量を減量でき

る。凝固因子を保持しながらIgGを除去する選択的血漿交換（selective plasma exchange；SePE）は近年注目が集まっている。血漿吸着法は、血漿分離膜で血球と血漿に分離し、血漿を二次カラムに通して目的の物質だけを吸着させて除去する方法で、原則的には置換液は不要である。

B ▪ 血球あるいは血漿成分の採取または除去

遠心分離法による血液成分分離装置を用いて血球あるいは血漿を選択的に分離し、ほかの成分は返血する方法で、循環血液量の2～3倍を処理することができる。成分献血としての血小板、血漿、また末梢血幹細胞移植（peripheral blood stem cell transplantation；PBSCT）、ドナーリンパ球輸注、CAR（chimeric antigen receptor）-T細胞療法、顆粒球輸血などに使用する単核球や顆粒球の採取などが行われる。

自家末梢血幹細胞移植（auto-PBSCT）は1994年に本邦での健康保険適用が承認され、悪性リンパ腫、多発性骨髄腫などの標準的治療として日常的に実施されている。また同種末梢血幹細胞移植（allogeneic-PBSCT）についても2000年4月に健康保険適用が承認され、骨髄移植に代わる治療法として選択されるようになってきた。骨髄バンクを介する非血縁ドナーからのPBSCTも2012年から実施可能となり、年々増加傾向にある。

末梢血幹細胞の動員には、G-CSFを皮下注射する。末梢血中に動員された幹細胞の数を調べる方法としてCD34陽性細胞数の測定が利用されている。G-CSF投与後の末梢血CD34陽性細胞数が目標値に足りない患者には、採取の9～12時間前に、CXCR4ケモカイン受容体拮抗薬のプレリキサホルを投与する。プレリキサホルはCXCR4に結合し、CXCR4とSDF-1との結合を阻害することにより、骨髄から末梢血中への造血幹細胞の動員を促進する薬剤である。

がん免疫細胞療法であるCAR-T細胞療法は2019年に本邦でも保険適応となった。患者末梢血由来のCD3陽性T細胞を採取し、腫瘍細胞のもつ標的抗原と特異的に結合できるように遺伝子改変を行い、体内へ戻すことで、腫瘍細胞を特異的に攻撃し根治を目指す治療法である。2024年7月時点で、多発性骨髄腫が発現するBCMAを標的とするカービクティ®（carvykti）、アベクマ®（abecma）、悪性リンパ腫が発現するCD19を標的とするブレヤンジ®（breyanzi）、イエスカルタ®（yescarta）、キムリア®（kymliah）の5種類が日本では承認されている。

採取中の主な副作用は抗凝固薬のACD液（クエン酸、クエン酸ナトリウム、ブドウ糖の混合液）による低カルシウム血症で、しびれ、悪心、口周囲の違和感などの訴えが起こることがある。このため、献血ルームでの成分採取時には献血者にカルシウム飲料やカルシウム入りウエハースなどを摂取するよう勧めている。また病院での細胞採取時には、グルコン酸カルシウムを持続注入して予防するか、症状出現時に緩徐に静注できるように常備しておく。また、単核球だけでなく血小板も大量に採取されるので、採取後の血小板減少には注意を要する。

Chapter 3 輸血後副反応

● はじめに

　輸血療法は非自己の血液細胞・成分を移植する医療であることから、免疫学的にも感染症学的にも輸血後副反応が発生する可能性が常に存在する。副反応は大きく3つのタイプに分かれ、①免疫学的副反応、②輸血後感染症、③その他、である。また、輸血による副反応は、輸血開始直後から24時間以内に発症する即時型と、輸血後24時間以上経過してからあるいは数年の経過を経て発症する遅発型とに大別される。即時型の代表的なものにABO血液型不適合輸血による急性溶血性輸血副反応、輸血関連急性肺障害（transfusion related acute lung injury；TRALI）、輸血関連循環過負荷（transfusion associated circulatory overload；TACO）、アナフィラキシーがあり、また遅発型の代表的なものとして遅発性溶血性輸血副反応や輸血後感染症、鉄過剰症がある。**表6.3.1**に主な輸血後副反応の種類とその原因を示す。

表6.3.1　主な輸血後副反応の種類

	即時型	遅発型
1. 免疫学的副反応	1) 溶血性副反応 ①ABO血液型不適合 ②ABO以外の不規則抗体による血液型不適合 2) 非溶血性副反応 ①アレルギー反応（皮疹、痒み、目や唇のむくみ、蕁麻疹、呼吸困難） ②アナフィラキシーショック（血圧低下、呼吸不全） ③発熱 ④輸血関連急性肺障害TRALI（非心原性の急激な肺水腫による呼吸不全）	②ABO以外の不規則抗体による血液型不適合 ⑤輸血後GVHD（皮膚、肺、消化管障害）
2. 輸血後感染症	1) 細菌感染症	2) ウイルス感染症 ①肝炎ウイルス：A型、B型、C型、E型 ②その他：HIV、HTLV-1、CMV、パルボB19、ウエストナイルウイルス、デングウイルス、SFTS、ジカウイルス
		3) その他 ①マラリア ②シャーガス病 ③梅毒 ④狂牛病
3. その他	1) 輸血関連循環過負荷TACO（輸血による循環器系への水分負荷）	2) 鉄過剰症（鉄分の蓄積による臓器障害）

1 溶血性輸血副反応

A ■ ABO血液型不適合輸血

　ABO不適合による溶血反応は輸血開始直後に起こることが多く、臨床的に最も重篤である。抗A・抗Bは生後3～6ヵ月頃から産生され始める[1]。初回輸血でも重度の溶血反応を起こす。特にO型は抗A・抗Bの抗体価が高く、IgG型の抗A・抗Bも併せ持つため、O型の患者に異型の赤血球製剤が輸血された場合には、わずか20 mLの不適合輸血で重篤な溶血反応を示す。一方、A型患者は抗Bを、B型患者は抗Aをもつが各々の抗体価は低いため、赤血球製剤1,200 mLの異型輸血でも症状を呈さない例もある[2]。

　抗A・抗Bは補体を活性化し、赤血球を破壊して重篤な血管内溶血をもたらす。補体成分のC3a、C5aは血管作動性で、肥満細胞からのセロトニンやヒスタミンの放出を起こし、低血圧をきたす。血管作動物質によって一過性の血圧上昇を認める場合もある。また、サイトカイン（IL-1、IL-6、IL-8、TNF-αなど）産生が起こり、発熱および好中球・内皮細胞の活性化を起こす。症状は、腕（穿刺部位）から腋下の熱感、発赤、胸痛、呼吸困難、腰背部痛、発熱、悪寒、腹痛、嘔吐などが現れる。また、抗原抗体複合体による補体の活性化が凝固系を促進し、播種性血管内凝固症候群（disseminated intravascular coagulation；DIC）など凝固障害を起こす[3]。血圧低下、血色素尿、微小血栓の形成などから腎機能障害を引き起こす。

　ABO血液型不適合輸血を疑った場合、速やかに輸血を停止し、生理食塩水にて血管確保を行うとともに、患者および輸血された製剤の血液型検査を行う。続いて、血漿および尿中ヘモグロビン値の上昇、血清ハプトグロビン値の低下、ビリルビン値の上昇、直接抗グロブリン試験陽性などの検査所見を確認し、不規則抗体検査も実施する。肝機能検査、腎機能検査、凝固検査も臨床経過を追って実施する必要がある。

　血漿製剤の異型輸血の場合は、輸血された抗体が総循環血液量で希釈されるため重篤な症状は呈さない。したがって、血小板製剤については異型輸血が可能である。抗HLA抗体をもつ血小板輸血不応状態の患者に対して、HLA型を適合させた血小板を輸血するために、ABO型異型輸血を敢えて行う場合もある。ただし、O型ドナーの血漿には高力価の抗A・抗Bが含まれることがあるため、O型ドナー由来の血漿製剤の異型輸血は極力実施しないことが推奨されている。O型ドナーの異型輸血が必要な場合は抗体価を測定し、128倍以上のものは洗浄血小板を使用することが推奨される。

B ■ ABO以外の不規則抗体による血液型不適合輸血

　抗A・抗B以外の抗体によっても臨床的に重篤な溶血反応を引き起こすことがある。これらは不規則抗体と呼ばれ、特に臨床的に重要な抗体は、Rh、Jk、Fy、およびK血液型システムに関連する抗体である[4]。人種間で臨床的に問題となる不規則抗体が異なり、日本人で注意の必要な

抗体には、抗Di^{a}および抗Jr^{a}が含まれる[5)6)]。

　臨床的に重要な不規則抗体の検出には、不規則抗体スクリーニング検査が重要になる。不規則抗体スクリーニングは、交差適合試験（クロスマッチ）と比較して、弱い不規則抗体を検出できる高感度な方法である。スクリーニング血球に抗原発現の高いホモ接合血球を調整しておけば、ヘテロ接合血球との交差適合試験では陰性となるような弱い抗体であっても検出が可能になる。ただし、抗体スクリーニング検査に使用する市販のパネル血球は欧米からの輸入品であるため、注意が必要である。日本人で頻度が高く臨床的意義のある抗体を検出するには、適切なスクリーニング血球を準備することが重要であり、Di^{a}陽性血球については追加が必要である。

　不規則抗体スクリーニングが陰性で、交差適合試験でも陰性の血液製剤を輸血した患者において、輸血後24時間以上経過してから溶血反応が起こる場合がある。過去の妊娠や輸血によって不規則抗体を保有していたが、年月の経過によって抗体価が低下し、抗体スクリーニングや交差適合試験では検出されず、対応抗原をもつ製剤が輸血され、二次応答が起こって急速にIgG抗体を産生することが原因である。輸血後の検体で不規則抗体が検出され、直接抗グロブリン試験や解離試験で赤血球に結合した抗体を検出することで診断される。輸血後のヘモグロビン値の低下、ビリルビン値の上昇、尿量減少がある。症状は軽度で、自然経過で回復することが多いが、さらに輸血が必要な場合はその時点で検出される抗体に対応する抗原陰性の血液を輸血する。日本赤十字社（以下、日赤）に報告された溶血性輸血副反応の件数と検出された不規則

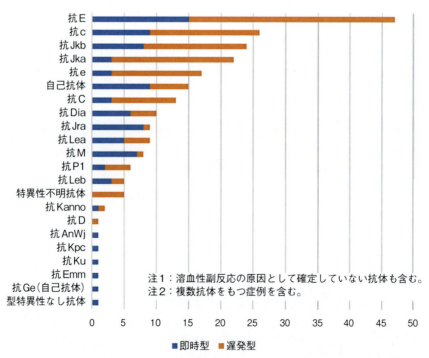

図6.3.1　日赤に報告された溶血性輸血副反応の件数と検出された不規則抗体の内訳（2008〜2022年）
（日本赤十字社血液事業部安全管理課の集計データより作成）

抗体の内訳を図6.3.1に示す（注：溶血性副反応の原因として確定していない抗体も含まれる）。

2 輸血感染症

　輸血による感染症は、献血受付時の本人確認と問診の強化、スクリーニング検査の向上、新鮮凍結血漿の貯留保管（6ヵ月）などの相乗効果により非常に減少しているが、完全に排除できているわけではない。

A ■ 肝炎ウイルス

1）B型肝炎ウイルス（HBV）

　B型肝炎ウイルス（hepatitis B virus；HBV）は1964年にB型肝炎抗原（オーストラリア抗原）として報告され、1970年にDNAウイルスとして同定された。血液や精液を介して感染するウイルスであり、有償採血由来の輸血が行われていた1960年代においては、輸血後肝炎発症率は50％にも及んでいた。1969年に有償採血由来の血液製剤が完全に廃止され、1972年にはHBs抗原検査、1989年にはHBc抗体検査が導入され、輸血後肝炎の頻度が劇的に減少した（図6.3.2）。1999年から核酸増幅検査（nucleic acid amplification test；NAT）が導入されたことで、ウインドウ期（感染初期において検査で陰性と判定される期間）が2ヵ月から46日程度に短縮した。導入時はPCR法（polymerase chain reaction）で500検体プールであったが、2000年に50検体プール、2004年に20検体プールへとプールサイズを縮小し、2014年にはTMA法（transcription mediated amplification）による個別NAT（1検体ずつ検査する方法）が導入され

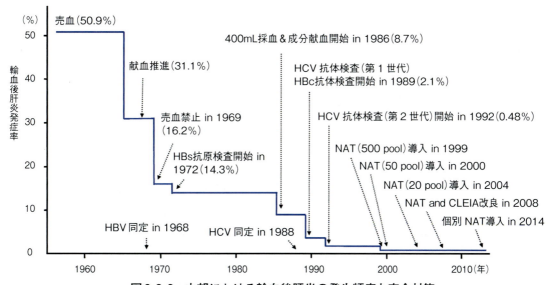

図6.3.2　本邦における輸血後肝炎の発生頻度と安全対策

（厚生労働省：日本における輸血後肝炎発症率の推移 https://www.mhlw.go.jp/new-info/kobetu/iyaku/kenketsugo/1e.htmlによる）

た結果、現在のウインドウ期は21日程度となっている。血中のHBVは、症状出現の2～6週前に出現するため、感染しているが健康にみえる潜伏期間中の人がドナーとなりうる。2022年の献血者全体のHBs抗原陽性率は0.03％、HBc抗体陽性率は0.15％、HBV-NAT陽性率は0.006％であり、年々減少している（**表6.3.2**）。2014年以降、輸血後B型肝炎が確認されたのは8例のみである（**表6.3.3**）。しかし、非常に低いHBV量で、遡及期間外の献血による輸血感染が発生したことから、日赤では遡及調査期間を最大72日から94日に延長した（2022年5月～）。

2）C型肝炎ウイルス（HCV）

C型肝炎ウイルス（hepatitis C virus；HCV）は1988年に同定されたRNAウイルスで、HBVと同様、血液や精液を介して伝播する。急性C型肝炎の臨床症状は通常軽く、80％は無症状であるが感染は持続し、慢性肝炎、一部は肝硬変・肝癌に進展する。献血者のHCV抗体スクリーニングは1989年に開始され、HCV-NAT（500プール）が1999年に導入された。プール数の縮小で検出感度が上がるとともに、感染後のウインドウ期が平均82日から23日に短縮され、2014年に個別HCV-NATが導入されてさらに約5日まで短縮できた。2022年の献血者全体のHCV抗体陽性率は0.04％、HCV-NAT陽性率は0.002％である（**表6.3.2**）。2009年以降、輸血後C型肝炎の発生は認めていない（**表6.3.3**）。しかし、医療施設からの調査依頼でHCV輸血感染疑い例は毎年10～20件程度ある。輸血感染の確定例はないことから、院内感染あるいは家庭内感染の可能性が考えられている。

3）E型肝炎ウイルス（HEV）

E型肝炎はアジア地域に広く流行している急性肝炎で、糞口経路の水系感染が主であるが、わが国では、ブタ、イノシシ、シカの生肉の摂食が原因とみられる例が報告されている。致死率は1～2％で、A型肝炎の10倍といわれている。潜伏期間は平均6週間で、大多数は無症状のまま治癒する。したがって献血者の中に感染者が存在し、輸血感染が発生する（**表6.3.3**）。2004年には世界で初めてのE型肝炎ウイルス（hepatitis E virus；HEV）輸血感染症例（**表6.3.3の＊1**：採血年は2002年）が日本から報告された[7]。その後、2007年には慢性化したHEV輸血感染症例（**表6.3.3の＊2**：採血年は1999年）が報告された[8]。

表6.3.2 献血者におけるウイルス検査（NAT）陽性率の推移（2014～2022年度）

年度	HBV	HCV	HIV	HEV
2014	0.022％	0.007％	0.001％	―
2015	0.019％	0.007％	0.001％	―
2016	0.015％	0.006％	0.001％	―
2017	0.014％	0.005％	0.001％	―
2018	0.012％	0.004％	0.001％	―
2019	0.009％	0.003％	0.001％	―
2020	0.008％	0.003％	0.001％	0.024％
2021	0.007％	0.002％	0.001％	0.033％
2022	0.006％	0.002％	0.001％	0.046％

日赤では、2005年から劇症化リスクのあるgenotype 4の割合が高い北海道地域限定で、試行的HEV-NAT（20検体プール）を開始し、2014年からは自動検査機器による個別HEV-NATを開始した。2006年の北海道地域のHEV-NAT陽性率は0.044％、HEV抗体陽性率は3.94％であり[9]、2015年6月に国が生食用の豚肉の販売や提供を禁止した後も減っていない。1999～2022年に計45件の輸血後HEV感染が確認され、2017年には劇症化リスクは低いと思われていたgenotype 3のHEVに感染した血液疾患の患者が化学療法中に劇症肝炎で死亡するという事例も発生した。2016年のHEV-RNA陽性率調査では、関東甲信越ブロック（0.073％）が北海道ブロック（0.036％）より約2倍高いことが判明した[10]。日赤は2018年2月より、HEVに対する安

表6.3.3 輸血後肝炎の発生件数（確定例）

年	HBV	HCV	HEV	備考
1999	5	0	1	[*2]日本初の慢性HEV輸血感染症例 500プールNAT導入
2000	8	0	0	50プールNAT導入
2001	7	0	0	
2002	11	0	1	[*1]世界初のHEV輸血感染症例
2003	15	1	0	
2004	14	1	1	20プールNAT導入
2005	7	0	2	
2006	8	3	0	
2007	7	1	0	
2008	12	0	3	NAT・感染症検査システム（CLEIA）改良
2009	12	1	0	
2010	10	0	0	
2011	8	0	5	
2012	4	0	3	HBc抗体判定基準変更
2013	4	0	0	
2014	0	0	2	個別NAT導入
2015	1	0	5	
2016	0	0	2	
2017	2	0	5	HEV輸血感染による死亡例（genotype 3）
2018	0	0	8	
2019	1	0	4	
2020	2	0	3	HEV個別NAT導入
2021	2	0	0	
2022	0	0	0	
合計	140	7	45	

＊1：世界初のHEV輸血感染症例報告（Matsubayashi K, Nagaoka Y, Sakata H, et al：Transfusiontrans-mitted hepatitis E caused by apparently indigenous hepatitis E virus strain in Hokkaido, Japan. Transfusion 44(6)：934-940, 2004）

＊2：後に報告された症例（Tamura A, Shimizu YK, Tanaka T, et al：Persistent infection of hepatitis E virus transmitted by blood transfusion in a patient with T-cell lymphoma. Hepatol Res 37：113-120, 2007）

全対策として、ブタ、イノシシ、シカの肉や内臓（レバーなど）を生または生焼けで食べた日から6ヵ月は献血できない旨を広報し、自主的な献血辞退を促す対策を導入した。また、HBV/HCV/HIVにHEVを加えた4ウイルス同時検出用試薬を開発し、2020年からは全国で個別HEV-NATスクリーニングが導入された。2022年の日本の献血者におけるHEV-NAT陽性率は0.046%である（表6.3.2）。2021年以降、輸血後E型肝炎の発生は認めていない（表6.3.3）。

B ■ その他

1) ヒト免疫不全ウイルス（HIV）

　ヒト免疫不全ウイルス（human immunodeficiency virus；HIV）は、後天性免疫不全症候群（acquired immune deficiency syndrome；AIDS）の原因ウイルスとして1984年に同定されたレトロウイルスである。CD4陽性T細胞（ヘルパーT細胞）に感染し、逆転写酵素を使ってRNAからDNAを合成してT細胞のDNAに自らのDNAを組み込み、プロウイルスとして潜伏する。HIV抗体ができてもウイルスは排除されず、感染が持続する。性交渉、母子感染、薬物注射の回し打ち、血液製剤による伝播が確認されている。無症候期が3〜10年程度続くが、CD4陽性T細胞数は徐々に減少し、末梢血中に200個/μL以下になると日和見感染症や悪性腫瘍が発生しAIDSとなる。無症候期に献血者となりうるため、日赤では1986年からドナーのHIV抗体検査を開始したが、1997年に1例、1999年に2例の輸血後HIV感染症（transfusion transmitted infection；TTI）を確認した。1999年にHIV-NAT（500プール）が導入され、ウインドウ期を約

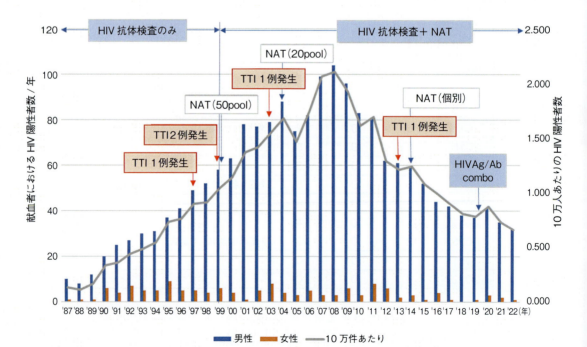

図6.3.3　献血者におけるHIV陽性者の経時的変化
（エイズ予防情報ネット：献血件数及びHIV抗体・核酸増幅検査陽性件数 https://api-net.jfap.or.jp/status/japan/quarter2023.htmlより作成）

11日に短縮できたが、2003年に1例、2013年に1例の輸血後HIV感染症が確認された。2014年に個別HIV-NATが導入されて以降、輸血後HIV感染症は認めていない。なお2019年以降はHIV抗原/抗体combo試薬を用いており、血清学的検査での検出感度も上昇した。近年では、抗ウイルス療法(antiretroviral therapy；ART)の開発が進み、血中HIV RNA量を200コピー/mL未満に持続的に抑制できるようになった。曝露前予防(pre-exposure prophylaxis；PrEP)や曝露後予防(post-exposure prophylaxis；PEP)という使い方もされている。日本の献血者には自己申告でHIV陽性者との性的接触がある場合は献血不可としているが、こういった薬剤の内服歴のある献血者への対応について各国で議論が進んでいる。日本の献血者におけるHIV陽性者数の推移を**図6.3.3**に示す。

2) サイトメガロウイルス (CMV)

サイトメガロウイルス(cytomegalovirus；CMV)感染は、新生児と免疫不全患者で重症化するため注意が必要である。日赤では医療機関からのオーダーがあった場合にCMV抗体検査を行い、CMV抗体陰性血を供給している。健常成人の抗体陽性率は、日本人集団で90%以上と非常に高い。抗体陽性者の2〜12%のみに感染性があると考えられている。CMVは白血球中に潜在しているため、2007年より導入された保存前白血球除去で感染をかなり予防でき、2007年以降の輸血後CMV感染は確認されていない。なお、輸血後CMV感染疑いで報告された症例の多くは、母乳からの感染であることが確認されている。

3) HTLV-1

HTLV-1(human T cell lymphotropic virus 1)は、CD4陽性T細胞に感染し、成人T細胞性白血病(adult T cell leukemia；ATL)の原因となるレトロウイルスであり、HTLV-1関連脊髄症(HTLV-1 associated myelopathy；HAM)や一部のぶどう膜炎とも関連する。HTLV-1の感染経路は、母乳、輸血、性交渉である。母子感染は母乳を授乳しないことにより大幅に感染リスクを抑えることができる。HTLV-1感染者は日本、特に九州、沖縄や南四国に多いと考えられてきたが、大多数は無症候性キャリアであり、都市部への人口移動に伴い、大都市圏での陽性例が拡大している[11]。妊婦におけるHTLV-1抗体陽性率は全国で0.32%(九州・沖縄0.8%、近畿0.32%、関東・甲信越0.22%、北海道・東北0.23%)である[12]。日赤では献血者のHTLV-1抗体スクリーニング検査を実施しており、新たに感染が判明する人の50%は献血時に判明している。1986年にHTLV-1抗体検査導入後、1例も輸血後HTLV-I感染は確認されていない。HTLV-1も白血球中に潜在しているため、保存前白血球除去で感染をかなり予防できると考えられている。

4) ウエストナイルウイルス

ウエストナイルウイルス(West Nile virus)は、フラビウイルス科に属し、日本脳炎ウイルスと極めて近い関係にあるウイルスである。蚊が媒介し、ヒト、トリ、ウマなどの動物に感染する。

潜伏期間は2～14日で、約80%は不顕性感染である。ウエストナイル熱は比較的軽症で、インフルエンザ様の症状が数日続き、1週間以内で回復するが、ウエストナイル脳炎は重篤で感染者の約1%が発症する。従来アフリカ、ヨーロッパ、西アジアで患者が発生していたが、1999年にニューヨーク周辺での流行があり、2002～2004年の間に輸血を介した感染が30例確認され、7例は死亡している。このため日赤では帰国後4週間以内の人からの採血は行わないことになっている。

5) デングウイルス

日本脳炎ウイルスと同じフラビウイルス科に属するデングウイルスがネッタイシマカなどの蚊によって媒介される感染症である。比較的軽症（発熱、頭痛、筋肉痛、関節痛、発疹）のデング熱と、血漿漏出や出血傾向を主症状とする重症型のデング出血熱がある。約50～80%が不顕性感染に終わると考えられているが、二度目の感染時に重症化する確率が高くなるといわれている。海外渡航で感染し日本国内で発症する例が増加している。感染3～7日後に発症するため、帰国後4週間以内の人からの採血は行わないことによって輸血感染は予防できている。

6) パルボウイルスB19

パルボウイルスB19は、伝染性紅斑（りんご病）の原因となるDNAウイルスである。標的細胞の赤芽球前駆細胞表面にあるP抗原を介して感染し、赤芽球癆、再生不良性貧血を起こすことがある。日赤では1997年からRHA法（receptor mediated hemagglutination assay）により献血者のパルボウイルスB19抗原スクリーニング検査を開始した。2008年よりCLEIA法（chemiluminescent enzyme immunoassay）に変更した。1997～2007年の11年間で9例の輸血後感染が確認されたが、2008年からCLEIA法に変更して検出感度を向上した結果、2020年までの13年間では2例であった。なお2019年からはCLIA法（chemiluminescent immunoassay）に変更している。

7) 重症熱性血小板減少症候群（SFTS）ウイルス

重症熱性血小板減少症候群（severe fever with thrombocytopenia syndrome；SFTS）ウイルスはブニヤウイルス科フレボウイルス属に分類される新しいウイルスで、ダニによって媒介される感染症であるが、ネコやイヌなどの伴侶動物からヒトへ感染した例も報告されている。また血液や体液を介したヒトからヒトへの感染も報告されている。日本では、海外渡航歴のない人がSFTSに罹患していたことが2013年に初めて報告され、2013～2023年に930人の発症と103人の死亡が確認されている。致死率は6.3～30%と報告されている。西日本での報告例が多く、感染後6日～2週間の潜伏期を経て、発熱、嘔吐、下痢、腹痛、頭痛、筋肉痛、意識障害、リンパ節腫脹、出血症状などを起こす。白血球減少、血小板減少、肝酵素上昇を認め、血球貪食症候群を呈する例もある。治療は対症的な方法しかなく、有効な薬剤やワクチンはない。不顕性感染

の献血者が存在する可能性は否定できず、対策が求められるが、体調不良者からの献血を断る以外に方策がないのが現状である。

8) SARS-Cov2

2019年末に発生した新型コロナウイルス感染症（COVID-19）の原因となる新型コロナウイルス（severe acute respiratory syndrome coronavirus 2；SARS-Cov2）で、ウイルス粒子表面のエンベロープにスパイクタンパクの突起をもつRNAウイルスである。無症候感染や、咳嗽、咽頭痛、頭痛を伴う程度の軽症の場合もあるが、肺炎による呼吸不全や全身性の強い炎症を引き起こし血栓症や多臓器不全で死亡する例もあり、2024年4月時点での全世界での感染者数は7.7億人以上、死亡者数は約700万人に達したと報告されている。日赤では献血後にCOVID-19陽性（確定および疑い例）の自己申告のあった献血者の検体を確保しPCR検査を実施している。複数の献血者の血液中にSARS-Cov2を検出しているが、輸血による感染は1例も認めていない。世界的にも輸血後感染は確認されていないことから、献血者におけるSARS-Cov2のスクリーニング検査は不要とされている[13]。

C ■ 細　菌

輸血後細菌感染は、血液疾患などの免疫不全患者における血小板輸血において、現在も残存している難しい課題である。日赤の血液製剤は抜き取り試験で細菌培養検査を行っており、細菌汚染頻度は0.018％と報告されている。2006～2022年に確認された輸血後細菌感染は26件であり、約0.000125％の頻度である[14]。低頻度ではあるが死亡例が報告されており、*Streptococcus pneumoniae*（2000年）、*Staphylococcus aureus*（2006年）、*Escherichia coli*（2017年）、*Morganella Morganii*（2022年）によるもので、いずれも血小板製剤が原因であった。2012～2017年度の5年間における輸血用血液製剤約2,600万本において外観異常を認めた537本について無菌試験を実施したところ、19本に細菌が検出され、すべて血小板製剤であった[15]。同期間における血小板製剤の供給本数は約420万本であり、外観異常を認めた血小板製剤から無菌試験陽性となった頻度は約22万本に1本であった。

輸血による細菌感染への対策として、アメリカ、フランス、カナダ、スペインは血小板製剤の病原体低減/不活化技術（pathogen reduction/inactivation）を導入し、一部は培養検査も併用している。病原体低減/不活化技術では、血小板機能がやや低下することと、膨大なコストが発生することが課題である。イギリスはすべての血小板製剤の培養検査を実施しているが、採血後24～36時間経過後に製剤からサンプリングし、数時間～24時間程度培養して判定するため、血小板製剤の有効期間を5～7日間としている。日本では血小板製剤の有効期間は4日間としているため、全品培養の導入のためには有効期間の延長が必要になる。このため有効期間延長の承認申請の準備を進めており、2025年度に血小板製剤の全製品培養検査を導入予定である。輸血直前に製剤中の細菌を検出する検査キットの導入も検討されるが、臨床側での手間が増えること

とコストの問題が残る。

D ▪ その他の病原体

1) マラリア

マラリアは、ハマダラカに媒介されたマラリア原虫がヒトの赤血球に寄生することで発熱を主とする症状が現れる疾患である。2022年には、世界で2.5億人のマラリア患者が発生し、60.8万人が死亡したと推定されている。輸血による感染が起こりうるため、マラリア流行地を旅行したことのある人は帰国後1年間献血不可、マラリア流行地に1年を超える長期滞在をしたことがある人は帰国後3年間献血不可となっている。

2) シャーガス病

シャーガス病は、寄生原虫の*Trypanosoma cruzi*を病原体とし、サシガメという昆虫に媒介されて感染して発病する。中南米ではマラリアに次いで深刻な熱帯病とされ、感染者は600～700万人と推定されている。急性期に発見し治療すれば治癒可能だが、慢性期になると治療法のない心肥大や巨大結腸症などの深刻な病態となる。日本には中南米諸国からの定住者が30万人いるとされており、キャリアの献血者から輸血を介して感染するリスクが存在する。したがって、①中南米諸国で生まれた、または育った、②母親または母方の祖母が、中南米諸国で生まれた、または育った、③中南米諸国に連続して4週間以上滞在、または居住したことがある、に該当する献血者に対して、*T.cruzi*抗体検査を実施している。2013年には、中南米出身の男性が献血した血液から、シャーガス病の抗体が初めて発見されたが、輸血による伝搬はこれまでに1例も確認されていない。

3) 梅毒

梅毒の病原体である*Treponema pallidum*（TP）は、らせん状で活発な運動性を有する細菌である。4℃、72時間の血液保存によって不活化されることが1941年に報告され[16]、1943年にはペニシリンが有効であることが報告された[17]。1948年には東大分院産婦人科で輸血による梅毒感染が確認され、日本でも4℃、72時間の保存血が推進されるようになった。1999年に献血者のTP抗体を検出する血清学的検査［PA法（*Treponema Pallidum* Particle Agglutination法）、ゼラチン粒子凝集反応］が導入された。2008年にCLEIA法、2019年にCLIA法と検査法は変更されているが、輸血による梅毒感染は1999年以降1例も確認されていない。しかし近年、梅毒感染者が若年層を中心に急激に増加しており、献血者における抗体陽性率も0.092％（2014年）から0.098％（2018年）へと増加傾向にある。2019年に検査法がCLIA法に変更された影響もあるが、2022年の献血者におけるTP抗体陽性率は0.113％となっている。TPは採血後の血液中で48～96時間生存するとされており、血小板輸血で伝播する可能性があるため注意を要する。

4）変異型クロイツフェルト・ヤコブ病（vCJD）

　変異型クロイツフェルト・ヤコブ病（variant Creutzfeldt-Jacob disease；vCJD）は牛海綿状脳症［bovine spongiform encephalopathy(BSE)、狂牛病ともいう］に感染した牛肉の摂取との関連性が英国で報告され、プリオンと呼ばれる異常タンパクの伝播と関連すると考えられている[18]。輸血による伝播が確定した報告はないが、感染の原因として血液（あるいは血液製剤）が最も疑わしいとされる報告が複数あることに加え、動物実験で血液による感染の成立を示す研究が報告されている[19)-21)]。したがって、安全性が確認されるまでの間、英国に、1980～1996年の間に通算1ヵ月以上もしくは1997～2004年の間に通算6ヵ月以上の滞在歴のある人や、ヨーロッパを中心にイタリア、フランスなどのCJDおよびBSE多発国に1980～2004年の間に通算6ヵ月以上の滞在歴がある人などを問診により献血者から除外している。しかし英国渡航に由来する新たなvCJD発症者が報告されない状況が続いているので、感染の可能性は低くなりつつある。

● 参考文献

1) Klein HG, Anstee DJ：ABO, H, LE, P1PK, GLOB, I, FORS blood group systems. Mollison's blood transfusion in clinical medicine, 12th ed, pp118-166, Weiley-Blackwell, Oxford, 2014.
2) 藤井康彦：ABO型不適合輸血の発生原因による解析. 日本輸血細胞治療学会誌 53：374-382, 2007.
3) Zimmerman TS：Blood coagulation initiation by a complement-mediated pathway. J Exp Med 134：1601-1607, 1971.
4) Sazama K：Reports of 355 transfusion-associated deaths；1976 through 1985. Transfusion 30：583-590, 1990.
5) 山口英夫，ほか：輸血によって産生したと考えられる抗Di^{a}の1例について. 第23回日本輸血学会抄録, pp3-4, 1973.
6) Kown MY：Clinical significance of anti-Jra；report of two cases and review of the literature. Transfusion 44：197-201, 2004.
7) Matsubayashi K：Transfusion-transmitted hepatitis E caused by apparently indigenous hepatitis E virus strain in Hokkaido, Japan. Transfusion 44(6)：934-940, 2004.
8) Tamura A, te al：Persistent infection of hepatitis E virus transmitted by blood transfusion in a patient with T-cell lymphoma. Hepatology Research 37：113-120, 2007.
9) Takeda H, te al：A nationwide survey for prevalence of hepatitis E virus antibody in qualified blood donors in Japan Vox Sang 99：307-313, 2010.
10) 平成28年8月3日開催 薬事・食品衛生審議会 血液 事業部会安全技術調査会資料 資料1 平成28年度第1回血液事業部会安全技術調査会.
11) Satake M, et al：Current prevalence of HTLV-1 in Japan as determined by screening of blood donors. J Med Virol 84：327-335, 2012.
12) 板橋家頭夫：厚生労働科学研究補助金（成育疾患克服等次世代育成基盤研究事業）「HTLV-1 母子感染予防に関する研究：HTLV-1 抗体陽性妊婦からの出生児のコホート研究」（研究代表者：板橋家頭夫）平成24年度総括・分担研究報告書.
13) Shinohara N, Ito M, Kai K, et al：Risk of transfusion-transmitted infection with severe acute respiratory syndrome coronavirus 2 from blood donors in Japan. Transfusion 64(1)：116-123, 2024.
14) 日赤ホームページ：輸血の副作用＞感染症＞細菌(https://www.jrc.or.jp/mr/reaction/infection/bacterium/)
15) 日赤：血小板製剤による細菌感染にご注意ください. 輸血情報 1712-156, 2017.
16) Turner TB, Diseker TH：Duration of infectivity of *Treponema pallidum* in citrated blood stored under conditions obtaining in blood banks. Bull Johns Hopkins Hosp 68：269-279, 1941.
17) Mahoney, JF, C Ferguson, M Buchholtz, et al：The use of penicillin sodium in the treatment of sulfonamide-resistance gonorrhea in men；A preliminary report. Am J Syph Gonorrhea Vener Dis 27：525-528, 1943.
18) Will RG：A new variant of Creutzfeldt-Jakob disease in the UK. Lancet 347：921-925, 1996.

19) Stephen JW, Suvankar P, Durrenajaf S, et al：Clinical presentation and pre-mortem diagnosis of variant Creutzfeldt-Jakob disease associated with blood transfusion；a case report. Lancet 368：2061-2067, 2006.
20) Hewitt PE, et al：Creutzfeldt-Jakob disease and blood transfusion；results of the UK Transfusion Medicine Epidemiological Review study. Vox Sang 91：221-230, 2006.
21) Llewelyn CA, et al：Possible transmission of variant Creutzfeldt-Jakob disease by blood transfusion. Lancet 363：417-421, 2004.

3 非溶血性輸血副反応

A▪非溶血性発熱反応（FNHTR）

　非溶血性発熱反応（febrile non-hemolytic transfusion reaction；FNHTR）とは、溶血性反応ではない輸血による発熱を伴う反応である。輸血後の発熱は、38℃以上の発熱もしくは輸血前と比べて1℃以上の上昇、もしくは悪寒/寒気があるときと定義されている。抗白血球抗体（抗HLA抗体や抗HNA抗体など）はFNHTRの一因とされており、輸血血液中の白血球が患者の抗体に反応し発熱反応を引き起こすというものである。保存前白血球除去した製剤でも発熱反応は起きていることから、逆に抗白血球抗体が存在する血液を輸注することにより受血者に発熱反応を引き起こすことも考えられる。抗原抗体反応では説明できない場合もあるため、主に常温で保存される血小板製剤の血漿中に保存とともに増加するproinflammatory cytokinesであるIL-1β、IL-6、TNF-αなどが血小板製剤で起こるFNHTRの原因であるというモデルも提唱されているが、赤血球製剤による発熱の原因としては考えにくい。原疾患による発熱や、細菌汚染された血液による発熱との鑑別が必要である。

B▪アレルギー性反応・アナフィラキシー反応

　蕁麻疹や瘙痒感などを呈するアレルギー性反応（副反応）は輸血による有害事象の中でも多く発生している。蕁麻疹・瘙痒感以外に、全身紅斑、顔面・喉頭浮腫、呼吸困難などを呈する場合アナフィラキシー反応と呼び、血圧低下を伴う場合アナフィラキシーショックと呼ぶ。軽症のものから重症のものまで含めると、血小板では特に多く約4％程度にみられることが厚生労働省研究班のヘモビジランス研究で判明している。日本赤十字社（以下、日赤）に報告されるのは重症例が多く、血小板製剤では約2,000件に1件（約0.05％）しか報告されていない。血漿タンパク欠損（IgA欠損が有名だが、日本ではハプトグロビン欠損の方が頻度は高い）によるアレルギー・アナフィラキシーが有名であるが、頻度は低く、ほとんどのアレルギー性反応の原因ははっきりとはわかっていない。血小板製剤においては血漿部分の除去によりアレルギー反応が軽減されることが多く、日赤より供給されている洗浄血小板製剤は、種々の薬剤の前投与の処置などで予防できないアレルギー性反応が2回以上観察された場合や、アナフィラキシーショックなどの重篤な反応が1回でも観察された場合に適応となる。赤血球輸血の場合も同様の適応で日赤供給の洗

浄赤血球が利用可能である。

　アレルギー性反応、アナフィラキシーは即時型の反応であり、前投薬などの影響によりやや遅れて反応が出る場合もあるが、大部分が輸血開始後30～60分以内に発症するので、輸血開始後の患者の注意深い観察が必要である。

C ■ 輸血関連急性肺障害（TRALI）

　輸血中または輸血後6時間以内に起こる急性呼吸窮迫症候群（acute respiratory distress syndrome；ARDS）を輸血関連急性肺障害（transfusion-related acute lung injury；TRALI）type Ⅰと呼ぶ。患者の病態として敗血症、肺炎、多発外傷などのARDSの危険因子をもつ場合にはTRALI type Ⅱの呼称を使う。基本的には非心原性肺水腫であり、輸血血液中の抗白血球抗体が原因である炎症による肺毛細血管の透過性の亢進が、主となる病態である。抗原抗体反応ではない非免疫学的機序によるTRALIもあると考えられており、長期保存血液中の活性資質などが原因ではないかとされている。抗白血球抗体は女性（特に経産婦）の血液中に含まれる可能性が高いため、血漿製剤に関しては男性由来の血液による優先的製造を、また、血小板製剤については抗白血球抗体のスクリーニングなどもTRALI予防対策として行われている国がある。日本では400mL献血由来の新鮮凍結血漿についてはほぼ100％男性由来となっているが、その他の製剤についての対策は十分ではない。

D ■ 輸血関連循環過負荷（TACO）

　輸血を含む輸液などの過剰投与により循環過負荷を生じ呼吸困難を伴う心不全を呈した場合を輸血関連循環過負荷（transfusion-associated circulatory overload；TACO）と称する。大量輸血のような場合に限らず、もともと潜在的な心不全状態にある患者に対して心肺腎機能などに基づいた体液バランスの評価が的確になされずに通常の輸血を行った場合でもTACOを発症する可能性があるので、輸血前の患者評価、特に心機能・腎機能・呼吸機能の障害ももつ患者においては輸血の速度や量などに特段の注意を払う必要がある。

E ■ 輸血後移植片対宿主病（PT-GVHD）

　輸血後移植片対宿主病（post-transfusion graft-versus host disease；PT-GVHD）は放射線照射を行っていない時代の血液製剤で起きた致死的な副反応であり、2000年以降日赤血でのPT-GVHDの確定症例はない。輸血後1～2週間で、発熱、下痢、紅斑、肝機能障害、汎血球減少を呈し死亡する致死的な副反応であり、HLA（特にクラスⅠ）のホモ接合体のドナーからドナーの1対のうち片方のHLAをもつヘテロ接合体の患者への一方向適合の輸血の際に起こりやすいとされるが、受血者側の要因も存在してすべての一方向適合輸血でPT-GVHDが発症するわけではない。ドナー血中の細胞傷害性Tリンパ球が患者リンパ球に攻撃されることなく患者体内で増殖し、患者の組織を攻撃することにより発症する。日本のような島国ではHLAの多型性に乏しく、

HLAのホモ接合体を保有する確率が高くなり、欧米白人集団と比較して5〜10倍程度HLA一方向適合となる確率が高いためPT-GVHDの発生率が高い傾向にあった。現在では15〜50Gyの放射線照射が日赤血に対しては行われており、ドナーリンパ球が増殖できないため発症は完全に予防できる。照射をされた赤血球製剤についてはカリウム（K）濃度が上昇する可能性があるため、特に未熟児などの輸血の場合はK吸着フィルターを使用する場合もある。

VII HLA研究の広がり

Chapter 1 ヒトゲノム多様性の概要

1 多型とは

　さまざまな遺伝子やゲノム領域にみられる個人差(変異)の中には、単一塩基置換や欠失・挿入をはじめとする微小な変異から、遺伝子全体や複数の遺伝子を含む大規模な変異まで存在する。これらの変異のうち、「多型(polymorphism)」は、最も頻度の高い変異あるいはアレル(対立遺伝子)が99％以下の状態、言い換えると、頻度の低い変異・アレルの合計頻度が1％以上ある状態をいう(図7.1.1)。多型現象がみられるということは、ある集団中に生じた突然変異が、なんらかの機序により頻度を増し、何世代にもわたって集団中に存在してきたことを意味する。この主な理由としては、自然選択、特に平衡多型や、中立的変異の遺伝的浮動が考えられる。

　遺伝子多型(ゲノム多型、DNA多型)は、本章の次節以降や他章でも解説されているように、各種の多因子(複合)疾患あるいは生活習慣病の感受性遺伝子の探索に用いられるほか、親子鑑定や個人識別にも利用され、また人類集団の近縁性を解析する指標としても有用である。さらに多型の一部は、移植や輸血に際してドナーとレシピエントとの適合性に直接かかわっていると考えられる。

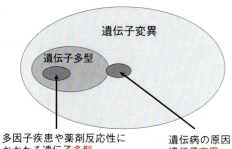

図7.1.1　遺伝子変異と遺伝子多型

2 遺伝子多型の種類

　遺伝子・ゲノムの多様性(多型)をその規模や配列上の特徴から分類すると、表7.1.1のようにまとめられる。第一に、ヒトゲノム中の最も多くの場所で認められる多型は、1個の塩基の置換によるSNP(single nucleotide polymorphism：単塩基多型)である。ヒトゲノム中では平均しておよそ300bpごとに1個のSNPが存在し、合計1000万種類以上になると推定される。現在までにその大部分が公的データベースに登録されており、それらを網羅的にタイピングする技術も開発されてきた。大部分のSNPは遺伝子間のスペースや遺伝子内のイントロンに見い出されるが、一部のSNPはエキソン内に位置してアミノ酸配列を変化させたり、プロモーターなどの領域に位置して遺伝子発現制御に影響することがある(図7.1.2)。これらのSNPはさまざまな多因子疾患の感受性遺伝子を探索したり、移植や輸血におけるドナーとレシピエントとの適合性を決

表7.1.1 さまざまな遺伝子・ゲノム多型

名称	多型の単位	種類数	多型の程度
単一塩基多型(SNP)	1塩基	1000万以上	やや低い
マイクロサテライト多型(STR)	1～6塩基	十～数十万	高い
ミニサテライト多型(VNTR)	十～数百		やや高い
大規模なゲノム構成の多型	数kb～数百kb		多様

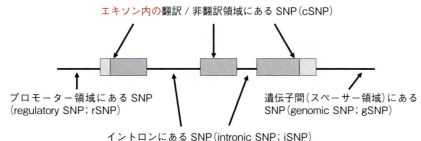

図7.1.2 さまざまなSNP

定する遺伝子を探索する研究に盛んに用いられている。このほかに、近年は次世代シークエンサー（next generation sequencer；NGS）の進歩によってshort in/delと呼ばれる1塩基から数塩基の挿入・欠失による多型も見い出されるようになったが、その種類（場所）数はSNPの1/10以下とされ、ヒトゲノム中には約十万～数十万ヵ所に存在すると推定される。

第二に、1～6bp程度の単純な塩基配列の繰り返し回数に個人差がみられるマイクロサテライト（short tandem repeat；STR）多型もよく知られている（図7.1.3・表7.1.1）。一般に、対立遺伝子の種類数が5～10個程度と多く、ヘテロ接合度も0.6～0.8程度と高いため、情報量の多い遺伝標識（genetic marker）として大変有用であるが、突然変異率が10^{-5}～10^{-3}程度とほかの標識に比較して高いという弱点もある。マイクロサテライト多型は疾患遺伝子探索のための連鎖分析や関連分析に用いられてきたが、現在でも法医学における個人識別あるいは親子鑑定によく用いられている（「Ⅶ-3．法医学への応用」259頁参照）。大部分のマイクロサテライト多型は遺伝子間スペースや遺伝子内イントロンに見い出されるが、一部はエキソンやプロモーターなどの領域に位置する。なお、3塩基繰り返し回数の多型のいくつかは、特定のタンパクを構成する。例えばグルタミンの連続回数の個人差をもたらす（グルタミンをコードするコドンであるCAGの繰り返し数）など、その極端な回数増加がある種の神経変性疾患（ポリグルタミン病、トリプレットリピート病）を引き起こす。

第三に、十～数百bp程度の塩基配列が単位となり、その繰り返し回数に違いがみられるミニサテライト（variable number of tandem repeat；VNTR）多型が知られている（表7.1.1）。連鎖分析や親子鑑定・個人識別などにおいて、以前はミニサテライト多型が盛んに用いられたが、近年は上述のマイクロサテライト多型標識が取って代わり、最近では大規模なSNP解析も用いら

```
AAGTGGCCATTGCACACACACACACAGTTGGCAAC
              (CA)7
AAGTGGCCATTGCACACACACACAGTTGGCAAC
              (CA)6
AAGTGGCCATTGCACACACACAGTTGGCAAC
              (CA)5
AAGTGGCCATTGCACACACAGTTGGCAAC
              (CA)4
```

図7.1.3　マイクロサテライト多型の例
DNA二本鎖のうち一方だけ示している。

れる傾向にある。

　このほかに、遺伝子の一部や全体、あるいは複数の遺伝子を含む染色体領域の大規模な重複、欠失、融合などについても、多型現象がみられる場合がある（表7.1.1）。例えば、*HLA-DRB*遺伝子群の種類と数、およびその領域のゲノムサイズは、ハプロタイプグループごとに異なることが知られている（「Ⅱ-3.2. **HLA クラス Ⅱ 遺伝子群の構造**」67〜73頁参照）。また、HLA領域に位置する非古典的クラスⅠ遺伝子の１つ、*MICA* を含む約100kbにも及ぶ大規模な欠失も、日本人や近隣の東アジア諸集団において4％前後の多型頻度で存在する。このような大規模な多型は、共通祖先遺伝子から遺伝子重複によって生じた多重遺伝子族にしばしばみられる現象であり、よく知られた例として、免疫グロブリンやT細胞レセプターの可変部をコードするV遺伝子群の数の多型がある。

　以上、「多型」頻度（集団中で1％以上の頻度）に達したヒトゲノムの変異について概観した。これらより頻度の低い変異の種類数は、近年の次世代シークエンサーの発達により桁違いに多いことが確認され、その一部は遺伝病の原因になることもわかっている。

3 さまざまなゲノム多様性

　ヒトの遺伝的多様性を示す遺伝標識を、ゲノムの分類や局在の観点からまとめると**表7.1.2**のようになる。ゲノムは細胞核内のゲノムと核外のゲノムに大別される。まず核外ゲノムとしてミトコンドリアDNA（mtDNA）があり、そのサイズは約16.5kbである（図7.1.4）。原則として母親のmtDNAのみが子どもに伝わるというユニークな伝達様式（母性遺伝）と、ゲノムサイズが小さいうえに、1細胞中に数百〜数千コピー存在するという解析のしやすさが特長である。また、mtDNAは進化速度が速いため、さまざまな生物種の系統関係や人類集団の近縁性の解析によく用いられてきた。

　これに比べ、核内ゲノムは約30億bpと長大であり、22対の常染色体と1対の性染色体から

表7.1.2 ヒト集団の多様性を示す主な遺伝標識

種類		ゲノムサイズ
核内ゲノム	常染色体：総合的 　各種タンパク多型 　HLA遺伝子群	$3×10^6$ kb $3.6×10^3$ kb
	性染色体 　Y染色体：男性系譜 　X染色体	$5×10^4$ kb $1.7×10^5$ kb
核外ゲノム	mtDNA：女性系譜	16.5 kb

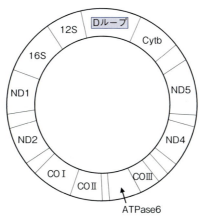

図7.1.4 ミトコンドリアDNAの構造模式図
Dループ領域が最も多型に富むことが知られている。

なる（**表7.1.2**）。性染色体にはX染色体とY染色体があるが、特に約5000万 bp（50Mb）の大きさをもつY染色体は男性のみがもち、父親から息子にしか伝達されない。女性系譜の研究に適したmtDNAと対照的に、Y染色体の多様性は男性系譜の研究に適しており、さまざまな集団における多様性研究が行われている。

　ヒトゲノムの大部分を占める常染色体においても、いくつかの多型標識については多数の集団についての情報が集められている（「**Ⅶ-2.4. その他の疾患**」249頁参照）。古典的には、各種の赤血球酵素や血漿タンパクにみられる遺伝的多型やABO式血液型に代表される赤血球型などの抗原型を含む数十種類の多型標識が多くの集団について調査されてきた。近年、常染色体上の遺伝標識として最も広範な情報が集積されているのは、HLA遺伝子群であろう。この遺伝子群が存在する、6番染色体短腕上の主要組織適合性複合体（MHC）領域のサイズは約380万（3.8M）bpであり、この領域内に100個以上の遺伝子が存在する（「**Ⅰ-2.2. ヒトの組織適合抗原**」11～13頁参照）。中でも、HLA遺伝子群は機能をもつ遺伝子として最高度の多型性を示すことから有用な標識として使われている。さらに、最近は上述のゲノム全域のSNP解析や全ゲノムシークエンス解析を用いた人類集団の多様性研究や形成過程の推定が行われるようになっている。

Chapter 2 HLA と疾患

1 自己免疫疾患

A ■ 自己免疫とは

　生体は、免疫監視によって自己と非自己を認識、区別しており、非自己を排除する機構が備わっている。このことを逆にいえば、自己として認識したものは排除しないことになる。「Ⅰ．移植・輸血学の概要」にも示したように、このような自己・非自己を特異的に認識する免疫機構においてMHCは重要な役割を果たす。すなわち、MHCは、内因性抗原ペプチド（細胞内で産生されたタンパクの分解産物）および外来性抗原ペプチド（細胞外から取り込んだタンパクの分解産物）をそれぞれMHCクラスⅠ分子およびMHCクラスⅡ分子に結合し、複合体として細胞表面に提示する機能がある。T細胞は、このMHC-ペプチド複合体をT細胞受容体によって認識するが、自己MHCに自己由来のペプチドが結合した複合体のみを自己と認識する。しかし、その組み合わせ以外（自己MHC-非自己ペプチド、非自己MHC-自己ペプチド、非自己MHC-非自己ペプチド）の複合体はすべて非自己として認識し、排除しようとすることになる。

　T細胞がMHC-ペプチド複合体を自己または非自己として認識できるようになるには、以下のように胸腺における教育（二段階の選択）が必要である。骨髄で誕生した未熟なT細胞は胸腺に入り、まず皮質において、MHC構造を認識できるT細胞受容体を有したT細胞のみが増殖する（正の選択）。次いで、髄質において、自己MHC-自己ペプチド複合体構造を認識するT細胞は細胞死に陥る（負の選択）。このため、胸腺から出てくる成熟T細胞のほとんどは、自己MHC-自己ペプチド複合体以外のMHC-ペプチド複合体を認識するものである（「Ⅰ-3.2.E.3）胸腺におけるαβT細胞の分化」28頁参照）。しかしながら、このような胸腺における負の選択は決して完璧なものでなく、自己MHC-自己ペプチド複合体構造を認識するT細胞の一部は、負の選択を逃れて末梢に出現する。これが自己反応性T細胞の由来である。通常、このような自己反応性T細胞は、それが認識するMHC-ペプチド構造が生体内の細胞表面にも多数あるため、そこで細胞死に陥るか、または、MHC-ペプチドを認識しても反応しない状態になっている。このような反応しない状態をアネルギー（anergy）と呼ぶ。したがって、通常、生体内で自己反応性T細胞は活性化せず、自己への免疫応答は起こさない。しかし、なんらかのメカニズムで、末梢に出現した自己反応性T細胞が活性化すると、自己免疫疾患（autoimmune disease）を引き起こす。つまり、自己反応性T細胞が活性化するには、自己MHC-自己ペプチドそのものか、それに類似したMHC-ペプチド構造の存在が必須条件となる。

一方、抗原特異的細胞性免疫を担うT細胞レベルでの自己・非自己の区別とは別に、液性免疫を担うB細胞レベルでの自己・非自己の区別が存在する。すなわち、B細胞には成熟過程で抗原特異的なB細胞受容体（細胞表面に発現した膜型免疫グロブリン）が発現している。このB細胞受容体に抗原が結合すると、B細胞の増殖および成熟が生じ、細胞外に免疫グロブリンを分泌する形質細胞（plasma cell）へと最終的に分化する。B細胞は、その初期成熟過程で自己の抗原に常に曝されているため、自己抗原を認識するB細胞は通常の生体にほとんど存在しない（B細胞の教育）。また、B細胞が増殖、成熟する過程ではインターロイキン2（interleukin-2；IL-2）やIL-4などのT細胞由来のサイトカインが必須である。このため、自己抗原への液性免疫、すなわち自己抗体の産生は、自己抗原が存在し、それがB細胞受容体に結合すると同時に、T細胞からのサイトカイン産生が必要条件となる。このような条件が備わった際に自己抗体が産生され、これが免疫疾患の病態形成に関与することになる。

B ■ 自己免疫疾患における MHC の役割

　自己免疫疾患は、自己に対する免疫反応が生じたために、種々の臓器や器官の機能異常が起きた状態である。このことを逆にいえば、自己に対する免疫反応があっても、臓器などの機能異常がなければ自己免疫疾患として捉えられず、前自己免疫疾患ともいえる状態が存在しうることを意味している。本項では、前自己免疫疾患状態を含めた広義の自己免疫疾患について述べる。

　MHC分子は、抗原ペプチドの提示分子であるために、自己免疫疾患の成立において重要な役割を果たすといえる。第一に、胸腺における正の選択と負の選択のバランス形成、つまり胸腺から出てくる自己反応性T細胞の種類（レパートリー）を確立するうえでの役割である。第二に、末梢におけるT細胞のアネルギー状態を維持するうえでの役割であるが、アネルギー状態とは、前述したようにT細胞が抗原刺激に対して活性化しない（反応できない）免疫不応答状態をいう。第三には自己反応性T細胞の末梢での活性化における役割である。第二の役割では自己反応性T細胞の種類と数に関係し、第三の役割では主に自己反応性T細胞の数に関係するともいえる。

　MHC遺伝子領域には、MHC分子をコードする遺伝子以外にも、「II-3.2. HLA クラスII遺伝子群の構造」（67～73頁参照）で述べたように、内因性抗原の分解やペプチドの小胞体への輸送にかかわる*PSMB*（proteasome subunit beta：以前は*LMP*と呼ばれていた）や*TAP*などの遺伝子、補体の遺伝子（*C2*, *BF*, *C4*）、サイトカインの遺伝子（*TNF*やリンフォトキシンなど）をはじめとする多数の免疫関連遺伝子が存在する。これらの遺伝子群は、生体の免疫応答性の制御にかかわるものであるために、自己免疫疾患とも直接的あるいは間接的に関連する。また、MHC遺伝子領域には、いまだ機能が不明な遺伝子も多数存在しており、それらの中には*TNF*などのサイトカインの存在下で発現が増強したり、減弱したりするものがあることから、なんらかの免疫現象に関与する可能性がある。したがって、以下に述べるように、MHC分子の特定の型（HLA型ないし*HLA*アレル）と自己免疫疾患との間に統計学的に有意な関連が認められる現象があったとしても、MHC分子そのものが疾患の発症に直接かかわるといえるわけではないことに注意を要す

る。このことは「Ⅶ-2.5. 疾患と HLA 遺伝子の多型に関連が見い出されるメカニズム」(252 頁)で詳しく述べる。

C ■ 自己免疫疾患と HLA との関連

前項(「Ⅶ-1.2. 遺伝子多型の種類」(232 頁)で述べたように、ヒトゲノムは多様性があり、それは塩基配列レベルでの個体差として認識される。塩基配列レベルの個体差は遺伝するものであるため、ごく一部の新生突然変異を除くと、個体差を決める塩基配列の相違(遺伝的多型)は両親からその個体へと遺伝したものである。また、その個体の有する遺伝的多型は、1/2 の確率で個々の子孫に伝えられる。

ヒトゲノムの多様性は、遺伝子配列の個体差としても認識されるが、それがタンパクとして発現する部分(エキソン)にあり、かつ、アミノ酸置換などを伴うもの(タンパクレベルでの遺伝的多型)である場合には、タンパクのアミノ酸配列上の個体差としても検出される。タンパクレベルでの個体差は、ある個体から別の個体にそのタンパクが導入された場合に、当該タンパクに対する抗体の産生(非自己への免疫応答)をもたらすことがある。その典型的な例が、妊婦や輸血を受けた患者などに産生される抗 HLA 抗体である。すなわち、抗 HLA 抗体は、HLA 分子配列の個体間の違いを認識して産生されるものである。逆にいえば、抗 HLA 抗体を用いることにより、ある個人の細胞表面に発現している HLA 分子の型(HLA 型)を決定することが可能となる(「Ⅳ-2. HLA 抗体検査」142 頁参照)。

HLA 遺伝子(HLA 分子)群は、ヒトゲノム中で最も多様性(個体差)に富むことから、個体識別上の有用な遺伝マーカーとして医学研究に応用されてきた。その応用の 1 つが本項に述べる自己免疫疾患などの原因が不明な疾患に対する病因を追求する手段としての関連(相関)解析である。関連解析の原理や方法は後述(「Ⅶ-2.5. 疾患と HLA 遺伝子の多型に関連が見い出されるメカニズム」252 頁)するが、極めて単純化していえば図 7.2.1 に示すようなものとなる。つまり、ある疾患 S の患者からランダムにサンプリングした個体群(患者群)と、疾患 S に罹患していない

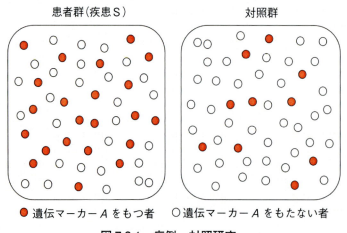

図 7.2.1　症例－対照研究

者からランダムにサンプリングした個体群（対照群）とについて、遺伝マーカーの型を検討する。その結果、Aという遺伝マーカーを有する者が、患者群において対照群における頻度よりも統計学的に有意に異なる頻度で存在する場合に、遺伝マーカーAは疾患Sと有意に関連するという。ここで、遺伝マーカーAが患者群に有意に多い場合を正の関連、有意に少ない場合を負の関連ともいう。前者では遺伝マーカーAが疾患Sへの感受性（発症しやすさ）と関連すると推定され、後者の場合では逆に疾患Sへの抵抗性（発症しにくさ）と関連すると推定される。ただし、いずれの場合も、その遺伝マーカーA自体が疾患感受性や抵抗性を直接規定しているとは限らず、一般的には、遺伝マーカーAの近傍に真の疾患関連遺伝子（疾患関連遺伝子多型）が存在すると考えられる。遺伝学的にいえば、疾患関連遺伝子は遺伝マーカーAと連鎖不平衡にある（「Ⅶ-2.5. 疾患とHLA遺伝子の多型に関連が見い出されるメカニズム」252頁参照）。

　このような関連解析を行ううえで重要なことは、遺伝統計学的な解析であることから、調査する患者群、対照群のいずれにおいても、群内個体間に明らかな遺伝的関連がないことを前提とすべきである。極端な例をいえば、遺伝的に隔離された地域集団から患者群をサンプリングし、その他の地域に住む集団から対照群をサンプリングした場合には、遺伝マーカーBが患者群に有意に頻度が高くとも、それが必ずしも疾患Sとの関連を反映するとは限らず、その地域集団の遺伝的特性（つまり、その地域自体に遺伝マーカーBを有する者の頻度が高いこと）を反映している場合もある。このような現象を集団の階層構造（population stratification）と呼ぶ。次に重要なことは、その疾患Sの発症に環境的な要因が関与している場合、できるだけ環境要因の均一化を図る方が遺伝的な関連を検出しやすいことである。このことを逆にいえば、遺伝マーカーCがその疾患と関連したとしても、必ずしも遺伝マーカーCが疾患Sへの感受性全体と関連しているのでなく、ある特定の環境要因下でその疾患（あるいは病態が類似した別の疾患）を発症しやすいことを意味している可能性も考えられることになる。さらに、関連解析は統計学的な解析であり、「遺伝マーカーAと疾患Sとの関連がない」との帰無仮説をある一定の有意水準（$p=0.05$など）の下で棄却可能かどうかを検定しているに過ぎないことに留意すべきである。すなわち、「有意な関連を認めた」との結論は、あくまでも5％（$p=0.05$の場合）の有意水準条件下のことであって、大まかにいえば、同じような解析（ほかの同様の集団を対象とした遺伝マーカーAの解析、あるいは同じ集団を対象としたほかの遺伝マーカーの解析など）を20回行えば1回くらいは起こるかも知れないレベル（5％）での検討であることになる。したがって、ある検討で有意な結果が得られたとしても、そのような現象は1回のみに過ぎず、同じ結果が再現できないこともある。

　一方、一般的に、対象とする疾患の発症に遺伝的な要因の寄与が小さい場合には、遺伝マーカーとの関連を検証するためには、より適切な患者群－対照群の設定を必要とする。例えば、対象とする疾患の発症頻度が稀な場合には、年齢や性を考慮しない一般的集団を対照とすることも可能である。しかし、その疾患の発症頻度が高い場合（本来その疾患を発症するが、現在は未発症の者がいる可能性が高い場合）には年齢や性を一致させ、かつ、できる限り前発症状態にある者を除外した集団を対照とすることが必要になる場合もある。また、患者群についても、当該疾患の

罹患者をランダムにサンプリングするだけでなく、特定の症状ないし検査所見を有する者のみを対象とするなどの選択が必要な場合もある。いずれにしろ、HLA型などの遺伝マーカーと疾患との関連を論じる際には、このような統計学上の解析特性に十分留意することが必要である。

D ■ 自己免疫疾患感受性における遺伝要因の寄与度[1]

一般に疾患感受性に遺伝的な要因が関与しているか否かを推定する目安として、同一疾患の家系内集積性の有無が検討される。特に、一般集団中の発症頻度(あるいは有病率)に対して、患者の近親者(第1度近親者あるいは同胞)の発症頻度(あるいは有病率)がどのくらい高いかを尺度とすることがある。

患者の同胞における発症頻度と一般集団中の発症頻度との比を λs で表すが、例えば、関節リウマチは患者同胞中の発症率が8%で一般集団中の発症率が1%であるため、λs は8となる。また、1型糖尿病は同胞中および一般集団中の発症率が、それぞれ6%と0.4%であり、λs は15である。同様に、強直性脊椎炎、多発性硬化症、潰瘍性大腸炎、全身性エリテマトーデス(SLE)、高安動脈炎の λs は、それぞれ54、20、12、20、100とされている。つまり、自己免疫疾患の多くは同胞における危険率が高いといえる。ただし、λs は、遺伝要因のみならず環境要因の影響(近親者は食生活や生活習慣を含めて環境要因が似かよっているため)も含まれることに注意を要する。これらの疾患は、いずれも HLA との関連がよく知られていることから、その一部では同胞発症者における HLA 一致率と一般集団での HLA(MHC)一致率の比(MHC-λs)が検討されている。例えば、関節リウマチ、1型糖尿病、強直性脊椎炎は、MHC-λs がそれぞれ1.6、2.4、4.2であり、HLA がこれらの疾患の発症リスクを上昇させる遺伝要因であることが明らかである。

E ■ 自己免疫疾患と HLA との関連

これまでに多種の自己免疫疾患について、患者群と対照群間でのHLA型の頻度比較が行われてきた。1970〜1980年代には、多くの研究が血清学的HLAタイピングを用いて実施されてきたが、1980年代の後半からは遺伝子レベルでの解析が開始され現在に至っている。

HLA と自己免疫疾患との関連において、最も注目すべき点は、どのような人類集団(人種や民族)における解析でも同じHLA型が関連を示す場合と、どの人類集団でもHLAとの関連が認められるが、関連を示すHLA型は集団(人種あるいは民族)ごとに異なる場合とがある。前者の例として、強直性脊椎炎とHLA-B27、ベーチェット病とHLA-B51などが挙げられる。後者の例として、1型糖尿病[以前は、インスリン依存性糖尿病(insulin dependent diabetes mellitus；IDDM)、若年性糖尿病(juvenile onset diabetes；JOD)あるいはI型糖尿病とも表記されていた]を挙げて説明すると、ヨーロッパ系人類集団ではHLA-B8、HLA-DR3(*HLA-DRB1*03:01*)が最も強く正の関連を示すが、日本人集団ではHLA-B54、HLA-DR4(*HLA-DRB1*04:05*)が最も強く関連を示す。一方、負の関連についてみると、ヨーロッパ系人類集団ではHLA-DR2(*HLA-DRB1*15:01*)が関連を示し、日本人集団ではHLA-B52、HLA-DR2(*HLA-DRB1*15:02*)が強く

関連する。このように、同じ疾患であっても、人類集団の違いによってまったく異なるHLA型との関連が認められることがある。その原因として考えられるのは、①同じ病態を呈しているが疾患そのものが違う、②疾患発症にかかわる環境要因が違う、③疾患に関連する遺伝要因が違う、などである。1型糖尿病についていえば、①は、病気の発症年齢や経過などが同じであることから考えると、その可能性は低い。②は、本疾患の発症頻度が北欧に極めて高いことから、疾患発症への環境要因の関与は否定できないが、ヨーロッパ系人類集団において南欧と北欧で著しく発症頻度が違うことをうまく説明できない。③の可能性は最も高い。つまり、ヨーロッパ系人類集団において最も強く関連するHLA-B8、HLA-DR3(*HLA-DRB1*03:01*)は日本人集団にはほとんど存在せず、逆に日本人集団において最も強く関連するHLA-B54、HLA-DR4(*HLA-DRB1*04:05*)はヨーロッパ系人類集団にほとんど存在しない。すなわち、対象とする人類集団ごとにHLA型の頻度分布が異なること(「Ⅶ-4.2. HLA型頻度の集団差と人類集団の類縁性」266頁参照)が、疾患とHLAとの関連が人類集団で異なることを最もよく説明する。しかしながら、例えば日本人集団にもHLA-DR2(*HLA-DRB1*15:01*)は存在するが、ヨーロッパ系人類集団におけるほど強い負の関連は認められない。この現象は、環境要因の差によるものとも考えられるが、最も考えやすいのは、負の関連を規定する疾患抵抗性遺伝子があると仮定すると、それはヨーロッパ系人類集団ではHLA-DR2(*HLA-DRB1*15:01*)と連鎖不平衡にあり、日本人集団ではHLA-B52あるいはHLA-DR2(*HLA-DRB1*15:02*)と連鎖不平衡にあるとする考えである。つまり、HLA型はあくまで遺伝マーカーであり、真の疾患関連遺伝子は、関連を示すHLA遺伝子自体(ここでは、*HLA-DRB1*15:01* や *HLA-DRB1*15:02*)でなく、その近傍にある別の遺伝子とも考えられることになる(「Ⅶ-5.2. ゲノム医学の将来」273頁参照)。

具体的な例として、日本人集団における種々の自己免疫疾患とHLA型との正の関連について**表7.2.1**にまとめる。この表では、血清学的タイピングによって強い関連を示すことが明らかにされたHLA型およびDNAタイピングが行われて遺伝子レベルで強い関連が確認された*HLA*アレルを示した。

表に示すように、HLAクラスⅠ遺伝子領域の*HLA*アレルとのみ強い関連を示す疾患(強直性脊椎炎、ベーチェット病など)、HLAクラスⅡ遺伝子領域の*HLA*アレルとのみ強い関連を示す疾患(関節リウマチなど)、HLAクラスⅠ遺伝子領域とHLAクラスⅡ遺伝子領域のどちらの*HLA*アレル共に強い関連を示す疾患(1型糖尿病、グレーヴス病など)のあることがわかる。HLAクラスⅠ遺伝子領域あるいはHLAクラスⅡ遺伝子領域の*HLA*アレルとのみ強い関連を示す場合は、その近傍に疾患感受性遺伝子が存在することが想定される。これに対して、HLAクラスⅠ遺伝子領域、HLAクラスⅡ遺伝子領域のどちらの*HLA*アレルとも強い関連を示す場合には、①関連を示すアレル群が互いに強い連鎖不平衡にあり、真の疾患感受性遺伝子はそれらのアレルのどれとも強い連鎖不平衡にある、または②真の疾患感受性遺伝子は複数存在し、それぞれHLAクラスⅠ遺伝子領域、HLAクラスⅡ遺伝子領域にある、の2つが考えられる。一般に、①の場合には、強い関連は連鎖不平衡にあるHLAクラスⅠ遺伝子領域またはHLAクラスⅡ遺伝子領域の*HLA*

表7.2.1　日本人における種々の疾患とHLA型との関連

疾患	関連を示すHLA型[#1]	患者集団中の頻度(%)[#2]	一般集団中の頻度(%)[#2]	オッズ比
強直性脊椎炎	HLA-B27（*HLA-B*27:04, B*27:05*）	83.3	0.5	1056.3
ベーチェット病	HLA-B51（*HLA-B*51:01*）	59.4	13.6	9.3
尋常性乾癬	HLA-Cw6	10.0	6.2	1.7
ナルコレプシー	HLA-DR2（*HLA-DRB1*15:01*）[#3]	100.0	12.4	1372.7
	HLA-DQ6（*HLA-DQB1*06:02*）[#3]	100.0	12.4	1372.7
関節リウマチ	HLA-DR4（*HLA-DRB1*04:05*）	58.8	24.7	4.4
	HLA-DQ4（*HLA-DQB1*04:01*）	58.8	24.7	4.4
1型糖尿病	HLA-B54（*HLA-B*54:01*）	44.1	14.0	4.8
	HLA-B61（*HLA-B*40:02, HLA-B*40:03, HLA-B*40:06*）	39.6	22.7	2.2
	HLA-DR4（*HLA-DRB1*04:05*）	56.6	24.7	4.0
	HLA-DQ4（*HLA-DQB1*04:01*）	58.3	24.7	4.3
	HLA-DR9（*HLA-DRB1*09:01*）	36.0	29.5	1.3
グレーヴス病	HLA-A2（*HLA-A*02:01, HLA-A*02:06, HLA-A*02:07*）	58.2	41.0	2.0
	HLA-DPw5（*HLA-DPB1*05:01*）	87.2	61.8	4.2
橋本病	HLA-A2（*HLA-A*02:01, HLA-A*02:06, HLA-A*02:07*）	59.2	41.0	2.1
	HLA-DR53（*HLA-DRB4*01:01*）	88.7	63.7	4.5
多発性硬化症（大脳、小脳型）	HLA-DR2（*HLA-DRB1*15:01*）	30.7	12.4	3.1
多発性硬化症（眼神経、脊髄型）	HLA-DPw5（*HLA-DPB1*05:01*）	93.6	61.8	9.0
潰瘍性大腸炎	HLA-B52（*HLA-B*52:01*）	56.4	24.1	4.1
	HLA-DR2（*HLA-DRB1*15:02*）	59.3	24.4	4.5
	HLA-DP9（*HLA-DPB1*09:01*）	55.6	20.6	4.8
クローン病	HLA-DR4（*HLA-DRB1*04:05*）	40.0	24.7	2.0
	HLA-DQ4（*HLA-DQB1*04:01*）	40.0	24.7	2.0
原発性胆汁性肝硬変	HLA-DR8（*HLA-DRB1*08:03*）	33.3	18.5	2.2
	HLA-DR2（*HLA-DRB1*16:02*）	3.4	0.6	5.9
SLE	HLA-B39	16.7	3.1	6.3
	HLA-DR2（*HLA-DRB1*15:01*）	29.6	12.4	3.0
混合結合組織病（MCTD）	HLA-DR4（*HLA-DRB1*04:01*）	18.8	4.4	5.0
亜急性甲状腺炎	HLA-B35（*HLA-B*35:01*）	71.4	12.2	18.0
	HLA-B67（*HLA-B*67:01*）	16.1	1.7	11.2
高安動脈炎（高安病）	HLA-B52（*HLA-B*52:01*）	50.5	24.1	3.2
	HLA-B39（*HLA-B*39:02*）	4.1	0.5	8.5
バージャー病	HLA-B54（*HLA-B*54:01*）	29.0	14.1	2.5
	HLA-DR2（*HLA-DRB1*15:01*）	28.0	12.4	2.7
	HLA-DR2（*HLA-DRB1*16:02*）	6.0	0.6	10.7
川崎病	HLA-DP2（*HLA-DPB1*02:02*）	17.2	5.3	3.7

#1：第一義的な関連を示すHLAを血清学的HLA型で示す。HLA型が遺伝子レベルでわかっている場合はアレル名を（　）に示す。
#2：陽性率（HLAアレル型を保持する者の割合）
#3：日本人集団では、*DRB1*15:01*と*DQB1*06:02*はほぼ1：1対応の連鎖不平衡にある。

アレルのいずれかとの関連がより強いことになり、②の場合には、強い関連を示すHLAアレル群が一般集団で連鎖不平衡にないか、あるいは連鎖不平衡にあっても、それぞれのアレルが独立して関連を示すことになる。この2つの可能性を区別することは容易でないが、2ローカス解析（階層解析）を行うことで区別できる場合がある。

2ローカス解析とは、図7.2.2に示すように、疾患Wと統計学的に有意な関連を示す遺伝マーカー（例えば、HLAアレル）のXとYについて、いずれか片方だけを有する場合、XとYの両者を有する場合のそれぞれで、XもYももたない場合に対する疾患への罹患危険オッズ比（odds ratio）を算出し、その大きさを比較する方法である。具体的な例として、高安動脈炎では、一般集団中で連鎖不平衡にあるHLA-B*52:01とHLA-DRB1*15:02がいずれも強い関連を示すが、2ローカス解析の結果は、疾患感受性がHLA-B*52:01とのみ強く関連することを示唆する（**表7.2.2-a**）。これに対して、グレーヴス病ではHLA-A*02とHLA-DPB1*05:01のいずれもが疾患との関連を示すが、これらのアレル間には一般集団中で連鎖不平衡が成立していないため、その効果は独立であることがわかる（**表7.2.2-b**）。また、1型糖尿病では、一般集団中で連鎖不平衡にあるHLA-B*54:01とHLA-DRB1*04:05の両者が共に疾患との強い関連を示すが、2ローカス解析の結果は、これらが単独でも疾患リスクを増加させるが両者が加わるとよりリスクが高まること、すなわち疾患感受性遺伝子は少なくとも2つ（1つはHLA-B*54:01と、もう1つはHLA-DRB1*04:05と連鎖不平衡にある）存在し、それらに相乗効果があることを示唆する（**表7.2.2-c**）。

表7.2.2　2ローカス解析の実際例

a：高安動脈炎の解析

HLA-B*52:01	HLA-DRB1*15:02	患者集団中の頻度（%）	対照集団中の頻度（%）	オッズ比
あり	あり	43.3	22.8	3.8
あり	なし	7.2	1.3	10.7
なし	あり	1.0	2.2	0.9
なし	なし	48.5	73.7	1.0

b：グレーブス病の解析

HLA-A*02	HLA-DPB1*05:01	患者集団中の頻度（%）	対照集団中の頻度（%）	オッズ比
あり	あり	51.8	30.9	7.4
あり	なし	6.4	10.1	2.8
なし	あり	35.5	30.9	5.0
なし	なし	6.4	28.1	1.0

c：1型糖尿病の解析

HLA-B*54:01	HLA-DRB1*04:05	患者集団中の頻度（%）	対照集団中の頻度（%）	オッズ比
あり	あり	39.0	8.3	8.5
あり	なし	5.1	5.7	1.7
なし	あり	17.6	16.3	2.0
なし	なし	48.5	68.7	1.0

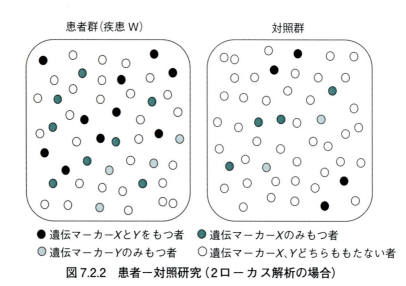

図7.2.2 患者-対照研究（2ローカス解析の場合）

● 遺伝マーカーXとYをもつ者　● 遺伝マーカーXのみもつ者
○ 遺伝マーカーYのみもつ者　○ 遺伝マーカーX、Yどちらももたない者

F ■ 薬剤感受性と HLA との関連

　薬剤を服用した際に、副作用として皮疹や肝機能障害が生じることがあるが、いくつかの薬剤について、特定の HLA アレルを有することが副作用リスクとなっていることが報告されており、なかでもカルバマゼピンと HLA-B*15:02、アバカビールと HLA-B*57:01、アロプリノールと HLA-B*58:01、DPP-4 阻害薬と DQB1*03:01 の関連はオッズ比が高い（**表7.2.3**）。これらの薬剤副作用のうち、アバカビールによる薬剤過敏性症候群が生じる機序が判明している。つまり、低分子化合物であるアバカビールが HLA-B 分子（HLA-B*57:01）のペプチド結合溝にはまり込んで構造を変化させ、本来なら HLA-B 分子（HLA-B*57:01）分子に結合する自己ペプチドが結合できなくなることは免疫機序に大きな影響はないと考えられるものの、アバカビールが入っていることで自己ペプチドの結合形態が変化することや、もともと結合できない自己ペプチドが結合してしまうことで、HLA-B 分子（HLA-B*57:01）-アバカビール-自己ペプチドの複合体を表面に発現する細胞がキラー T 細胞（CD8 陽性 T 細胞）によって非自己細胞と認識され、傷害を受けることが薬剤過敏性症候群の原因である。ここで、アバカビールが入り込むのは HLA-B 分子（HLA-B*57:01）のみであり、構造が類似した HLA アレルである HLA-B*57:02、HLA-B*57:03、HLA-B*58:01 がそれぞれコードする HLA-B 分子には入り込まないため、アレル特異性が高い現象である。また、カルバマゼピンによる薬剤副作用と HLA-B*15:02 との関連についても、HLA-B 分子の立体構造モデルにカルバマゼピンを入り込ませた構造推定から、同様の機序が働くものと考えられており、カルバマゼピンが適応薬となるてんかん患者についてあらかじめ HLA タイピングを行い、HLA-B*15:02 保有者を除外することで、Stevens-Johnson 症候群や中毒性表皮壊死症の発症を 90% 以上減少できたとの報告がある。

表 7.2.3　薬剤副作用と HLA との関連についての報告例

薬剤副作用	薬剤名	関連を示す HLA[#1]
Stevens-Johnson 症候群	allopurinol（高尿酸血症薬） carbamazepine（抗てんかん薬） phenytoin（抗てんかん薬） zonisamide（抗てんかん薬） phenobarbital（抗てんかん薬） sulfamethoxazole（抗生剤）	B*58:01 B*15:02、B*15:11、A*31:01 B*15:02 A*02:07 B*51:01 B33、A*11:01
薬剤過敏性症候群（好酸球増多）	abacavir（抗 HIV 薬） nevirapine（抗 HIV 薬）	B*57:01 Cw8
全身症状合併遅延性発疹	aminopenicillin（抗生剤） efavirenz（抗 HIV 薬）	A2、DR52 DRB1*01
薬剤性肝障害	amoxicillin-clavulanate（抗生剤） flucloxacillin（抗生剤）	DRB1*15:01 B*57:01
顆粒球減少症	clozapine（抗精神病薬） methimazole（グレーヴス病治療薬）	B38、DR4、DQ3 DRB1*0803
水疱性類天疱瘡	DPP-4 阻害薬（糖尿病治療薬）	DQB1*03:01
薬剤性 SLE	hydralazine（降圧薬）、procainamide（抗不整脈薬）、isoniazid（抗結核薬）、methyldopa（降圧薬）、quinidine（抗不整脈薬）	DR4

#1：血清学的 HLA 型もしくは HLA アレルを示す。赤字は、複数の報告があり、オッズ比>50 のもの。

G ■ HLA 分子による特殊な自己抗原提示様式

　これまでに述べてきたように、HLA（MHC）は抗原ペプチドを結合した複合体として細胞表面に発現し、これが T 細胞受容体に認識されることで T 細胞免疫が惹起される。一方で、特殊な場合であるが、小胞体内に合成されたタンパクが正しく折りたたまれた立体構造を取れない場合（ミスフォールドタンパク）に、HLA-DR 分子に結合した状態で細胞表面に発現し、これが B 細胞受容体によって認識されることがある。関節リウマチ患者の多くで血中にリウマトイド因子（rheumatoid factor；RF、リウマチ因子ともいう）が検出されるが、その量は疾患の活動性と関係している。RF は変性したヒト IgG 重鎖に対する抗体であり、正常な IgG には結合せず、固相化 IgG に結合する自己抗体として測定されるが、リウマチ患者の生体内では、B 細胞などの表面で HLA-DR 分子に結合した変性 IgG に結合する。HLA-DR 分子は小胞体内でインバリアント鎖（invariant chain）が結合しているためペプチドを結合できないが、HLA-DR 多型によってインバリアント鎖との結合性が異なることが知られている。また、HLA-DR 多型によってミスフォールドタンパクとの結合性が異なることも知られている。つまり、インバリアント鎖とミスフォールドタンパクは、小胞体内で HLA-DR 分子に競合的に結合するといえる。なお、関節リウマチ感受性の HLA-DR 型（HLA-DR4）は変性 IgG 重鎖との結合性が高いことから、HLA-DR4 を有する患者は RF を産生しやすいと考えられる。

2 感染症

A ■ 感染症における HLA の役割

ウイルス感染細胞では、ウイルスタンパクが細胞内で産生され、その分解産物であるペプチドが細胞表面に HLA クラス I 分子との複合体として発現する。この HLA クラス I-ペプチド複合体はキラー T 細胞（CD8 陽性 T 細胞）に認識されるが、これで活性化されたキラー T 細胞の分泌するパーフォリン（perforin）やグランザイム（granzyme）によってウイルス感染細胞の破壊、排除が行われる。細胞内に感染する細菌や原虫の場合にも、同様の機構で感染細胞の排除が起こる。一方、多くの細菌や寄生虫の場合は細胞内に感染しないため、HLA クラス I 分子を介する直接の感染防御効果が生じにくい。これらの細胞外感染微生物の場合には、マクロファージや樹状細胞などの抗原提示細胞が貪食し、細胞内のエンドソームで分解されたペプチドが細胞表面に HLA クラス II 分子との複合体として発現する。この HLA クラス II-ペプチド複合体は、ヘルパー T 細胞（CD4 陽性 T 細胞）に認識される。これで活性化されたヘルパー T 細胞の分泌する IL-2 などのサイトカインによって T 細胞の増殖や B 細胞の成熟が生じることで、結果として感染した微生物への細胞性免疫（T 細胞免疫応答）と液性免疫（抗体産生）の活性化が行われる。すなわち、微生物感染に対して、HLA は抗原特異的免疫応答を惹起する役割を有する。この際の抗原特異性（いかなるペプチドを T 細胞に提示するか）が HLA 型ごとに異なるため、HLA 型に依存した個体差は個々の微生物への免疫応答性、ひいては感染症の重症度、臨床経過に対して影響を及ぼすことがある。また、ワクチンによる感染制御が行われているが、ワクチン抗原への免疫応答性にも HLA 型に依存した個体差が認められることがある。

B ■ 感染症における HLA 型に依存した個体差

ウイルス感染、細菌感染、原虫感染のそれぞれについて、HLA 型と関連した病態経過の違いを認めるが、以下にその例を挙げつつ説明する。

HLA 型とウイルス感染の臨床経過が関連することが明らかにされている例として、HIV（human immunodeficiency virus）感染後の後天性免疫不全症候群（acquired immune deficiency syndrome；AIDS、エイズ）の発症が挙げられる。例えば、*HLA* アレルをヘテロ接合で有する個体では、ホモ接合の場合より血中 HIV 量が有意に低い。このことは、ヘテロ接合の場合は、ウイルス抗原ペプチドを提示する HLA 分子の多様性がホモ接合の場合より大きいために、ウイルスの排除がより効率的に行えることを推定させる。一方、同じように HIV に感染しても、エイズ発症までの期間が短い場合と長い場合がある。例えば、HLA-B35 を有する個体はエイズ発症が有意に早いが、これに対して、HLA-B27 や HLA-B57 を有する個体はエイズ発症までの期間が長い。この現象は、HLA-B35 ではウイルス抗原をあまり有効に提示できず、これに対して HLA-B27 や HLA-B57 ではウイルス抗原（特にウイルス増殖に重要なタンパク）をより効率よく提示できるためであろう

と考えられている。また、HLA-Bw4エピトープをホモ接合でもつ個体はHIV血症の程度が軽く、エイズ発症までの期間が長いことが知られている。この傾向は、HLA-Bw4エピトープのうちでも80番目のアミノ酸がイソロイシンの場合により強いが、特にその個体が同時にNK受容体の1つであるKIR3DS1を有する場合に顕著となる。これは、HLA-Bw4-80Ileが活性性受容体と推定されるKIR3DS1のリガンドとなることと関連すると思われる。このことから、HLAクラスI分子はキラーT細胞への直接の抗原提示機能を介する以外にも、NK細胞の活性化制御を介してHIV感染への抵抗性にかかわると考えられる。

　HLA型と細菌感染の臨床病型との関連では、ハンセン病(leprosy)を例に挙げる。ハンセン病は、らい菌(*Mycobacterium leprae*)の感染症であり、皮膚結節(類結核結節)と末梢神経障害(神経鞘炎)を主徴とするが、臨床的には皮膚結節が主要な症状となるT型(tuberculous leprosy；類結核型らい)と神経症状が前景に立つL型(lepromatous leprosy；らい腫型らい)に分けられる。ハンセン病の疾患感受性は、いずれの型であってもHLA-DR2と関連するが、遺伝子レベルでみると、T型は*HLA-DRB1*15:02*、L型は*HLA-DRB1*15:01*であり、アレルとしては異なっている。らい菌への免疫応答の観点からいえば、らい菌に対する細胞性免疫が正常に機能するT型では、細胞性免疫が主体である。一方、らい菌に対する細胞性免疫が低下したL型では、液性免疫が主体となっている。このことは、T型とL型では*HLA*アレルによって提示される抗原ペプチドが異なり、このため免疫学的なヘルパーT細胞の反応(Th1型、Th2型)が異なったものと推定される。

　また、原虫感染症においても臨床経過とHLA型との関連が報告されており、重症マラリアとHLA-B51との強い関連はその例である。マラリア原虫は、その生活環において肝細胞に寄生する期間があるが、HLA-B51を有する個体ではこの時期のマラリア原虫の排除効率が悪い。このため、血中に出て赤血球に寄生する原虫数が多いことになり、結果としてマラリアが重症化するものと考えられている。

3 腫　瘍

A ▪ 腫瘍細胞の認識排除とHLA

　免疫監視機構による非自己細胞の認識排除は、大きく分けて2つの経路がある。1つはキラーT細胞をエフェクターとする経路であり、もう1つはNK細胞をエフェクターとする経路である。いずれの経路にもHLAが関与するが、その関与には相反する面もある。

B ▪ キラーT細胞による腫瘍細胞の認識排除

　腫瘍細胞は、ゲノム遺伝子に体細胞変異が生じており、その結果として、細胞増殖の制御が失われる。腫瘍細胞における遺伝子変異は、1つの遺伝子にのみ生じているのでなく、多数の遺伝子の変異が積み重なることで増殖制御異常がより高度となる。これらの遺伝子変異の多くは、ア

ミノ酸配列異常による変異タンパクの産生を伴うが、腫瘍細胞内で産生されたそのような変異タンパクの分解産物（ペプチド）は、HLA クラス I 分子に結合した複合体として細胞表面に発現することがある。すなわち、腫瘍細胞は体細胞遺伝子変異が集積することによって、非自己ペプチド（変異タンパク）が産生され、結果として、非自己細胞としてキラー T 細胞による認識排除を受けやすくなる。この際に認識されるのは、変異タンパク中の変異アミノ酸を含むペプチドと HLA クラス I 分子との複合体であるため、腫瘍細胞の排除に HLA が関連する。また、ある種の腫瘍細胞では、未分化細胞にしか発現しないタンパクを高度に発現することがあり、その分解産物が腫瘍特異的抗原ペプチドとして HLA クラス I 分子によって提示されることで、キラー T 細胞によって認識され、排除されることがある。

C ■ NK 細胞による腫瘍細胞の認識排除

　HLA クラス I 分子が欠損した細胞は、NK 細胞によって認識排除される。NK 細胞には、活性化受容体と抑制性受容体があるが、そのいずれについても免疫グロブリンドメイン型の NK 細胞受容体（killer inhibitory receptor；KIR）とレクチン型の NK 細胞受容体（NKG2）がある。これらの NK 細胞受容体は、多重遺伝子族を形成するが、その一部が HLA クラス I 分子や MIC 分子をリガンドとすることが知られている（表 7.2.4）。特に、HLA-C をリガンドとする KIR2DL1、KIR2DL2、KIR2DL3 や HLA-Bw4 エピトープをリガンドとする KIR3DL1 は、いずれも抑制性

表 7.2.4　NK 細胞受容体のリガンドと機能

NK 細胞受容体の型	NK 細胞受容体	リガンド	機能
免疫グロブリン型	KIR2DL1	HLA-C（C2 グループ）	抑制
	KIR2DS1	HLA-C（C2 グループ）	活性
	KIR2DL2/3	HLA-C（C1 グループ）	抑制
	KIR2DS2	HLA-C（C1 グループ）	活性
	KIR3DL1	HLA-B（Bw4）	抑制
	KIR3DS1	HLA-B（Bw4）?、HLA-F（open conformer）?	活性
	KIR2DL4	HLA-G	活性
	KIR3DL2	HLA-A（A3、A11）、HLA-F（open conformer）?	抑制
	LILR ファミリー（ILT）	HLA	抑制も活性もあり
レクチン型	CD94/NKG2A	HLA-E	抑制
	CD94/NKG2C	HLA-E	活性
細胞傷害型	NKG2D	MICA、MICB、ULBP	活性
	NKp30	B7-H6、ヘパラン硫酸、HLA-B-associated transcript 3（BAT3）など	活性
	NKp44	NKp44L、ウイルス性 HA など	活性
	NKp46	ヘパラン硫酸、プロペルジン、ウイルス性 HA など	活性
	CD16	IgG	活性
	DNAM-1	PVR（CD155）、nectin-2（CD112）	活性
	NKp80	activation-induced C-type lectin（AICL）	活性、共受容体
	CD59	不明	活性、共受容体
	NTB-A	NTB-A	活性、共受容体
	2B4（CD244）	CD48	活性、共受容体
	CD2	LFA-2	活性、共受容体
	LFA-1	ICAM	活性
	TLR	dsDNA など	活性

NK受容体であることから、リガンドとなるHLAクラスI分子の発現が欠損した細胞は、NK細胞を活性化し、結果として排除されることになる。

D ▪ 腫瘍細胞におけるHLA分子の発現異常

腫瘍細胞の一部（大腸癌や頭頸部癌では約20％程度）では、HLAクラスI分子の発現低下を認めることがある。その場合、HLAクラスI分子の一部のみの発現が欠損する場合と、すべてのHLAクラスI分子の発現が低下する場合とがある。前者の場合は、当該HLAクラスI分子の遺伝子（HLA遺伝子）が癌細胞特異的に欠損（染色体の一部が欠損）している。腫瘍細胞でみられる相同染色体の片方の一部が欠損することを、ヘテロ接合性の消失（loss of heterozygosity；LOH）といい、癌抑制遺伝子の機能消失と密接に関連する場合がある。一方、後者の場合は、β_2ミクログロブリン遺伝子（*B2M*）に変異がある場合、TAP遺伝子に変異がある場合、HLA遺伝子に構造異常はないが発現が低下している場合などがある。このようなHLAクラスI分子の発現低下は、腫瘍細胞がT細胞による癌抗原特異的免疫監視機構から逃れるための適応戦略（発現低下した腫瘍細胞が生き残る）であると考えられる。

しかしながら、癌におけるHLAクラスI分子の発現欠損は、一般的には完全欠損でなく、一部のHLAクラスI分子の発現が弱いながらも認められることが多い。これは、HLAクラスI分子の発現が完全に欠損するとNK細胞に認識排除されるため、結果として部分的にHLA分子の発現を維持した腫瘍細胞が生体内で生き残ったものと説明される。

4 | その他の疾患

前項までに説明したような*HLA*と関連を示す疾患においては、その発症あるいは進展、重症化に、個人の免疫監視機構が自己・非自己を区別できるか、あるいは特別な抗原エピトープを認識できるか、といったHLA分子そのものの働きが関与している。しかし、以下に示す疾患では、そのような免疫学的機序の関与がいまだ明らかでないか、あるいは関与しないと考えられる。HLA分子そのものの機能が関与しない場合でも、原因遺伝子が染色体上でHLA遺伝子の極めて近くに位置することにより、調査研究の対象とした人類集団によっては連鎖不平衡にある*HLA*アレルまたはHLA抗原との関連が見い出されることがある。

A ▪ ナルコレプシー

ナルコレプシー（narcolepsy）は、昼間にも起こる耐え難い眠気の発作、入眠時幻覚、睡眠麻痺、夜間熟眠障害、強い情動によって誘発される脱力発作を主な特徴とする疾患である。世界における有病率は約2,000人に1人（0.05％）であるが、日本人での有病率は約600人に1人と欧米の数倍高いものの、比較的稀な疾患である。10歳代半ばに発症のピークがあり、男女差を認めない。原因は不明であるが、一卵性双生児での疾患一致率が0.3程度、第一度近親での再発危険率

は一般集団の約10倍であることから、遺伝性要因の関与が推測される。これまでに*HLA*との関連が知られている疾患のうちで最も強い関連を示し、HLAタイピングの結果が補助診断法の1つとして加えられている。ヨーロッパ系人類集団ではHLA-A3-Cw7-B7-DR2-DQw1ハプロタイプ、日本人集団ではHLA-B35-DR2、HLA-B15-DR2、HLA-B51-DR2ハプロタイプなどとの関連が報告されており、いくつかの異なる人類集団で同じHLAクラスII抗原(HLA-DR2-DQw1)と関連することから、HLAクラスII分子自体がこの疾患の発症機構に関係していることが推測されている。アレルレベルでは、ヨーロッパ系人類集団でも日本人集団でも*HLA-DRB1*15:01-DQB1*06:02*ハプロタイプとの強い関連が認められる。なお、アフリカ系人類集団では*HLA-DRB1*15:03-DQB1*06:02*ハプロタイプが関連を示すことから、*HLA-DQB1*06:02*アレルが第一義的な関連を示すものと考えられる。

イヌのいくつかの系統(ドーベルマンとラブラドール・レトリバー)に同様の症状が現れることから、これらが疾患モデルとされてきた。これらの系統では、それぞれ由来は異なるが、同じ遺伝子(ヒポクレチン受容体2遺伝子、hypocretin receptor 2；*HCRTR2*)に変異を生じていることが明らかにされている。なお、ヒトにおいて*HCRTR2*の変異によって発症している症例はこれまでに報告されていない。ヒポクレチン(あるいはオレキシン)は視床下部の神経細胞によって合成・分泌されるペプチド性神経伝達物質であり、睡眠-覚醒リズムを調節し、摂食行動を制御している。ナルコレプシー患者では脳内のヒポクレチン量が低く、ヒポクレチン含有神経細胞数(オレキシン神経細胞)が減少していることから、自己免疫によるヒポクレチン含有神経細胞の傷害が推測されている。また、これらとは別に、日本人集団における家系例の連鎖解析研究から、4番染色体上に発症を規定する因子の存在が推定されている。

B ■ ヘモクロマトーシス

ヘモクロマトーシス(hemochromatosis)は、細胞内の鉄プールの過剰から青銅色の皮膚色素沈着、肝機能障害、糖尿病、性腺機能障害など広範な臓器障害をきたし、最終的に肝硬変などの病態に陥る疾患であり、また、肝細胞癌に罹患するリスクも上昇する。北欧、アイルランドでの頻度が非常に高く、これらの地域では、HLA-A3との関連が認められていたが、連鎖解析から第6染色体短腕上のHLA-A遺伝子から遠位側約4センチモルガン(cM：遺伝的距離の単位、253頁参照)の距離の場所に、HLA遺伝子領域から外れて原因遺伝子がマップされた。このゲノム領域にあるHLAクラスI様分子をコードするHFE遺伝子の変異が検索され、北欧、アイルランドの患者にHFEタンパク分子の282番目のシステイン残基がチロシン残基に置き換わる変異(C282Y)のホモ接合体が多数見い出された。北欧、アイルランドでは、一般集団中でのC282Yアレル頻度は10％を超えており、これらの民族集団での創始者効果(founder effect)が推定されている。一方で、ほかの人類集団では変異がさまざまで、特に高頻度に見い出されているものはない。また多型としてH63Dアレルが患者集団にやや高頻度に見い出されているが、疾患への関与は明らかでない。HFEタンパク分子は、細胞膜上でβ_2ミクログロブリンおよびトランスフェ

リン受容体と会合し、細胞への鉄の取り込みを調節しているが、C282Y 変異は、成熟 HFE タンパク分子の細胞膜上への局在を障害する。ヘモクロマトーシスの発症は、*HFE* の劣性遺伝子変異で説明できるが、H-2 クラス I 遺伝子ノックアウトマウスの研究や、HLA 遺伝子領域のハプロタイプ解析から、古典的 HLA クラス I 遺伝子がヘモクロマトーシスの重症度を修飾する可能性が示されている。

C ■ 21-水酸化酵素欠損症（先天性副腎過形成症）

ステロイド 21-水酸化酵素(steroid 21-hydroxylase；P450c21)はチトクロム p450 タンパクであり、ステロイドホルモンの生合成経路で 21 位の水素を水酸基に置換する反応を触媒する酵素であり、コレステロールから、グルココルチコイド、性ホルモン、ミネラルコルチコイドの生成に関与する。21-水酸化酵素欠損症(21-hydroxylase deficiency；21-OHD)は常染色体性劣性(潜性)遺伝形式をとり、患者では相同染色体上の P450c21 遺伝子(*CYP21A2*)のいずれにも機能欠損もしくは遺伝子欠損がある。変異アレルの違いにより外性器の男性化症状を主症状とするものから、ミネラルコルチコイド欠乏症状として出生直後から重症の体液電解質異常をきたすものまで、多彩な症状を呈する。重症例であっても早期からのホルモン補充療法によって症状を抑えることができるため、新生児マススクリーニングの対象疾患の 1 つとなっている。日本では、約 16,000 出生あたり 1 人の割合で患者が産まれているため、日本人集団では変異アレルの保因者が 1％程度いることになる。ステロイド 21-水酸化酵素をコードする遺伝子 *CYP21A2* (以前は *CYP21B* と呼ばれていた)は補体 C4 遺伝子と連鎖して、HLA クラス III 遺伝子領域に存在することから、罹患家系では、HLA ハプロタイプとの連鎖が観察され、欧米においては、HLA-Bw47-DR7 と連鎖不平衡にある変異アレルの存在が知られている。CYP21 遺伝子は C4 遺伝子とともに遺伝子重複を受けて遺伝子が近接して 2 コピー存在しているが、一方は偽遺伝子となっている。本疾患の原因となる *CYP21A2* 変異アレルの多くは、偽遺伝子 *CYP21A1* (以前は *CYP21A* と呼ばれていた)に由来する配列が、不等交差あるいは遺伝子変換によって、*CYP21A2* にもち込まれた変異である。

D ■ 補体欠損症など HLA 遺伝子領域に位置する遺伝子の変異によって起こるその他の疾患

HLA クラス III 遺伝子領域には、補体第 4 成分(C4)をコードする 2 コピーの遺伝子(*C4A* と *C4B*。ただし、特定の HLA ハプロタイプでは 3 コピーや 4 コピーの場合もある)、補体第 2 成分(C2)をコードする遺伝子 *C2* および C2 に相同性を示す第 2 経路 B 因子(BF)の遺伝子 *BF* が存在する。これらの補体因子の欠損症は、SLE や反復性の感染症の患者で報告されることが多く、生体防御機構になんらかの支障をきたす可能性がある。

ミオクローヌスてんかん(myoclonus epilepsy)をはじめとする神経症状を主症状とし、身体の発達成長においてさまざまな症状を呈する cherry red spot-myoclonus 症候群は、HLA クラス III

遺伝子領域に位置する *NEU1*（Neuraminidase 1 遺伝子）の変異に起因する。また、HLA クラスⅢ遺伝子領域に位置する *CYP21A2* 近傍の *TNXB*（Tenascin-XB 遺伝子）の変異では、エーラース-ダンロス症候群（Ehlers-Danlos syndrome）に類似した症状を呈することが報告されている。

E ■ 統合失調症

統合失調症（schizophrenia）は、幻覚や妄想などの精神病症状、感情表現の減少、意欲の低下、社会的行動の不調和、認知機能低下、病識の欠如などを主な症状とする精神疾患である。思春期から青年期にかけて発症することが多く、世界中のいかなる人類集団・地域でも 100 人に 1 人ほどが発症する。その原因は明らかではないが、一卵性双生児の発症一致率（片方が患者である場合に、もう片方が同じ疾患を発症する頻度）が約 50％であること、患者の子の発症率は一般集団の約 10 倍、λsが 8〜11 と推定されることなどから、遺伝的要因が強く関与する。統合失調症と *HLA* との関連は血清学タイピングの時代から研究されており、さまざまな人類集団で *HLA-A*、*HLA-DRB1*、*HLA-DQB1* 座位の異なるアレルとの関連が報告されている。近年、ゲノムワイド関連解析（genome-wide association study；GWAS）が多数行われ、HLA 領域から外れたテロメア側にある *NKAPL* 近傍以外に、HLA クラスⅠ領域の *TRIM26* 近傍、HLA クラスⅢ領域の *NOTCH4* 近傍、そして HLA クラスⅡ領域の *HLA-DQA1* 近傍に疾患関連遺伝子座がマップされている。従前に報告された *HLA* アレルとの関連は、これらの疾患遺伝子座にある疾患関連多型との連鎖不平衡を反映している可能性が高い。一方で、これらの疾患関連遺伝子座の疾患多型同士は互いに連鎖不平衡にはないことから、HLA 領域内には複数の統合失調症関連遺伝子が存在すると考えられる。

5 ｜ 疾患と HLA 遺伝子の多型に関連が見い出されるメカニズム

これまで見てきたように、HLA 分子の多様性とそれを認識する免疫機構の協調が疾患、病態の成り立ちに寄与する場合、特定の HLA 多型をもつことで疾患にかかりやすく（またはかかりにくく）なると考えられる。また一方、HLA 分子自体が直接関係しない場合であっても、調査研究の対象とした地域、民族集団での疾患原因変異と *HLA* アレルとの連鎖不平衡のために、患者を多数集めて調べると、ある HLA 多型をもつ人の割合が対照群よりも高くなることが予想される。

A ■ 連鎖不平衡とコモン・ハプロタイプ

1 本の染色体上にある遺伝子群の多型は、その染色体が配偶子（精子または卵）形成の際の相同染色体間の組み換えを起こさなければ、親から子へ同じ組み合わせのままでその 1 組が遺伝する。同じ染色体上にあるために親から子へ一緒に遺伝する遺伝子多型の組み合わせをハプロタイプ（haplotype）という（「Ⅱ-4.2. **連鎖不平衡**」83 頁参照）。相同染色体間の組み換えは、ヒトではゲノム 1Mbp（1Mbp＝百万塩基対）あたり 1％の頻度で起こることが知られている［遺伝的距離

は、組み換えの頻度で表現した遺伝子座位間の距離であり、1％の組み換え頻度を示す距離は1センチモルガン（1cM）と定義される］。言い換えれば、1Mbpの距離にある2座位の多型からなるハプロタイプは、100世代を経ても変わらずに遺伝するものがある。また、HLA領域はほかのゲノム領域に比べて強い連鎖不平衡を示し、組換えが少ないことが知られている。この距離はHLA領域に当てはめれば、*HLA-A*と*HLA-B*の間、*HLA-B*と*HLA-DRB1*の間の距離に相当し、HLA-A-Bハプロタイプ、B-DRハプロタイプが2,000〜3,000年間変わらず遺伝されてきたと考えられる。現存する諸民族集団、地域集団の多くは、数千年前に比較的少数の集団（創始者集団）として、ほかの民族から遺伝的に隔離された後に拡大してきたと推定される。このため、諸民族集団、地域集団にはその集団に特徴的な遺伝子多型の組み合わせ（ハプロタイプ）が、集団ごとに異なる頻度で観察される。集団中にある頻度以上で存在するハプロタイプをコモン・ハプロタイプと呼ぶ。通常HLA-A-B-DRハプロタイプでは1％以上の頻度のものをコモン・ハプロタイプとしている。個人個人について、その人がもつハプロタイプを決定するには、家系のデータを取得する必要があるが、場合によってはその集団におけるアレル頻度と連鎖不平衡を参考にしてハプロタイプを推定することも可能である。

　集団内でのアレルの組み合わせが特定のハプロタイプに偏っている状態を「連鎖不平衡（linkage disequilibrium）」という。連鎖平衡状態すなわち偏りがないときには2座位のアレル間のハプロタイプ頻度はそれぞれのアレル頻度の積に等しい。ある2座位のアレルを同時にもつ人が、それぞれのアレル頻度から予測される数より多いならば、そのアレル同士は（正の）連鎖不平衡にあることがわかる。このように、連鎖不平衡は、多数の家系の試料から実際に個々のハプロタイプを決定して計数する以外に、集団の多型頻度のデータから（最尤法に基づくEMアルゴリズムなどを用いて）推定ハプロタイプの頻度を算出する方法がある。実際には家系の試料を入手するのに制限があるため後者の方がよく採用されている。

　連鎖不平衡の程度には強弱があり、非常に強い連鎖不平衡がある場合にはアレルのタイピングから個人個人のハプロタイプを推定できる。例えば*HLA-DRB1*15:02*は*HLA-DQB1*06:01*とほぼ完全に連鎖不平衡にあるので、*HLA-DRB1*15:02*陽性であればその人には*HLA-DRB1*15:02-DQB1*06:01*ハプロタイプの存在をほぼ100％推定できる。しかし一方、*HLA-B*52:01*と*HLA-DRB1*15:02*の連鎖不平衡はかなり強いが完全ではなく、*HLA-B*52:01*が陽性であっても*HLA-DRB1*15:02*の存在は完全には言い当てることはできず、また逆に*HLA-DRB1*15:02*が陽性であっても*HLA-B*52:01*の存在を100％推定することはできない。連鎖不平衡の強さは、世代を経るごとに相同染色体間の組み換えによって徐々に弱くなるため、概して遺伝子座位間の距離とそのアレルが集団の歴史の中でいつ頃生じたかに依存する。ただし、遺伝的背景の異なる民族の侵入と混和や、少数の創始者に由来するハプロタイプが集団の遺伝子プール内で［選択（selection）を受けるか、あるいは偶然的浮動（random drift）によって］頻度を増すことにより、連鎖不平衡の程度が強くなる場合もある。このため、地域、民族集団ごとに、またアレルごとに連鎖不平衡の在り方が違っている（「Ⅱ-4.2. 連鎖不平衡」83頁参照）。あるハプ

ロタイプの頻度がそれぞれのアレル頻度から予測される期待値からどのくらいかけ離れているかは、さまざまな数式によって算出した連鎖不平衡係数(coefficient of linkage disequilibrium)で表現することができる。その中で広く用いられているものは、D'とr^2(またはΔ^2)である。いずれの係数も0から1の値をとり、連鎖不平衡がないときには0、連鎖不平衡が強いほど大きな数値になる。

前述のように、ある疾患に対するかかりやすさ(あるいはかかりにくさ)は、疾患感受性(または抵抗性)遺伝子座位のアレルによって規定されると想定できる。この場合、感受性(または抵抗性)遺伝子座の多型が直接タイピングできなくても、染色体上で近くに位置する遺伝マーカーの多型と連鎖不平衡にあると考えられるので、そのような遺伝マーカーと疾患との関連を調べることにより、疾患感受性(または抵抗性)遺伝子座位の存在を知ることができる。

B ■ 関連解析

ある疾患に対するかかりやすさ(あるいはかかりにくさ)を運命づける遺伝子(疾患感受性あるいは抵抗性遺伝子座位)が存在するとすれば、その疾患の患者集団では、疾患に対するかかりやすさを決めるアレルが乗ったハプロタイプの頻度の高いことが推測される。このため、そのハプロタイプを構成する多型はいずれも、患者の集団ではその頻度が高くなっているはずである。一般に、患者集団である要因を有する頻度が期待値よりも高くなっている現象を、疾患と要因の「関連(あるいは相関:association)」という。遺伝子多型が要因である場合には、これまで述べてきたようにその多型が直接疾患の原因でなくても、染色体上で近くに存在する真の原因遺伝子多型との連鎖不平衡にあるものは、疾患と関連を示すことになる。

関連を明らかにする目的で最もよく採用されている方法は、症例−対照研究(case-control study)である(「Ⅶ-2.1. **自己免疫疾患**」236頁)。ある疾患の患者をある程度の数集めて遺伝マーカーを調べ、対照群での遺伝マーカーの保有頻度から得られる期待値からの偏りを評価するが、前述のように、対照群をどう選ぶかは対象とする疾患によっては注意が必要である。具体的には、患者群、対照群それぞれについて要因の有無で(あるいは要因に幾種類かあれば、その種別に)類型化して計数した2×2分割表(contingency table、あるいは2×m分割表)を作成する(図7.2.3)。ここで関連の評価には、2つの尺度が用いられる。1つは関連の強弱を表す尺度としてのオッズ比(odds ratio)であり、もう1つは「関連がある」と結論づけることの妥当性の尺度としてのP値(p value)である。オッズ比は、患者群での要因あり、なしの検体数をそれぞれa、b、対照群での要因あり、なしの数をそれぞれc、dとしたときに、Woolf(ウルフ)の式:

$$OR = a \times d / c \times b$$

で求められ、この式の分母が0になる場合はHaldane(ホールデン)の改変した式:

$$OR = (2a + 1) \times (2d + 1)/(2c + 1) \times (2b + 1)$$

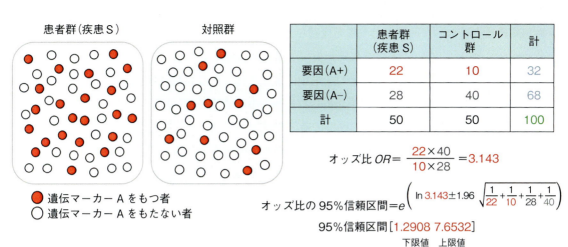

図 7.2.3　関連解析

で求められる。このオッズ比はしばしば相対危険度(relative risk)と表現されることがあるが、厳密にはこれは誤用である。相対危険度は、被験者集団をあらかじめ要因ありとなしの集団(コホート：cohort)に分け、それぞれの集団での発病頻度の比を算出したものをいう。ただし、数値としては、患者-対照研究で得られる要因ありのオッズ比は、コホート研究で得られる相対危険度に近似できると考えてよいとされている。一方、P値は作成した2×2(または$2\times m$)分割表についてPearson(ピアソン)のカイ二乗検定法(χ^2 test)やFisher(フィッシャー)の正確確率計算法(exact test)によって、本来分布に偏りがないにもかかわらず、データとして得られたような偏りが偶然に生じてしまう確率として計算されるものであり、多くの場合$p<0.05$であれば(カイ二乗検定法で$\chi^2>3.84$)、「関連がある」と結論づけられる。当然の結果として、関連が強いほどP値は小さくなる。つまり、P値は集団の大きさの影響を受けるため、同じ程度の関連であっても患者数や対照の人数を増せば、P値は小さくなり、関連ありと結論づけた際の有意性は高くなる。また、患者や対照の人数を増すことで、より弱い関連でも有意であることを示すことができる。この種の研究で注意しなくてはならない点は、「関連がある」と結論づけるためのP値(この値を有意水準という)をどのくらいにするかである。有意水準を5％(0.05)とすれば、20回の統計学的検定のうち1回程度は、本来母集団に偏りがない場合に偏っていると結論してしまう(統計学的検定の第一種の誤り：αエラー)。この有意水準は、統計学的検定の第二種の誤り(βエラー)、すなわち本来母集団に偏りがあるにもかかわらず偏っていると結論できないということの頻度と裏腹の関係にあるため、有意水準を低く設定して誤って関連ありとしてしまう結果を

減らそうとすれば、関連があっても見逃してしまう確率が増してしまう。なお、$1-\beta$を検出力(power)といい、差があるときに帰無仮説を棄却する確率である。これらの誤りは、統計学的検定に必ず付随するものであり、それを最小にするには、患者や対照の人数を増すか、改めて別の検体を収集して、同じ傾向の結果が得られるかを確かめる必要がある。

　症例–対照研究は、患者群と対照群の遺伝的背景がどちらも均質かつ同一でないと誤った結果を導いてしまうため、同じ居住地域でそれぞれの検体を集めるなどの配慮を要する。日本人集団は居住地域によっては多型の頻度に若干の違いがあるが、一般的に症例–対照研究に適した集団とされている。それに対して北米ヨーロッパ系人類集団などは、遺伝的背景の異なる民族に由来する人々が雑居している状態に近いため[集団の構造化(population structure)、あるいは階層化(population stratification)]、患者群、対照群の検体を選ぶ際にそれぞれに含まれてくる遺伝的背景の効果が異なり、その結果誤った結論を得る危険が大きいとされている。そのような誤りを内含しない方法として、伝達不均衡試験(transmission disequilibrium test；TDT)が考案されている。TDTでは、患者とその親の遺伝マーカーをセットで調べる。この場合、親は同じ疾患に罹患していなくてもよく、また両親について両方のデータを必要とはしない。患者である子に親から伝達されたアレルの頻度分布について、子に伝達されなかった親のアレルの頻度分布を対照として検定し、有意な関連が認められれば、その遺伝マーカーの近くに原因遺伝子をマップすることができる。

C ■ 連鎖不平衡の尺度

　連鎖不平衡の強さを数値化した種々の連鎖不平衡に対する尺度のうちD'(またはRLD)とr^2(またはΔ^2)について解説する(「II-4.2. 連鎖不平衡」83頁も参照)。連鎖不平衡は特定のハプロタイプが、それを構成するアレルの頻度の積で算出されるアレル間に関連がないとした場合のハプロタイプ頻度期待値からどれだけ多く観察されているかを表すLewontin(ルウォンチン)の連鎖不平衡係数D(またはLD、「II-4.2. 連鎖不平衡」83頁)を計算することでその強さがわかる(図7.2.4)。集団を構成する個人個人の遺伝子型データがあれば、個人のハプロタイプが不明であっても、集団でのハプロタイプ頻度を推定して計算することができる(図7.2.5)。2アレル性遺伝子座位A、Bのアレルa_1、a_2およびb_1、b_2(それぞれの頻度をp_{a1}、p_{a2}、p_{b1}、p_{b2}とする)からなるハプロタイプ、a_1-b_1、a_1-b_2、a_2-b_1、a_2-b_2の頻度をp_{11}、p_{12}、p_{21}、p_{22}とすると、

$$\begin{aligned}
D &= p_{11} - (p_{11}+p_{12}) \times (p_{11}+p_{21}) \\
&= p_{11} - p_{a1} \times p_{b1} \\
&= p_{11} \times p_{22} - p_{12} \times p_{21}
\end{aligned}$$

　多アレル性遺伝子座位については、a_2およびb_2をa_1以外の全アレルおよびb_1以外の全アレルとして計算する。Dの値が正であればa_1とb_1は正の連鎖不平衡にあり、負であればa_1とb_1は負の連鎖不平衡にある。Dの絶対値はアレル頻度に依存して異なり、ハプロタイプ間で比較す

るのには適さないので、最大値が1になるようにノーマライズしたルウォンチンの相対連鎖不平衡係数 D'（または RLD、「Ⅱ-4.2. 連鎖不平衡」83頁）で評価されることが多い。

$$D' = D/D_{max} [D>0 \text{のとき、} D_{max} = \min(p_{a_1} \times p_{b_2}, p_{a_2} \times p_{b_1})]$$

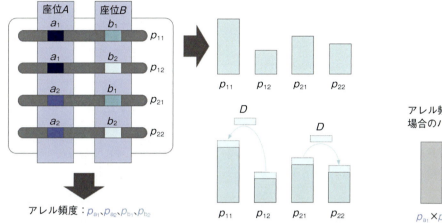

図 7.2.4　連鎖不平衡の尺度

同一染色体上に遺伝子座位（A と B）にそれぞれ 2 種類のアレル（a_1、a_2 と b_1、b_2）が存在する場合に 4 種類のハプロタイプが p_{11}、p_{12}、p_{21}、p_{22} という頻度で観察されたとすると、それぞれの値は連鎖不平衡にあると仮定して、アレル頻度から算出できる期待値からは同じ大きさ（D）だけ偏っている。連鎖不平衡の強弱はこの D をもとにした数値（D' や r^2）で表される。

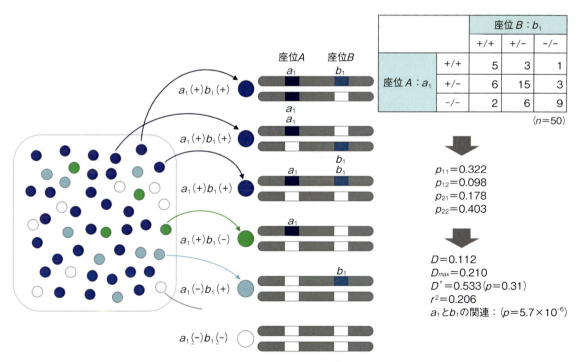

図 7.2.5　集団のタイピングデータによるハプロタイプ頻度の推測

アレル a_1 と b_1 を共にもつ傾向が高いということから、この 2 つのアレルが 1 つの染色体上に乗っている頻度が高いこと（連鎖不平衡状態にあること）がわかる。あるいは、遺伝型の頻度分布からハプロタイプ頻度を推定できる。

D/D_{min} [$D<0$ のとき、$D_{min}=\max(-p_{a_1}\times p_{b_1}、-p_{a_2}\times p_{b_2})$]

　D' の値は正負どちらの連鎖不平衡であっても 0 から 1 までの値をとる。統計学的に D' の有意性を検定することもできるが、通常 $D'>0.8$ のものを強い連鎖不平衡としている。もう 1 つの広い意味での連鎖不平衡係数として Hill(ヒル)の相関係数 r^2(または Δ^2)も用いられる。

$r^2=D^2/p_{a_1}\times p_{a_2}\times p_{b_1}\times p_{b_2}$
　　$(=\chi^2/n)$

　r^2 も正負どちらの連鎖不平衡であっても 0 から 1 までの値をとる。a_1、b_1 の 2 つのアレルが相互に排他的に関連している場合(a_1-b_2、a_2-b_1 のどちらのハプロタイプも期待値より少ない場合)は、D'、r^2 共に大きい値となるが、そうでない場合(a_1-b_2、a_2-b_1 のいずれか一方のハプロタイプのみ期待値より少ない場合)、D' は大きい値をとるが、r^2 は小さくなる。通常 $r^2>0.4$ のものを有意な強い連鎖不平衡としていることが多い。この値にハプロタイプ数(用いた検体数の 2 倍)をかけたものが a_1 と b_1 の関連の χ^2 値と一致することから、用いる検体数によっては、r^2 値は小さくても a_1 と b_1 の関連の有意性を証明することは可能である。連鎖不平衡の尺度として D'、r^2 共に用いられているのは、D' が連鎖不平衡の存在を示すのに有効であるのに対し、r^2 は関連の強さの指標とできるからである。一般に D' の方が r^2 よりも、ゲノム領域上でより長い距離にある遺伝マーカー間でも有意な値となる傾向がある。遺伝マーカーの関連解析によって疾患感受性遺伝子座位をマップできるか否かは、その遺伝マーカーの存在するゲノム領域で r^2 値がどのくらいの大きさであるかに依存している。r^2 値が比較的大きい領域内に疾患感受性遺伝子座位が存在すれば、比較的少数の検体で関連を見い出しうるが、r^2 値が小さいときには、前述のように関連の χ^2 値は r^2 値の(2×検体数)倍であるので、その領域内の疾患感受性遺伝子座位との関連を同程度の χ^2 値で示すには、より多くの検体を用いる必要がある。

● 参考文献

1) Vyse TJ, Todd JA : Genetic analysis of autoimmune disease. Cell 85 : 311, 1996.

Chapter 3 法医学への応用

1 親子鑑定と父権肯定確率

　HLA が社会と密接に関連し、貢献する例の1つとして、法医学分野での親子鑑定や個人識別がある。親子鑑定の目的は、「生物学的な親子関係の存否」を決定することである。国により親子鑑定の手続きは異なっているが、日本では通常、裁判所の命令や弁護士からの嘱託で行われ、最も多いのが「認知請求事件」、続いて「嫡出否認請求事件」、「親子関係不存在確認請求事件」である（図7.3.1）。「認知請求事件」は、婚姻関係にない女性が子どもを生み、男性に自分の子どもとして認知させることを請求する裁判である。子どもが認知されると、父からの扶養を受け、裁判所の許可を得て父の姓を名乗り、戸籍に父の名前を記入し、遺産も嫡出子の半分相続することができる。これと逆に、婚姻関係にある、またはあった女性（結婚後200日～離婚後300日）が懐胎した子どもは、自動的に夫の子とされるのだが、夫が妻の不貞を疑い、夫が原告となり子どもを被告として訴えるのが「嫡出否認請求事件」である。また、実子でない子を実子とした違法な出生届について、後日戸籍を訂正するために「親子関係不存在確認請求事件」として請求されることがある。さらに、産院などで新生児を取り違えた「取り替え子事件」や、中国残留孤児の肉親捜し、強姦事件による懐妊の捜査などで親子鑑定が行われる。これらの鑑定は、民事事件として扱われるが、時に刑事事件として親子鑑定が嘱託されることもある。

　以前、親子鑑定は、大学の医学部法医学教室で行われてきたが、DNA を用いた検査が導入さ

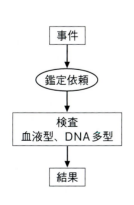

図7.3.1　親子鑑定

れた以降に利潤を生むビジネスとして注目され、多くの民間会社がこの分野に参入している。現在では、試料採取、DNA抽出が簡便かつ精度も向上したことから、ビジネスとして国内外から検体を集め検査を行っている。このようなシステムは、他人の試料を無断で検査することや、意図的に他人の試料を提出するなど、試料採取上の問題を生じるためトラブルを起こすこともある。輸血などの医療における血液型検査とは異なり、親子鑑定は、その結果が人権、財産権などに重要な変化をもたらす。はじめは簡単な検査で終わると信じて検査を依頼するのだが、検査結果が依頼人に対して不利であったりすると、依頼人はさらに控訴したり、再鑑定を要求したり、家庭裁判所から地方裁判所、高等裁判所へとエスカレートしていき、事件の本質が親子鑑定結果ではなく、鑑定書の信頼性や、鑑定人、検査者の責任を追及することにもなりかねない。このようなことから、親子鑑定を引き受ける者は、責任の重大さを認識して取り組む必要がある。また、その際、誰が（裁判所の命令、当事者の嘱託など）、何の目的で（認知、否認など）、どの程度（検査項目、採血量、費用など）の検査を依頼するのか、どんな立場で（鑑定人、共同鑑定人、鑑定補助など）、どんなかたちで（鑑定書、報告書、口頭やメモなどによる報告など）、いつまでに結果を報告するのかなどを確認することが重要である。

　親子鑑定結果は、鑑定書や報告書として裁判官や弁護士が読んで理解できるように書く必要がある。鑑定書や報告書の鑑定結果は、検査した遺伝形質について親子関係に矛盾がない場合、父権肯定確率（問題の男性の型がほかの型と比較してどの程度父らしいかを示す確率）と父権否定確率（一般人男性のうち、この子どもの父であり得ないとして排除される型の確率）を求め、判定基準（Hummelの判定基準値、**表 7.3.1**）から父権性を表記する。また、すべての検査項目で母子関係が否定されない中で、その子が問題の男性の所有していない遺伝形質を2種類以上示すと、男性は父権を否定することができる。これは1種類の遺伝形質の否定のみでは、突然変異の可能性があるので、父権を否定すると判断できないからである。

　精度の高い親子鑑定（高い父権肯定確率と父権否定確率）を行うには、①遺伝形式が確立し、②新生児でも検査可能であること、③遺伝子頻度（アレル頻度）やハプロタイプ頻度のデータベースが整っていること、④型変化が終生みられないこと、⑤高度な多型性を示す、などの要件を満たす遺伝形質を使用することが必要である。その点 *HLA* は、これらの要件を十分満たしている。今日の親子鑑定に用いる遺伝形質は、古くから用いられていた血液型［ABO、RhD、MNS、Lewis血液型など］、血清タンパク型（Hp型、Tf型、Gc型、Gm型など）、酵素型（AcP型、PGD型、PGM型、GPT型など）に代わり、アレル数が多い *HLA* やマイクロサテライト多型（*D1S80*、*D3S1358*、*vWA*、*FGA*、*TH01*、*TPOX*、*CSF1PO*、*D5S818*、*D13S317*、*D7S820* など）に移行した。現在は、マルチプレックス STR（short tandem repeat）法を用いることで、一度に15座位の4塩基繰り返し構造多型（*CSF1PO*、*D2S1338*、*D3S1358*、*D5S818*、*D7S820*、*D8S1179*、*D13S317*、*D16S539*、*D18S51*、*D19S433*、*D21S11*、*FGA*、*TH01*、*TPOX*、*vWA*）とアメロゲニン性別判定の型を検査する方法が用いられている。このマルチプレックス STR 法は、キット（Amp FLSTR™ identifiler™）として販売されており世界中で鑑定に利用されている。

表7.3.1　父権肯定確率と判定基準

エッセン-メーラーによる父権肯定確率の計算

$$P = \frac{X}{X+Y} = \frac{1}{1+Y/X}$$

$X=$母子の組み合わせから推定されうる擬父の遺伝形質の出現頻度
$Y=$一般集団における擬父の遺伝形質の出現頻度

$$X = \frac{母・子・擬父の結合確率（親子結合の確率：母子の組み合わせに対する擬父の出現頻度）}{母・子結合の確率（ある型の母がいかなる型の子どもをどのくらいの頻度で生みうる確率）}$$

P値は、事前確率（擬父を一般男性と同程度に疑わしいと仮定）を50%として0〜100%の値を示す。

父権肯定の総合確率計算

$$W = \frac{P_1 P_2 P_3 \cdots\cdots P_n}{P_1 P_2 P_3 \cdots P_n + (1-P_1)(1-P_2)(1-P_3)\cdots(1-P_n)}$$

$$= \frac{X_1 X_2 X_3 \cdots\cdots X_n}{X_1 X_2 X_3 \cdots X_n + Y_1 Y_2 Y_3 \cdots Y_n}$$

$$= \frac{1}{1 + Y_1/X_1 \cdot Y_2/X_2 \cdot Y_3/X_3 \cdots\cdots X_n/Y_n}$$

1、2、3、…nはそれぞれ調べた遺伝形質、ABO、MNS、HLA、D1S80など

父権肯定確率の判定基準

解釈	エッセン-メーラー	ヒュンメル
父と判断してよい	99.73%以上	99.8%以上
極めて父らしい		99.0%以上
非常に父らしい	95.5%以上	95.0%以上
父らしい	68.2%以上	90.0%以上
父かどうかわからない	31.8〜68.2%	10〜90%
父らしくない	31.8%以下	10.0%以下
非常に父らしくない	4.5%以下	5.0%以下
極めて父らしくない		1.0%以下
父でないと判断してよい	0.27%以下	0.2%以下

　親子鑑定や個人識別に使用する多型形質は、Hardy-Weinberg平衡にあるものを使用しなければならない。アレルの数と遺伝子頻度で決まる遺伝情報量（HZ値：ヘテロ接合性、PIC値：多型情報量、排除率：父権関係を否定できる確率、**表7.3.2**）が検査結果に大きな影響を及ぼす。いずれの値も大きな方が高い父権肯定確率、否定確率が得られる。HLAは、血液型、血清タンパク型、酵素型に比べ、はるかに多くの情報量をもち、マイクロサテライトなどのDNA多型形質に比べ遜色のないシステムであることがわかる。

　次に、このような多型システムを使った検査結果から父権が否定される項目がないときに、「父らしさ」を推定するため父権肯定確率や父権否定確率を計算する。父権肯定確率は、ベイズ（Bayes）の事後確率の定理に基づいたエッセン-メーラー（Essen-Möller）の式で計算される（**表7.3.1**）。例えば、母がHLA-A24とHLA-A26、その子がHLA-A2とHLA-A24の場合に、HLA-A2とHLA-A2の男性とHLA-A2とHLA-A11の男性を比較すると、どちらも父権を否定できないが、HLA-A2とHLA-A2の方がHLA-A2とHLA-A11の男性よりも父らしくみえ

表7.3.2　各種多型形質における遺伝情報

遺伝形質		HZ値	PIC値	排除率
赤血球型	ABO	0.60	0.54	0.25
	RhD	0.50	0.46	0.21
	MNS	0.56	0.49	0.16
HLA	HLA-A	0.77	0.72	0.54
	*HLA-A**	0.81	0.79	0.65
	HLA-B	0.93	0.90	0.85
	*HLA-B**	0.94	0.93	0.87
	HLA-DR	0.86	0.82	0.71
	HLA-DRB1	0.93	0.90	0.85
	HLA-DQ	0.81	0.78	0.48
	HLA-DQB1	0.89	0.85	0.78
	HLA-DPB1	0.75	0.70	0.59
血清タンパク型	GM	0.70	0.63	0.41
	GC	0.65	0.59	0.38
	P1	0.41	0.35	0.20
	TF	0.39	0.32	0.17
	HP	0.39	0.31	0.16
	BF	0.28	0.25	0.13
酵素型	PGM1	0.48	0.44	0.27
	ESD	0.47	0.37	0.19
	GPT	0.49	0.37	0.18
	ACP1	0.34	0.28	0.14
DNA型	*D1S80*	0.91	0.87	0.77
	D17S5	0.83	0.77	0.71
	D3S1358	0.73	0.68	0.48
	D3S818	0.79	0.76	0.58
	vWA	0.80	0.77	0.60
	TH01	0.71	0.65	0.45
	D13S317	0.82	0.79	0.63
	TPOX	0.68	0.61	0.41
	FGA	0.86	0.61	0.70
	D7S820	0.75	0.71	0.53
	CSF1PO	0.76	0.71	0.52

HZ(heterozygosity)：ヘテロ接合度
PIC(polymorphic information content)：多型情報含有量
＊アレルレベル

る。実際、父権肯定確率を求めると、HLA-A2とHLA-A2の男性の場合は81.9％、HLA-A2とHLA-A11の男性の場合は69.3％となる。

　また、父権否定(父権排除率)は、父子関係を否定できる型の確率を示す。例えば母がHLA-B52とHLA-B44、子がHLA-B52とHLA-B54とすると、HLA-B54をもたない男性(日本人では約86％)は父であり得ないので、父権を否定できる。多種類の遺伝形質を検査すると、父権肯定、父権否定の確からしさはより高くなる。

　検査したすべての遺伝形質から父権肯定と父権否定の総合確率を求め、これらの値をもとに父親らしさを評価する(**表7.3.1**)。父権総合確率を求める場合は、密接に連鎖した複数の遺伝形質ではどれか1つの遺伝子座を用いるべきである。特に、HLA遺伝子の場合は、各座位が連鎖しているので、遺伝情報量の多い1つの遺伝子座のみを算入するのが通例である。また、ハプロタイプ頻度を用いても確率が計算されるが、連鎖不平衡が強い稀なハプロタイプを父子が所有し

ているときは、実質とは異なる値が得られることもある。このようなときには交差率を考慮に入れて計算しなければならない。

父権肯定確率、父権否定確率とも、手計算で計算するとかなり煩雑なことから、Web上で計算するサイトも開設されている(STR用父権肯定確率計算　http://www3.kmu.ac.jp/legalmed/DNA/str.html)。

2 | 個人識別

身体的特徴や検査試料(血痕、毛髪、骨、歯など)から、「誰」または「誰の」という問いに答えて、個人を特定するのが個人識別である。個人識別は、身元不明者、航空機事故などによる損壊遺体、捨て子、自己を認識できない記憶喪失者や精神疾患患者、および残留日本人孤児などの身元確認などの際に用いられる。個人識別では、歯の治療や手術痕、傷跡などの後天的な身体的特徴や、声紋、筆跡などから個人を特定したり、指紋、血液型やDNA型などの遺伝的多型形質を用いて個人を判定したりするが、性別判断、年齢推定、人獣鑑別なども行われることがある。

特に、検査試料から個人を特定する場合、遺伝的多型性に富む遺伝形質(血液型多型、DNA多型、**表7.3.2**)、性別判定のために調べるアメロニゲン遺伝子(Y染色体のアメロニゲン遺伝子はイントロン部に177 bpの欠失があるが、X染色体上のアメロニゲン遺伝子にはこの欠失がないため、この欠失部の有無で判定する)、コピー数が多いため微量試料や陳旧性試料からでも遺伝子増幅が可能であるミトコンドリアDNAの多型(ただし、遺伝形式は母系遺伝)などが用いられている。

個人識別で扱う試料は、微量で、保存状態が悪く、腐敗分解していることがしばしばある。このような試料については、DNA多型を調べることで、情報が得られることが多い。個人識別に利用されるDNA多型としては、HLA遺伝子をはじめとする単塩基多型によって生じたSNP、1単位が十〜数百bpからなる単純繰り返し構造を示すミニサテライト多型、さらに1単位が1〜6bpからなる単純繰り返し構造のマイクロサテライト多型(short tandem repeat；STR)などがある(「**Ⅶ-1.2. 遺伝子多型の種類**」232頁参照)。

Chapter 4 集団遺伝学との関連

1 血液型頻度の集団差

　赤血球表面抗原は、ABO血液型に代表される糖鎖抗原と、RhやMN血液型に代表されるタンパク抗原から形成される。国際輸血学会（International Society of Blood Transfusion）によると、現在、40種類以上の血液型と350を超えるタンパク抗原が同定されている[1]。ABO血液型およびRh血液型は、輸血検査で必須な検査項目であるため、古くから世界中の人類集団で頻度が調べられている[2]。

A ■ ABO血液型頻度の集団差

　9番染色体に位置するA、B、Oの3種類の対立遺伝子（アレル）の組み合わせで表現されるABO血液型の表現型頻度分布は、集団によって大きく異なることが知られている。
　A型は北欧とオーストラリア南部、ニュージーランドで高頻度に観察される。ニュージーランドのマオリ族（50.1％）、ノルウェー（49％）、スウェーデン（47.2％）、フィンランド（43％）などは、際立って高くA型が観察される。また、北欧のラップ人は、A型の中でも通常のA型（A_1型）より抗原性の弱いA_2型の頻度が高く、マオリ族はA_1型のみが観察されるなど、地域特異的な分布を示している。B型は、パキスタン（40.76％）、満州民族（33.7％）、蒙古族（33.3％）、インド（32.26％）など、インド周辺や中央アジア地域で高頻度に観察される。O型は、アメリカ大陸の先住民で高頻度に観察される。特にメキシコ、ブラジル、チリ、コロンビア、アルゼンチンに居住する先住民集団ではO型の頻度が100％に近い。その理由として、最初にアメリカ大陸に渡った集団にO型が多かった（創始者効果）、O型が生存に有利に働く感染症などが蔓延した（正の自然選択）、継世代に伴うアレル頻度のランダムな変化（遺伝的浮動）などが考えられている。AB型は、韓国（11.9％）、日本（9.95％）、中国（9.7％）と東アジアでよく観察される。

B ■ 日本でのABO血液型頻度とその地理的勾配

　Fujitaら（1978）[3]によると、日本人におけるABO血液型の表現型頻度は、A型38.65％、O型29.25％、B型22.15％、AB型9.95％とA型が最も多い。表現型頻度から推定されるアレル頻度は、Aアレルが28.33％、Bアレルが17.59％、Oアレルが54.07％である。各県の血液型頻度情報から、Aアレルは北東（青森）から南西（鹿児島）の方向へ頻度が増加する一方で、BアレルとOアレルは頻度が減少しており、日本国内にアレル頻度の地理的勾配が観察される。

C ■ ABO アレル

チンパンジーやゴリラなど、ヒト以外の霊長類にも ABO 血液型は存在するが、チンパンジーでは A 型と O 型が、ゴリラは B 型だけが報告されている。また、Saitou(1997)ら[4]による A、B、O アレルの進化学的研究から、ヒト、ゴリラ、ヒヒで見つかった B アレルは、それぞれ独立に A アレルから生じたことが予想された。

D ■ Rh 血液型

Rh 血液型には D、C、c、E、e の 5 つの主要な抗原がある。Rh 抗原は 1 番染色体上に位置する 2 種類の RH 遺伝子である、RhD をコードする RHD と Rh(C、c、E、e)をコードする $RHCE$ から構成される。

E ■ Rh 血液型頻度の集団差

RhD 陰性の分布は集団によって大きく異なる。RhD 陰性者の割合は、ヨーロッパ人集団で 15〜17%、アフリカ人集団で 5〜7%、インド・ユーラシア人集団で 2%、東アジア人集団で 1% 以下と報告されている。中でもフランスのバスク地方やベアルン地方に住む集団では、RhD 陰性者が 24.5〜34.8% と高頻度に観察される。

RhD 陰性母体の RhD 陽性児の妊娠は、Rh 式血液型不適合妊娠となり、第 1 子分娩時の母体感作から抗 RhD 抗体が産生される。この母体の抗 RhD 抗体は、第 2 子以降の妊娠時に児の赤血球と反応し、貧血、胎児水腫、子宮内死亡の原因となる。このような集団の維持に不利になる表現型が、ヨーロッパ集団で高頻度に観察される理由はいまだ明らかになっていない。

F ■ 日本での RhD 血液型頻度とその地理的勾配

Fujita ら(1978)[5]によると、日本人における RhD 陰性血液型の表現型頻度は 0.5428% で、表現型頻度から推定される D アレル頻度は 7.37% である、各県の RhD 陰性血液型頻度情報から D アレルを推定すると、北東(青森)から南西(鹿児島)の方向へわずかな頻度増加が観察される。

G ■ Rh アレル

RHD と $RHCE$ は相同性が高く、ヒト-チンパンジー-ゴリラの共通祖先で遺伝子重複が起きたとされている。チンパンジーやゴリラなど、ヒト以外の霊長類の Rh 血液型は、チンパンジーとゴリラで RhD と Rhc 型が、テナガザルで Rhc 型が報告されている。

● 参考文献

1) International Society of Blood Transfusion (http://www.isbtweb.org).
2) Mourant AE : The distribution of the human blood groups. Blackwell Scientific Publications, Oxford, 1954.
3) Fujita Y, Tanimura M, Tanaka K : The distribution of the ABO blood groups in JAPAN. Jap J Human

4) Saitou N, Yamamoto F : Evolution of primate ABO blood group genes and their homologous genes. Mol Biol Evol 14(4) : 399-411, 1997.
5) Fujita Y, Tanaka K, Tanimura M : The distribution of the Rh(D) blood types in Japan. Jap J Human Genet 23 : 197-209, 1978.

2 HLA型頻度の集団差と人類集団の類縁性

A ■ 高度な多型性と自然選択

　HLA遺伝子のアレルの種類やその頻度は人類集団間で大きく異なる。HLAクラスI遺伝子およびHLAクラスII遺伝子は、ヒトゲノム中で最も多型性に富んだ遺伝子群であり、アミノ酸置換を伴う多型がペプチド結合領域に集中している。ペプチド結合部位のアミノ酸配列が異なるHLA分子は、結合できるペプチドのレパートリーが異なる。そのため、異なる*HLA*アレルをもつ個体（ヘテロ接合体）は、より多くの種類のペプチド抗原をTCR（T細胞受容体）に提示することができ、病原微生物に対してより強い免疫応答を示すことができる。同一遺伝子座に複数の*HLA*アレルが存在すれば、ヘテロ接合体が増すため個体の生存率が上がる。さらに、多様な*HLA*アレルが存在することは、新たな病原微生物に曝露した際に、集団として存続するうえでも有利となる。このような、ヘテロ接合体がホモ接合体よりも有利となる自然選択を超優性選択といい、超優性選択の作用によってHLA遺伝子はその多型性が増大する方向に進化してきた。

B ■ 遺伝マーカーとしてのHLA遺伝子

　ヒトゲノム全体にわたるSNP解析が行われる以前は、HLA遺伝子は人類集団の遺伝的近縁関係や集団史を調べるマーカーとしてよく利用されていた。HLA遺伝子がマーカーとして優れている点を列挙すると、①アレル数が極めて多い。WHO命名委員会によって公認されたアレル数（2024年4月時点）は、クラスI遺伝子では*HLA-B*が最も多く、その数は9,800種を超え、クラスII遺伝子では*HLA-DRB1*が最も多く、3,600種を超えていること、②高度な多型を示すHLA遺伝子には、*HLA-A*、*HLA-B*、*HLA-C*、*HLA-DRB1*、*HLA-DQA1*、*HLA-DQB1*、*HLA-DPB1*など複数の種類があること、③HLA遺伝子群は6番染色体上で連鎖しており、アレル間に強い連鎖不平衡が存在するため集団に特徴的なハプロタイプが観察されること、④組織適合抗原として医療目的でも検査されるため、多くの集団についてデータがあること、などが挙げられる（「Ⅶ-2. *HLA*と疾患」236頁参照）。

　図7.4.1は、*HLA-A*、*HLA-B*、*HLA-DRB1*のアレル頻度の多次元データを多次元尺度構成法によって2次元に縮約した結果を示している。主成分分析を行うと、アレル頻度が似た分布をもつ集団は、各軸（次元1と次元2）において近い値をとるので、図上で近い場所に位置することになる。図7.4.1において、アフリカ人集団、ヨーロッパ人集団、アジア人集団、アメリカ先住民集

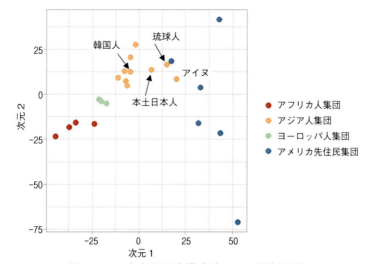

図 7.4.1. 多次元尺度構成法による解析結果
HLA-A、HLA-B、HLA-DRB1 のアレル頻度データを 2 次元縮約した。アレル頻度が似ている集団は図上で近い位置にプロットされている。

団の各グループが明瞭に区別されている。日本人に着目すると、本土日本人と韓国人とは近い関係にあることがわかる。また、琉球人と本土日本人との関係よりも、アイヌ人と本土日本人との関係は遺伝的により離れていることもわかる。

C ■ 日本人に特徴的な HLA ハプロタイプ

　頻度の高い HLA ハプロタイプを構成するアレル間には強い連鎖不平衡が観察される。連鎖不平衡とは、実際のハプロタイプ頻度と、そのハプロタイプを構成するアレルの頻度の積が異なる状態をいい、連鎖平衡とは、両者が等しい状態をいう(「Ⅱ-4.2. 連鎖不平衡」83頁参照)。例えば、日本人集団において、最も頻度の高い6座位(クラスⅠ遺伝子の *A*、*C*、*B* の3座位とクラスⅡ遺伝子の *DRB1*、*DQB1*、*DPB1* の3座位)ハプロタイプ *A*24:02-C*12:02-B*52:01-DRB1*15:02-DQB1*06:01-DPB1*09:01* の頻度は7％程度である(「Ⅱ-4.1. ハプロタイプ」81頁参照)。もしこれらの6アレルが連鎖平衡にあったとすると、期待されるハプロタイプの期待頻度は0.0009％(=*A*24:02* アレル頻度×*C*12:02* アレル頻度×*B*52:01* アレル頻度×*DRB1*15:02* アレル頻度×*DQB1*06:01* アレル頻度×*DPB1*09:01* アレル頻度)程度である。観察値と期待値とに大きな差があることから、このハプロタイプを構成するアレルは強い連鎖不平衡の関係にあることがわかる。

　HLA領域では、1世代あたり2～3％の頻度で組み換えが起こっている。したがって、頻度の高い HLA ハプロタイプを共有する2集団は、最近の遺伝子交流を経験した2集団と考えることができる。日本人集団で高頻度に観察される6座位 HLA ハプロタイプのほとんどが、韓国人集団においても観察される。したがって、弥生時代以降の渡来人の大部分は朝鮮半島から来たと思われる。

Chapter 5 HLAの医学応用の将来

1 腫瘍免疫とがん免疫療法

　基礎腫瘍免疫学の成果に基づき開発されたがん免疫療法は、進行がんの治療に革新的なブレークスルーをもたらした。がんを攻撃する最も強力な免疫応答は、がん細胞や抗原提示細胞の表面に発現するHLA分子により提示された、腫瘍関連抗原(tumor-associated antigen；TAA)などのがん細胞特異的に、あるいは正常細胞と比較してがん細胞に強く発現するタンパク由来のペプチドを認識するT細胞によりもたらされる。本項では、がん免疫療法が進行がんの標準治療として定着しつつある現状に即して、腫瘍免疫ならびにがん免疫療法におけるHLA分子の重要な役割について述べる。

A ■ 腫瘍関連抗原(TAA)を認識するT細胞による抗腫瘍免疫応答の発現（図7.5.1）

　樹状細胞は、腫瘍組織あるいはその所属リンパ節においてTAAなどを取り込み、分解してできた多くは9〜11個のアミノ酸により構成される短鎖ペプチド(short peptide；SP)あるいは多くは13〜18個のアミノ酸により構成される長鎖ペプチド(long peptide；LP)を、それぞれHLAクラスⅠ(HLA-Ⅰ)分子あるいはHLAクラスⅡ(HLA-Ⅱ)分子に結合して細胞表面に表出(提示)す

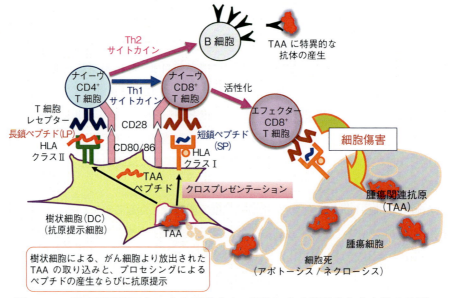

図7.5.1　腫瘍関連抗原(TAA)を認識するT細胞による抗腫瘍免疫応答の発現

る(「Ⅱ-2.1. HLA クラス I 分子の種類と構造」44 頁および「Ⅱ-3.1. HLA クラス Ⅱ 分子の種類と構造」65 頁参照)。これを、それぞれの分子について一度も抗原刺激を受けて活性化されたことがない、ナイーヴな CD8 陽性 T 細胞あるいは CD4 陽性 T 細胞の T 細胞レセプターが認識するとともに、T 細胞表面の CD28 が樹状細胞表面の CD80/86 に結合して共刺激(costimulation)が提供されると、ナイーヴ T 細胞は、それぞれ細胞傷害性 T 細胞(CTL)あるいはヘルパー T(Th)細胞に分化して、免疫応答できるエフェクター T 細胞になる。エフェクター CTL は共刺激を必要とすることなく、腫瘍細胞表面の HLA-I-TAA-SP 複合体を認識して腫瘍細胞を破壊し、抗腫瘍免疫応答を発現する。一方、HLA-II-TAA-LP 複合体に特異的な Th1 細胞が誘導され、Th1 サイトカインが産生されると、CTL の増殖やメモリー細胞への分化と腫瘍組織内への浸潤が促進され腫瘍免疫応答が増強する。

B ■ がん抗原ワクチン療法

がん抗原ワクチン療法は、がん細胞にのみ高頻度に高発現し、正常細胞ではほとんど発現を認めない TAA 由来のペプチドやタンパク、あるいは TAA をコードする mRNA や DNA を直接がん患者に接種して、能動免疫により内在性の TAA 特異的 T 細胞の誘導や活性化を促し、がん細胞特異的な抗腫瘍効果の発現を期待する治療法である。

1) TAA 由来の SP ワクチン療法

現在までに多様な TAA に由来し CTL により認識される、9〜11 個のアミノ酸からなる SP が数多く同定されてきた。遺伝子発現の網羅的解析などにより、がん細胞に高頻度に高発現するが、胎生期の組織や精巣などの免疫系から隔離された組織以外では、成人の正常組織には発現しない TAA が同定されている。これらの TAA のアミノ酸配列の中から、公開されているアルゴリズムを用いて、患者の HLA-I /II 分子に結合する可能性が高い SP および LP を推定できる。これらの SP を合成してがん患者に投与すると、樹状細胞上の HLA-I 分子により細胞表面に提示され、ペプチド特異的 CTL が誘導ならびに活性化される。この CTL が同じ HLA-I -SP 複合体を発現する腫瘍細胞を傷害することにより、特異的な抗腫瘍効果の発現が期待される(図 7.5.1)。SP を用いたペプチドワクチン単独療法の臨床研究は、多様な癌腫を対象に多数実施され、一部の進行がん患者で腫瘍縮小や延命効果が観察されているものの、その有効性が低いため臨床応用の普及には至っていない。

2) TAA 由来の LP ワクチン療法

強力な抗腫瘍免疫を誘導するためには、TAA 特異的な 1 型ヘルパー T 細胞(Th1 細胞)の活性化が重要であることが知られている。また、SP は共刺激分子を発現していない抗原提示細胞以外の体細胞の表面の HLA-I 分子に結合すると、これを認識した CTL に不応答性を誘導することが報告されている。さらに、SP と不完全フロイントアジュバントを免疫すると、免疫接種した

局所の組織にCTLが長期間集積して腫瘍局所には移動しないとの指摘がなされている。

　一方、20〜45個のアミノ酸により構成されるLPはHLA-Ⅰ分子には直接結合できず、HLA-Ⅱ分子により提示されてTh細胞を誘導する。また、樹状細胞などの専従的(professional)抗原提示細胞のみが、LPを取り込んだ後に交差提示(cross-presentation)経路を介して内包するSPを産生し、これをHLA-Ⅰに結合して提示しTAA-SP特異的なCTLを誘導できるため（図7.5.1）、抗原提示細胞以外の体細胞に発現するHLA-Ⅰ分子による抗原提示に起因する不応答性の誘導を回避できるという利点がある。LPを用いた臨床試験は多様な腫瘍を対象に行われ、一部では臨床効果も報告されている。さらに、がん患者の末梢血中に、同定したLPに特異的なTh細胞が存在することも確認されている。現在では、がん抗原ワクチン療法の臨床研究の主流は、SPではなくLPによる能動免疫療法である。

3）ネオ抗原LPを利用したがん抗原ワクチン療法（図7.5.2）

　がんは遺伝子変異の蓄積により発生するため、がん細胞には多数の体細胞突然変異が認められるが、ミスセンス変異に起因するアミノ酸変異を含むペプチドがHLA-Ⅰ分子により提示されると、T細胞により「非自己抗原」として認識される。このような突然変異抗原をネオ抗原と呼び、これらに由来するLPを用いたがん抗原ワクチン療法が近年注目を集めている。TAAに高親和性を示すT細胞の一部は、胸腺でネガティブセレクションにより除去されている可能性があるが、ネオ抗原特異的なT細胞は、ネオ抗原ががん細胞のみに発現するが故に、胸腺でのプロセスを経ることなく免疫寛容を免れ、特異的T細胞が効率よく誘導されやすい可能性がある。実際にネオ抗原由来の変異ペプチドが、腫瘍内のCTLやTh1細胞に免疫応答を惹起することが報告され、抗腫瘍免疫に重要な役割を果たしていることが示唆されている。

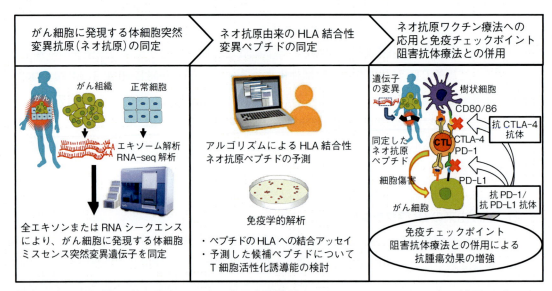

図7.5.2　がん細胞の体細胞ミスセンス突然変異遺伝子によりコードされる、ネオ抗原ペプチドの同定とがん免疫療法への応用

また、肺癌組織の網羅的エキソーム(exome)解析およびRNAシークエンス解析により、がん患者が有するHLA-Ⅰ分子に結合すると推定されるネオ抗原ペプチドが多い場合には、がん細胞におけるHLA-Ⅰ対立遺伝子の欠損(loss of heterozygosity；LOH)が頻繁に検出され、がん細胞の免疫系からの逃避が発生している可能性が報告されている(「Ⅶ-2.3. 腫瘍」247頁参照)。さらに、がんの発生に重要なドライバー遺伝子変異に起因するネオ抗原ペプチドを提示できるHLA-Ⅰ分子を有するヒトは、当該ドライバー遺伝子変異を有するがん患者集団において減少しており、HLA-Ⅰ分子ががんへの抵抗性を担っている可能性が報告されている。これらの観察はネオ抗原を標的とする抗腫瘍免疫応答が、がん患者の体内で作動している可能性を示す。

ネオ抗原を標的とするワクチン療法は、少数例のメラノーマ患者で、ネオ抗原LPを負荷した樹状細胞の接種により、特異的CTLの誘導が観察された報告に端を発する。その後、多くの臨床試験が進行中であり、2021年の時点で5名の悪性黒色腫患者を対象として150種類のネオ抗原LPをコードするRNAワクチン療法の第Ⅰ相臨床試験が実施され、2名の患者で臨床効果が観察されている。その後、第Ⅲ相臨床試験が実施されており、その結果が待たれる。

C ▪ 免疫チェックポイント阻害抗体療法 (図7.5.3)

近年、担がん個体のT細胞による腫瘍免疫を抑制するCTLA-4(cytotoxic T-lymphocyte-

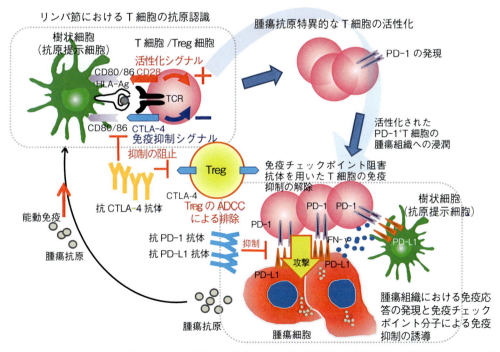

図7.5.3 免疫チェックポイント阻害抗体療法を用いた免疫抑制の解除による抗腫瘍免疫の回復ならびに増強

図中の左上の樹状細胞の表面にある、HLA-AgはHLA分子とがん抗原ペプチドの複合体を示し、これをT細胞がT細胞レセプター(TCR)を介して認識し抗腫瘍免疫応答を開始する。Tregは免疫応答を抑制する制御性T細胞(regulatory T cell；Treg)を示す。ADCC(antibody-dependent cellular cytotoxicity)は、抗体依存性細胞傷害を表す。

associated antigen-4)、PD-1(programmed cell death-1)およびPD-L1(programmed cell death protein 1 ligand 1)などの免疫チェックポイント分子を標的とし、その免疫抑制機能を阻止する抗体療法が、20〜30%の進行がん患者の治療において目覚ましい効果を挙げ、臨床応用に供されている。この治療の奏効により、がん患者の体内に存在する腫瘍抗原特異的なT細胞の免疫抑制を解除することにより、抗腫瘍効果を発現できることが証明された。James P. Allison博士と本庶 佑博士は、これらの研究成果への貢献により、2018年にノーベル生理学・医学賞を受賞した。

　本療法に対して良好な反応を示す患者群では、治療前の腫瘍に多数のミスセンス変異が認められ、腫瘍組織内にネオ抗原特異的なT細胞が既に存在しており、これらのT細胞が抗体療法によって免疫応答能を回復し、抗腫瘍効果に重要な役割を担うと考えられている。また、ネオ抗原に対する免疫応答の増強が、抗体療法が有効性を発揮する機序であることが示唆されている。2021年時点で、6名の悪性黒色腫患者を対象として20種類のネオ抗原LPを接種するワクチン療法の臨床試験が実施され、4名の患者で25ヵ月の無再発が観察され、2名では再発を認めるも抗PD-1抗体との併用により悪性腫瘍の完全な消滅が認められている。

D ■ 遺伝子改変抗原受容体を発現させたT細胞の養子免疫療法（図7.5.4）

　がん組織に浸潤するTAA特異的なT細胞、あるいはT細胞レセプター(TCR)または人工的な抗体の遺伝子を、がん患者の末梢血T細胞に導入して発現させたT細胞を、がん患者の体内に輸注する養子免疫療法（adoptive immunotherapy）も優れた臨床効果を挙げている。最初に効果

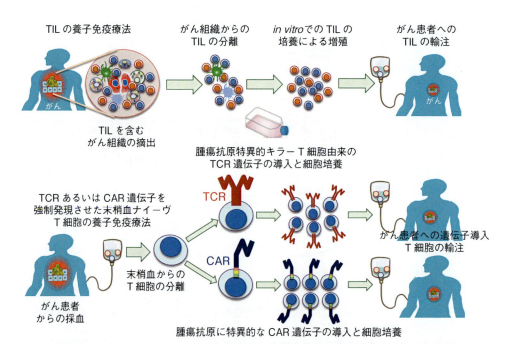

図7.5.4 腫瘍浸潤T細胞(TIL)あるいは腫瘍抗原特異的キラーT細胞のT細胞レセプター(TCR)遺伝子、または抗腫瘍抗原単鎖抗体-T細胞活性化ドメインキメラ分子(CAR)遺伝子を発現させた末梢ナイーヴT細胞を利用した養子がん免疫療法

が実証されたのは、メラノーマ患者のがん組織に浸潤するT細胞を、いったん体外で培養して増殖させてから患者に戻す治療法であった。

しかし、このような腫瘍(がん)浸潤T細胞(tumor-infiltrating lymphocytes；TIL)が得られる患者は少ないため、HLA-I分子により提示されたがん抗原ペプチドに特異的なCTLに発現するTCR遺伝子を単離し、これを患者の末梢血ナイーヴT細胞に導入して発現させた細胞を、養子免疫する治療法が開発され効を奏している。さらに、がん細胞の形質膜の表面に発現するTAAに特異的な単鎖抗体分子の抗原を識別する可変領域と、これにT細胞を活性化する分子のシグナル伝達に重要な細胞内ドメインとを連結させたキメラ抗原受容体(chimeric antigen receptor；CAR)をコードする人工的な遺伝子が作成された。さらに、このCAR遺伝子をがん患者の末梢血T細胞に発現させてから、患者に輸注するCAR-T細胞養子免疫療法が開発された。この治療法は、特に難治性のリンパ球性白血病において高い奏効率を示し、米国では医薬品として認可され臨床応用が進んでおり、日本においても臨床応用が進行中である。

● 参考文献

1) 西村泰治, 入江　厚(訳)：がんと免疫系の相互作用. エッセンシャル免疫学, 第3版, 笹月健彦(監訳), pp499-520, メディカル・サイエンス・インターナショナル, 東京, 2016 [Parham P：Essential Immunology. The Immune System, 4th ed, Garland Science, Tayler & Francis Group, New York, 2014].
2) 西村泰治：ネオ抗原を標的とする新たながん免疫療法. 実験医学 37(14)：2282-2289, 2019
3) 西村泰治：がん免疫療法におけるがん抗原ワクチン療法の現状と展望. 日本組織適合性学会誌MHC 25(1)：40-49, 2019.

2 ゲノム医学の将来

A ゲノム医学とは

2003年4月にヒトゲノムのほぼ完全な配列(実際にはクローニングできない領域などの配列ギャップが残されている)が発表されたが、その後もギャップを埋める配列解析研究(テロメア・ツー・テロメア　コンソーシアム)が進められている。2022年4月にヒトゲノムは完全に解読され、約30億塩基対からなるヒトゲノムには約20,000の遺伝子が存在することが判明した。現時点で機能が不明な遺伝子も多数存在するため、それらの解析が急務である。また、ゲノムDNA中には、タンパクをコードしないRNA(non-coding RNA；ncRNA)の遺伝子が存在する。これまで転移RNA(tRNA)やリボソームRNA(rRNA)の遺伝子はよく知られていたが、最近では、long non-coding RNA(lncRNA)やmicro RNA(miRNA)も多数発見され、それらが遺伝子発現制御などに関与することが明らかになりつつある。ヒトゲノムの構造と機能の解析に立脚して、病因や病態を解明したり、新たな診断法や治療法を開発するなど、ゲノム研究を医学に応用することを総称してゲノム医学と呼ぶ。

B ■ ゲノム医学の課題と将来応用

「Ⅶ-2. *HLA* と疾患」(236頁)で述べたように、種々の疾患について HLA との関連がこれまで研究されてきた。疾患の種類にしても、先天性副腎過形成症候群(21-水酸化酵素欠損症)のような単因子遺伝病(単因子遺伝性疾患)から自己免疫疾患のような多因子疾患に至るまで、多種多様な疾患が対象となっていた。特に多因子疾患の感受性遺伝子の同定については、*HLA* を遺伝マーカーとした関連解析、HLA 遺伝子座のアレル間の連鎖不平衡解析、2ローカス解析、マイクロサテライトマーカーを含めたハプロタイプ関連解析、罹患同胞対解析、家系内関連解析(TDT 解析)など、種々の遺伝解析が行われてきており、*HLA* と疾患との関連研究はゲノム医学の先鞭をつけたものといえる。しかしながら、ある遺伝マーカーと疾患とが関連を示すからといって、その遺伝マーカー自身が疾患感受性遺伝子とは必ずしも限らないことは前述したとおりである。現時点でも、真の疾患感受性遺伝子が HLA 遺伝子領域内のどれであるのか、疾患感受性遺伝子が HLA 遺伝子領域内に1つしか存在しないのか、などの疑問が残されている。したがって、当面のゲノム医学の課題は、特に多因子疾患について、疾患との関連を示す遺伝マーカーの同定とそれに引き続く真の疾患感受性遺伝子の特定とその機能の解明にある。

真の疾患感受性遺伝子、すなわち疾患発症や病態形成に直接関連するゲノム多様性が特定され、次いでその機能(特に疾患関連ゲノム多様性による機能変化)が解明された場合には、疾患の病態把握、さらには新たな治療法、予防法の開発も可能になると考えられる。また、疾患の発症前診断も一部で可能になると考えられるが、それは単因子遺伝性疾患(いわゆる遺伝子病)にほぼ限られる。多因子疾患についていえば、多数の遺伝子が関与し、かつ、当該個体についてはそのすべてが発症に関連するわけでないため、疾患関連ゲノム多様性を特定するだけでは診断学的意義は乏しく、発症リスクを評価するためにだけ用いられる。とりわけ、ゲノム配列が同じである一卵性双生児においても、糖尿病をはじめとする多因子疾患の発症一致率は概ね 50～60% であるため、ゲノム配列のみでは疾患発症を確度高く予測することは困難である。また、身体を構成するすべての細胞(B 細胞受容体やT 細胞受容体の再編成が生じる B 細胞やT 細胞などは例外)が同じゲノム配列をもっていても、組織や臓器ごとに細胞機能が大きく異なることからもわかるように、それぞれの細胞ごとにいついかなる遺伝子を発現するかを決める機序(エピジェネティクス、epigenetics)があり、その一部は環境要因(例えば、喫煙など)の影響を受けることが知られている。このため、発症リスクとなる疾患関連ゲノム多様性を把握したうえで、環境要因をいかに制御するかが重要になる。

C ■ 再生医学との関連

ゲノム医学と並んで現代医学が最重要研究課題としているものに再生医学がある。プラナリアは個体をいくつかに切っても、それぞれの断片から個体が形成される。また、トカゲはしっぽを失っても再度しっぽが生えてくることはよく知られた事実である。しかし、このような再生現象

はこれらの下等生物に限ることではなく、ヒトを含めた哺乳類にも自己再生する細胞が存在する。このような多分化機能を有する細胞を幹細胞(stem cell)と呼ぶ。例えば、骨髄幹細胞は、自己再生と分化により赤血球、白血球、血小板などの血液細胞になる。さらに、神経細胞や心筋細胞のような細胞はそれ自体はほとんど分裂しないが、末梢血中に幹細胞が存在し、それらが神経細胞や心筋細胞に分化する。また、発生工学技術の進歩により、試験管内で培養した受精卵から、より未分化な多機能細胞［ES細胞(embryonic stem cell、胚性幹細胞)］を分離することも可能となり、ヒトのES細胞も作製されている。さらには、分化した細胞に*Oct3/4*、*Sox2*、*Klf4*、*c-Myc*の4つの遺伝子を導入すると多能性幹細胞の性質を獲得することを山中伸弥博士が発見し、これを人工多能性幹細胞(induced pluripotent stem cell；iPS細胞)と名づけた。iPS細胞の登場によって、ヒトES細胞がヒト胚を壊して作製された細胞であるとの生命倫理上の問題を回避できるようになり、多能性幹細胞を用いた研究が加速している。

このような幹細胞を種々の条件下で培養することで、神経細胞や心筋細胞のような本来分裂しないために再生が困難であった細胞までも人為的につくり出すことが可能となっている。また、再生した細胞を適当なマトリックス上で培養することで、組織様の構造体(オルガノイド)をつくる技術も開発されている。さらに、このような細胞ないし細胞塊を生体に移入(移植)する再生医療も実験的に開始されている。また、種々の難病患者の皮膚や血液細胞からiPS細胞を作製し、これをその疾患で機能異常が生じる細胞やオルガノイドに分化させて、機能異常を解消する低分子化合物のスクリーニングに用いるなど、再生医学による新たな治療薬の開発が進められている。将来的には、心臓や肝臓などの器官そのものをつくり出す技術も開発されるであろうことから、再生技術は現在の移植医療における最大の問題であるドナー不足を解消できる治療技術になることが予想される。ただし、再生技術によってES細胞から得られた細胞や器官を移植する場合には、HLAなどの移植関連抗原が関与することに留意すべきである。本人の組織から得られた幹細胞(多能性幹細胞や間葉性幹細胞)を用いた再生医療であればこのような移植関連バリアーを解消することが可能であるが、そのような幹細胞は数が少なくまた分化能も限られることがあるため、その分離収集方法や増殖培養技術などが喫緊の研究課題であろう。それと同時に、移植関連バリアーの本態が何であるのかをゲノム医学的研究によって解明することも必要である。

移植においてHLA適合性が重要であることは言うまでもない。この観点から、HLAホモ接合体からiPS細胞を樹立し、これをストックすることで当該HLAを有する個体への移植源とするプロジェクト(iPSストック事業)がわが国で進んでいる。具体的には、*HLA-A*、*-C*、*-B*、*DRB1*ハプロタイプのホモ接合体の血液細胞からiPS細胞を作製しているが、例えば日本人集団で最も頻度が高い*HLA-A*24:02-C*12:02-B*52:01-DRB1*15:02*ハプロタイプの個体からiPS細胞を樹立すれば、このハプロタイプの頻度が0.086であるため、このハプロタイプを有する約16.5％(ホモ接合体頻度0.74％およびヘテロ接合体頻度15.77％)の個体への移植源となるとの考えである。ここで重要なことは、このiPS細胞をつくるには日本人集団中のHLAハプロタイプ

ホモ接合体の方から血液細胞を頂くことにある。つまり、最も頻度が高いハプロタイプであってもそのホモ接合体は約135人に1人(0.74%)しかいないということである。日本人集団で2番目に多い*HLA-A*33:03-C*14:03-B*44:03-DRB1*13:02*のiPS細胞をつくれば約9.4%の個体の移植源とできるが、そのソースとなるホモ接合体は約435人に1人(0.23%)である。このことから、HLAホモ接合体からのiPS細胞作製は、上位5位程度までの頻度のハプロタイプについては現実的であるが、それよりも頻度が低い場合はソースをみつけることが困難である。もう1つの問題点として、造血幹細胞移植への応用を考える場合には、*HLA-A*、*-C*、*-B*、*DRB1*ハプロタイプの外側にある*DQ*、*DP*座位の考慮も必要となる可能性がある。*DQ*座位の*DQA1*、*DQB1*アレルについては、*DRB1*アレルとの連鎖不平衡がかなり強いが、*DP*座位までハプロタイプを延長すると、前述のハプロタイプ(*HLA-A*24:02-C*12:02-B*52:01-DRB1*15:02-DRB5*01:02-DQA1*01:03-DQB1*06:01-DPB1*09:01*ハプロタイプ)でも、その頻度は0.054であることから、ソースとなる者の頻度(ホモ接合頻度0.3%)はさらに低くなる。

　これらのことから、HLAホモ接合体からのiPS細胞樹立は一部のハプロタイプに限られることとなり、頻度の低いHLAハプロタイプを保有する者の移植源の確保が事実上不可能である。このため、iPS細胞のHLA遺伝子をCRISPR-Cas9を用いて人為的に壊す(ゲノム編集：genome editing)試みがなされている。以前からES細胞を移植源とするためにβ_2ミクログロブリン遺伝子(*B2M*)を人為的に欠損させた細胞株がつくられているが、*B2M*がなくなると、古典的クラスⅠ分子(HLA-A、B、C分子)以外に、非古典的クラスⅠ分子(HLA-E、F、G)も発現しなくなることから、そのようなES細胞から分化させた細胞はNK細胞によって排除される。このことを迂回する手法が、iPS細胞がもつ2つのHLAハプロタイプの片方を構成するHLA-A、B、C遺伝子を壊して、人為的にホモ接合体と類似のHLA構成とすることである。この手法を用いると非古典的クラスⅠ分子とりわけNK細胞受容体であるCD94/NKG2AやCD94/NKG2CのリガンドであるHLA-Eの発現を保持できる利点もある。さらにこれを進めて、*HLA-A*および*HLA-B*をすべて壊して、*HLA-C*のみを残すことで、ある程度の抗原提示能とNK細胞受容体であるKIRについても制御機能を保持させる試みがある。これらに加えて、CⅡTA遺伝子を壊すことでクラスⅡ遺伝子の発現欠損をiPS細胞に内包させることも可能である。しかし、それと同時に、HLA以外の移植関連バリアーの本態が何であるのかをゲノム医学的研究によって解明することも必要である。

VIII

移植・輸血検査学実習

Chapter 1 HLA 遺伝子検査

1 DNA 抽出

　移植・輸血のための HLA 遺伝子検査に用いる DNA の抽出は、緊急性の高い場合も多く、簡便で迅速に抽出可能な方法が採用されることが多い。末梢血に含まれる有核細胞を材料とする場合にはフェノール系試薬を用いた場合が最も高純度な DNA を回収可能であるが、カートリッジカラムなどその他の方法でも問題なく行える。また、PCR(polymerase chain reaction)法の鋳型としての DNA は、必ずしも高分子である必要はない。現在では、末梢血以外の試料についても対応可能な簡便な操作性のキットが多く市販されている。説明書に従って操作すれば失敗なく DNA を回収できることから、本項では詳細な操作法は省略し、基本的な注意点を挙げておく。

A ■ 検査に必要な機器・器具・試薬

　冷却遠心機、マイクロ冷却遠心機などの遠心機、ヒートブロック、ウォーターバスなどの恒温槽、1.5mL、2.0mL などのマイクロチューブ、各種チップなど。通常の市販キットでは、エタノールやイソプロパノール、クロロホルムなどの有機溶媒系試薬は提供されないため、キットの購入時には必要な試薬を取り扱い説明書などで調べて事前に購入しておくこと。使用する機器や作業台は使用前に次亜塩素酸溶液などで拭いておく。器具は可能な限りオートクレーブや乾熱滅菌を行い、操作中は手袋を着用するなど、DNA 分解酵素である DNase の混入防止に努める。ピペットの操作中は試料や試薬のキャリーオーバーなどによる混入のないよう注意を払う。

B ■ 抽出後の DNA の取り扱い

　抽出後の DNA はトリス緩衝液や滅菌水に溶解する。抽出キットなどを用いた場合には溶出試薬が添付されていることが多い。溶出後は、分光光度計を用いて波長 260nm における吸光度を測定し、各自使用する検査法や試薬キットで求められる濃度に調整を行う(吸光度 1 は 50ng/μL)。最近では少量の DNA(1μL 程度)で濃度を計測することが一般的であるが、測定の際には必ず十分量の DNA 溶液が滴下されているかどうかを確認してから測定する。また、測定前に行う標準化については、DNA 溶出に用いたのと同様の緩衝液、または滅菌水を用いて行うこと。なお、分光光度計による計測では核酸の種類は区別できないため、RNase 処理を行っていない DNA 溶液を測定した場合、混入 RNA の影響で実際の DNA 濃度よりも高い吸光度を示す。このことは DNA 溶液を PCR の鋳型として用いる程度では影響しないが、より正確な二本鎖 DNA 量を測定

したい場合には、蛍光色素反応を用いた試薬や測定法を使用するのがよい。抽出後のDNA溶液は4℃で保存可能である。長期保存の場合は−20℃にて保管できる。

2 PCR増幅

　PCRに用いるDNA合成酵素(ポリメラーゼ)は、Taqポリメラーゼをはじめとして多数市販されている。用いる酵素により溶液pHや設定温度などの条件が異なるので、酵素購入時に添付される緩衝液などを用いて反応液を作製するのがよい。酵素によっては既に緩衝液、4種の塩基(A、G、C、T)が混合されている場合もあるが、混合液の場合は一度解凍した後の残余試薬を再凍結すると失活する場合がある。また、HLAクラスI遺伝子の増幅にはGC含量が高い配列領域に適した酵素を選択する。使用の際は添付の説明書に記載の至適条件に従うとよい。市販の検査キットを使用する際には、用いる増幅用酵素が指定されているので事前に確認してから酵素を準備する。PCR増幅機器は多数あるので、目的に合ったものを選定するが、増幅機器により使用可能なチューブの形状や特性が異なる場合もある。適合していないチューブでは熱伝導率が最適にならずに増幅不良を起こすこともあるため、事前に調べて適合するチューブを準備する。操作中は手袋を着用し、DNaseによる汚染の防止に努める。

A ■ 検査に必要な機器・器具・試薬

　PCR増幅機、増幅機専用チューブ(0.2mLチューブ、8連チューブ、96穴プレートなど、用途に合わせて選択)、各種チップ、ピペットなどの器具類、DNA合成酵素と緩衝液、4種の各塩基(A、G、C、T)、目的のHLA遺伝子特異的に設計されたプライマーセット、滅菌水、分子サイズマーカー、ゲル泳動装置、トランスイルミネーター、写真撮影装置。器具類は可能な限り滅菌処理を行う。

B ■ 試薬の調整、操作

　試薬の調整を行う前にあらかじめPCR増幅機器の電源を入れ予備稼働し、機器内部のブロックおよび蓋部分の温度を十分に上げておく。調整用試薬は解凍して室温に戻し、よく混和しておく。DNA合成酵素は調整直前まで−20℃に保管しておく。調整後のPCR反応液は素早く増幅機にセットし、反応を開始する。増幅酵素は一般的にグリセロール溶液に溶解された状態で販売されている。よって、いったん調整後のPCR反応液は保存や再使用を避ける。また、検査に用いる検体以外に、陽性コントロール(可能な限り既知HLA遺伝子型の高品質DNA)とDNAの入っていない陰性コントロールの2検体を用意し、被検検体と同時にPCR増幅を行うこと。

C ■ 電気泳動(図8.1.1)

　増幅操作後は、目的の遺伝子領域が合成されているか否かを電気泳動により確認する。一般的に

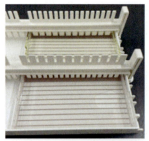

1. 調整したアガロース溶液を電子レンジなどで溶かし、冷める前に型に流し入れてゲルを作製

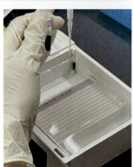

2. アガロースゲルを泳動装置にセットして、サンプルを色素マーカーと混合して各ウェルに入れてゆく

両端にはサイズ確認のための分子量マーカーを一緒に泳動しておく

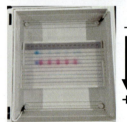

3. 電気泳動終了

DNAは負の電荷により、マイナス極からプラス極に移動する

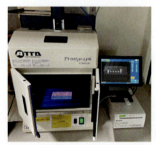

4. UV照射装置で増幅DNAの有無やバンドサイズを確認する

トランスイルミネーターとデジタル写真撮影装置

図8.1.1 アガロースゲル電気泳動による遺伝子増幅産物の確認

は分子生物学的実験用に高純度に精製されたアガロース(寒天)の溶解液で、アガロースゲルを作製して用いる。HLA遺伝子検査ではアガロース濃度1.5〜2%に調整して用いるのが一般的である。DNAの易動度を上げる場合にはアクリルアミドゲルを用いる場合もある。ゲル作製は使用する電気泳動装置に従って準備する(表8.1.1)。作製時は、泳動装置に使用するのと同じ緩衝液(TAE：トリス-酢酸-EDTAやTBE：トリス-ホウ酸-EDTAなど)を泳動時の緩衝液と同濃度になるように加え、さらにエチジウムブロマイドを0.5%程度加えて調整する。エチジウムブロマイドはそれのみでは発光しないが、DNAとの結合によりUV照射すると励起され発光する。増

表 8.1.1　1.5％アガロースゲルの調整（100mL分）

試薬	分量
泳動用アガロース	1.5g
TAE（トリス-酢酸-EDTA）または TBE（トリス-ホウ酸-EDTA）緩衝液	100mL
0.5％エチジウムブロマイド	2滴

上記の試薬をフラスコなどで調整後、電子レンジなどでアガロースを溶解させる。
エチジウムブロマイドはゲル溶液を十分に冷ましてから加え、すぐに型に流して成型して用いる。

幅産物は一部を別のチューブに分け取り、色素マーカーと混合して用いる。泳動後、トランスイルミネーターでUV照射下のゲルを観察し、DNAバンドの位置を確認する。DNAの増幅確認後は、写真撮影を行い媒体に記録しておく。泳動の際には必ず目的のDNA分子量が判定可能なサイズマーカーを並行して用いる。100bpラダーなどの市販品を用いるとよい。エチジウムブロマイドは発がん物質であるので、取り扱いには注意し、可能な限り粉末での使用は避ける。最近では滴下型溶液が入手可能であるので使用を勧める。また、UVは直視すると角膜損傷などを引き起こすことから、必ず保護メガネを着用する。DNA増幅確認操作時の危険回避の観点より、最近ではエチジウムブロマイドに代わる高感度のDNA検出試薬が数種市販されている。この中には白光照射で検出可能な蛍光色素試薬もあることから使用を勧める。

3　PCR-SSP法

HLA遺伝子検査法の中では最も簡便である。あらかじめ、目的とする特異的配列に従って作製したプライマーセットが必要である。詳細なタイピングを行う場合は大量数のプライマーセットが必要になることから、現在ではlow-resolutionにあたる簡易タイピングレベルで用いられている。通常1プライマーセットで1チューブを用いる。1被検体あたりの反応チューブ数が多くなることから、反応液調整や電気泳動の際にはチューブや検体の取り違え、分注ミスに特に注意を要する。現在では既にプライマーセットがプレートに分注された市販のキットを用いることが多くなっている（**図 4.1.3** 137頁参照）。

A■検査に必要な機器・器具・試薬

PCR増幅機、電気泳動装置、増幅機専用チューブ（0.2mLチューブ、8連チューブ、96穴プレートなど、用途に合わせて選択）、各種チップ、ピペットなどの器具類。DNA合成酵素と緩衝液、4種の各塩基（A、G、C、T）、目的のHLA遺伝子特異的に設計されたプライマーセット、滅菌水、アガロースゲル、泳動用緩衝液、DNA検出試薬、泳動用色素試薬、サイズマーカー。器具類は可能な限り滅菌処理を行う。

B ■ PCR 増幅と電気泳動

「Ⅷ-1.2. PCR 増幅」を参照のうえ PCR 増幅と電気泳動を行う。

C ■ 遺伝子型判定

被検増幅産物と並行して泳動したサイズマーカーを参照しながら、各プライマーセットの目的のバンド位置に特異的な増幅バンドが認められるか否かを確認し、結果に従って遺伝子型を判定する（図 4.1.3 137 頁参照）。

4 蛍光ビーズ法

A ■ 検査に必要な機器・器具・試薬

1) 機　器

PCR 増幅機、蛍光ビーズ装置（ルミネックス®装置）、プレート遠心機、小型卓上遠心機、プレートミキサー、ボルテックスミキサー

2) 器　具

96 ウェル PCR 用プレート（0.2mL）、96 ウェルハイブリダイゼーション用プレート（0.1mL スカートなし）、1.5mL マイクロチューブ、容量可変式マイクロピペット、容量可変式 8 連マイクロピペット、マイクロチューブラック、試薬リザバー、96 ウェルプレート用冷却ラック、プレートシール、ペーパータオル

3) 試　薬

蛍光ビーズ法 HLA タイピングキット（HLA 遺伝子座別）、以下、キット添付されていない場合：Taq ポリメラーゼ、PE 標識ストレプトアビジン

B ■ 検　体

DNA 溶液：濃度 20ng/μL、A260/A280 比＝ 1.65〜1.80、使用量：2μL / 遺伝子座

C ■ 操　作

以下の操作1)〜4)は、試薬キットにより若干異なるため、各試薬に添付される操作手順書を確認すること。

1) PCR 増幅

①プライマー、PCR ミックス、Taq ポリメラーゼを解凍して、冷却静置する。

②操作手順書に従って、PCRプログラムをPCR増幅機に設定する。
③PCR用プレートに検体DNA溶液を2μLずつ分注し、プレートシールを軽く貼る。
④500×gで30秒間軽遠心して、分注したDNA溶液をプレートの底に落とす。
⑤操作手順書に従って、プライマー、PCRミックス、Taqポリメラーゼを混合してPCR反応液を調製する。
⑥96ウェルプレート用冷却ラックにDNA溶液を分注したプレートを置く。
⑦操作手順書に従ってPCR反応液を分注した後、プレートシールを密着させる。
⑧500×gで30秒間軽遠心して、反応液をプレートの底に落とす。
⑨PCR増幅機にセットしてPCRプログラムを開始(約1〜1.5時間)する。

2) ハイブリダイゼーション

①操作手順書に従ってハイブリダイゼーション温度でPCR増幅機を起動させておく。
②PCR増幅が終了したプレートを500×gで30秒間軽遠心する。
③ハイブリダイゼーション用プレートに操作手順書に従ってアルカリ変性液を分注する。
④増幅産物を操作手順書に従って分注して、操作手順書が指定する時間(5〜10分)反応させる。
⑤この間、PCR増幅と同じローカスの蛍光ビーズミックスとハイブリダイゼーションバッファーを操作手順書に従って混和して、ハイブリダイゼーション反応液を調製する。
⑥一部の操作手順書で、アルカリ変性反応を中和液で停止する。
⑦96ウェルプレート用冷却ラックに、アルカリ変性の終了したプレートを置く。
⑧操作手順書に従ってハイブリダイゼーション反応液を分注した後、新しいプレートシールを貼り確実に密着させる。
⑨ボルテックスミキサーで混和し、500×gで数秒間のスピンダウンをする。
⑩ハイブリダイゼーション温度で作動しているPCR増幅機にセットして、操作手順書が指定する時間(15〜30分)反応させる。

3) ストレプトアビジン反応

ハイブリダイゼーションとストレプトアビジン反応を同時に行う試薬は以下省略。
①ハイブリダイゼーション反応後、操作手順書の遠心条件で遠心し、洗浄回数で洗浄する。
②遠心後に洗浄液を取り除くには、強くフリッキングした後、プレートを逆さまにした状態でペーパータオルに載せ、付着している残液を吸い取る。プレートミキサーで数秒間のドライボルテックスをかけて、沈渣をほぐす。
③この間、ストレプトアビジン反応液を操作手順書に従って調整する。
④洗浄が終了したハイブリダイゼーションプレートに、操作手順書に従ってストレプトアビジン反応液を分注した後、新しいプレートシールを貼り確実に密着させる。
⑤ボルテックスミキサーで混和し、500×gで数秒間のスピンダウンをする。

⑥PCR 増幅機にセットして操作手順書に従って指定時間反応させる。

4）最終調整
①ハイブリダイゼーション、あるいはストレプトアビジン反応後、操作手順書に従って遠心条件、洗浄回数で洗浄する。
②遠心後に洗浄液を取り除くには、強くフリッキングした後、プレートを逆さまにした状態でペーパータオルに載せ、付着している残液を吸い取る。プレートミキサーで数秒間のドライボルテックスをかけて、沈渣をほぐす。
③操作手順書に従って洗浄液を加えてルミネックス®装置にセットする。

D ■ 測　定

①ルミネックス®装置はあらかじめ起動しておき30分間のウォーミングアップを済ませ、スタートアップバッチを実行しておく。必要に応じて、キャリブレーションとベリフィケーションを実行しておく。また、測定温度が指定されている試薬は、測定ブロックを指定温度に設定しておく。
②ルミネックス®装置で測定する際に必要な、各試薬に対応したテンプレートファイルをメーカーから入手しておく。
③使用した試薬に対応するテンプレートファイルと検体名を入力して測定する。

E ■ 判　定

①試薬メーカーから供給される判定用定義ファイル（カタログファイル、パターンファイルなど）を入手しておく。
②出力された測定ファイル（output.csv ファイル、一部メーカーでは run ファイルも使用する）を判定用ソフトウェアにインポートして HLA 型を判定する。

5　PCR-SBT 法

A ■ 検査に必要な機器・器具・試薬

1）機　器
PCR 増幅機、キャピラリー DNA シークエンサー、プレート遠心機、小型卓上遠心機、プレートミキサー、ボルテックスミキサー

2）器　具
96 ウェル PCR 用プレート（0.2mL）、96 ウェルシークエンサー用プレート（0.2mL スカートあり）、1.5mL マイクロチューブ、容量可変式マイクロピペット、容量可変式 8 連マイクロピペット、

マイクロチューブラック、試薬リザバー、96 ウェルプレート用冷却ラック、プレートシール、ペーパータオル

3) 試　薬

　　PCR-SBT 用 HLA タイピングキット（HLA 遺伝子座別）、DNase フリー水

B ■ 検　体

DNA 溶液：濃度 15～30ng／μL、A260/A280 比＝ 1.7～1.9、使用量：2～5μL／遺伝子座

C ■ 操　作

1) PCR 増幅

①プライマーミックス、Taq ポリメラーゼなどを解凍して、冷却静置する。
②操作手順書に従って、PCR プログラムを PCR 増幅機に設定する。
③PCR 用プレートに検体 DNA 溶液を指定量分注し、プレートシールを軽く貼る。
④500×g で 30 秒間軽遠心して、分注した DNA 溶液をプレートの底に落とす。
⑤操作手順書に従って、プライマーミックス、Taq ポリメラーゼなどを混合して PCR 反応液を調製する。プライマー、PCR バッファー、$MgCl_2$ などが個別になっている試薬もある。
⑥96 ウェルプレート用冷却ラックに DNA 溶液を分注したプレートを置く。
⑦操作手順書に従って、PCR 反応液を分注した後、プレートシールを密着させる。
⑧500×g で 30 秒間軽遠心して、反応液をプレートの底に落とす。
⑨PCR 増幅機にセットして PCR プログラムを開始（約 1.5～4 時間）する。
⑩増幅終了後、必要に応じて PCR 産物のゲル電気泳動で泳動バンドのサイズを確認する。

2) PCR 産物の精製

　　PCR 産物から残存 dNTP やプライマーを除去する。通常はキットに添付されるエキソヌクレアーゼとアルカリフォスファターゼの酵素混合液で処理する。
①操作手順書に従って、クリーンアッププログラムを PCR 増幅機に設定する。
②操作手順書に従って、PCR 産物をクリーンアップする。
③終了後、操作手順書に従って、一部の増幅産物は DNase フリー水で希釈する。

3) シークエンシング反応

①操作手順書に従って、シークエンシングプログラムを PCR 増幅機に設定する。
②シークエンシングミックス、あるいはシークエンシング用の各試薬を解凍する。
③シークエンシング反応分注表を作成する。
④96 ウェルプレート用冷却ラックにシークエンサー用を置く。

⑤分注表に従って、操作手順書のとおりシークエンサー用プレートにシークエンシングミックスを分注する。一部試薬は、シークエンシングプライマー、ターミネーターなどが個別のため、あらかじめシークエンシングミックスを調製しておく。
⑥分注表に従って、PCR産物を分注する。
⑦PCR増幅機にセットしてシークエンシングプログラムを開始（1時間前後）する。

4）精　製

　シークエンシング反応終了後、エタノール沈殿法で反応液を取り除く。ほかにゲルカラムで精製する手法もあるが、ここでは省略する。

①シークエンシング反応液に高濃度塩（3M酢酸ナトリウム、あるいはキット添付の同等試薬）を操作手順書に従って添加してスピンダウンする。
②100％エタノールを操作手順書に従って添加して、プレートシールを確実に密着させる。
③ボルテックスミキサーで1分間、プレート全体を混和した後、2,000×gで30分遠心。
④軽くフリッキングしてエタノールを除去した後、プレートを逆さまにした状態でペーパータオルに載せ、100〜500×gで1分間遠心する。
⑤80％エタノールを操作手順書に従って添加して、2,000×gで5分間遠心する。
⑥軽くフリッキングしてエタノールを除夫した後、プレートを逆さまにした状態でペーパータオルに載せ、100〜500×gで1分間遠心する。
⑦ホルムアミド溶液を操作手順書に従って添加する。
⑧PCR増幅機でシングルストランドDNAに変性（95℃/2分）させる。
⑨2,000×gで1分間遠心して反応液をプレートの底に落とす。

D ■ 測　定

①DNAシークエンサーはあらかじめ起動しておきオーブンを加温しておく。キャピラリー、ポリマー、陽極バッファー、陰極バッファーなどをメンテナンスしておく。
②プレートをシークエンシング用プレートベースにセットしセプタで蓋をする。
③シークエンサーにセットし、各試薬で設定したプロトコルを起動する。
④判定ソフトウェアのインポートルールに従って検体名を入力し、測定開始する。

E ■ 判　定

①判定ソフトウェアには、試薬メーカーから供給される最新のHLAリファレンス情報を設定しておく。
②出力された測定ファイル（ab1ファイル）を判定用ソフトウェアにインポートしてHLA型を判定する。

6 NGS法

A ■ 検査に必要な機器・器具・試薬

1) 機　器
　PCR増幅機、卓上型次世代シークエンサー、プレート遠心機、小型卓上遠心機、小型卓上蛍光光度計、蛍光プレートリーダー、自動DNA断片ゲル抽出装置、核酸分析システムなど

2) 器　具
　96ウェルPCR用プレート(0.2mL)、96ウェルシークエンサー用プレート(0.2mLスカートあり)、精製用ビーズ分離磁石、1.5mLローバインドチューブ、容量可変式マイクロピペット、容量可変式8連マイクロピペット、マイクロチューブラック、試薬リザバー、96ウェルプレート用冷却ラック、プレートシール、ペーパータオル、レンズペーパーなど

3) 試　薬
　NGS用HLAタイピングキット、精製用磁性体ビーズ、水酸化ナトリウム溶液、エタノール、DNaseフリー水、小型卓上蛍光光度計用試薬など

B ■ 検　体

　DNA溶液(1検体あたり)：DNA量30〜200ng、使用量：1〜10μL

C ■ 操　作

　日本国内で入手可能なNGS用HLAタイピングキットは、ショートレンジPCRが1種類、ロングレンジPCRが5種類ある。それぞれの、試薬構成、操作手順、使用機器、判定用ソフトウェアは一様ではない。プラットホームとなる次世代シークエンサーによっても操作手順が異なる。NGS法の基本原理は変わらないものの、すべてを詳細に解説するには膨大な紙面を必要とする。本項では、MiSeq(イルミナ社)を使用する場合の各キットで共通する基本操作をピックアップして紹介する。図8.1.2に工程の一部を写真で示す。

1) PCR増幅
①DNA濃度測定には、小型卓上蛍光光度計を用いて2本鎖DNA濃度を測定する。通常使用する紫外可視分光光度計では数値が高めになるため推奨されない。
②測定の対象となるHLA領域は、*HLA-A*、*-B*、*-C*、*-DRB1*、*-DRB3*、*-DRB4*、*-DRB5*、*-DQA1*、*-DQB1*、*-DPA1*、*-DPB1*の11遺伝子座である。
③PCR増幅の条件は、11遺伝子座すべてが同一のもの、HLAクラス別のもの、一部だけ異なる

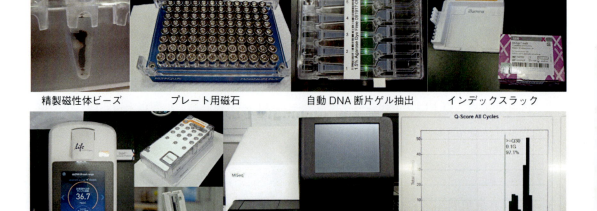

図 8.1.2　NGS 法で使用する機器類と測定結果

ものがある。PCR の反応系列は 11 遺伝子座別々が大勢であるが、11 遺伝子座を 1 チューブでまとめて PCR 増幅できるキットもある。PCR にかかる時間は、最短で 1.5 時間、最長で約 11 時間である。

④増幅する HLA 領域は、ショートレンジ PCR はエキソンを対象としており、イントロンの増幅は一部、あるいはオプションとなる。ロングレンジ PCR は、基本的に HLA 全領域対象であるが、UTR 端末が一部欠落する場合がある。また、クラス II 遺伝子はイントロン配列が長いことからエキソン 1 が対象外になる場合が多い。

⑤PCR 産物から残存 dNTP やプライマーを除去するために、精製用磁性体ビーズ、またはエキソヌクレアーゼとアルカリフォスファターゼの酵素混合液を使用する。精製用磁性体ビーズは、反応時間と反応温度によってビーズに吸着するフラグメントサイズが異なる特性を利用している。酵素処理は、この後のライブラリー調製で阻害要因となる場合があり、そのようなキットでは使用しない。

⑥PCR 産物は、ゲル電気泳動、小型卓上蛍光光度計、蛍光プレートリーダーを使用してサイバーグリーンやピコグリーンなどの蛍光色素で確認して、各検体の濃度調整をする。

2) ライブラリー調製

①ロングレンジ PCR の場合は、PCR 増幅産物を断片化する。キットに添付される酵素を用いて一定時間の加温操作で断片化する。

②シークエンサーのフローセルに結合するためのアダプター配列とサンプル識別のためのインデックス配列の付加をする。インデックス配列は 1 系列で使用する場合と、2 系列でマトリッ

クスを組んで使用する場合がある。

③フラグメントサイズの最適化は、精製用磁性体ビーズ、またはスピンカラムで500bp前後のフラグメントサイズのPCR産物をピックアップする。あるいは、自動DNA断片ゲル抽出装置を使用して同様の操作をする。これは、シークエンサーでの測定性能に対するフラグメントサイズの最適化であり、目的外サイズのフラグメントを除去する操作である。

④各段階では、精製用磁性体ビーズでのライブラリー精製、小型卓上蛍光光度計や蛍光プレートリーダーでの濃度確認、核酸分析システムでのサイズ確認などの操作を必要とする。

⑤ライブラリーのSecond PCR増幅を行い、測定に必要な濃度にする。全系統のライブラリーを1本のチューブにプールして、小型卓上蛍光光度計で濃度を調整する。

3）ローディングサンプル調製

①ライブラリーを水酸化ナトリウム溶液で室温、5分間でアルカリ変性させる。

②HT1（ハイブリダイゼーションバッファー）を加えて全量を1,000 μLとする。ライブラリーとHT1の混和比率は、キットにより異なる。

③必要に応じて、PhiXコントロールを同様に調製して、ローディングサンプルに混和する。

D ■ 測　定

①MiSeq Reagentカートリッジを水槽で解凍しておく。使用するカートリッジの種類はキットにより異なる。

②カートリッジのサンプル位置にローディングサンプル600 μLを加える。

③フローセルを精製水で洗浄しレンズペーパーで拭き取る。

④MiSeqを起動し、サンプルシートを入力する。あるいは、事前に作成したシートをインポートする。

⑤フローセル、PR2（ローディングバッファー）、廃液ボトル、カートリッジを装着する。

⑥実行前確認を実施し、成功したら測定開始する。測定時間は19～24時間前後。

E ■ 判　定

①判定ソフトウェアには、試薬メーカーから供給される最新のHLAリファレンス情報を設定しておく。

②出力された測定ファイル（fastqファイル）を判定用ソフトウェアにインポートしてHLA型を判定する。

Chapter 2 抗HLA抗体検査

1 リンパ球細胞傷害試験

A ■ 検査に必要な機器・器具・試薬

1) 機 器
遠心機、微量高速遠心機、小型卓上遠心機、倒立位相差蛍光顕微鏡、37℃インキュベーター、22℃インキュベーター、恒温槽

2) 器 具
抗凝固薬入り（ACD-A液、EDTA、ヘパリンなど）真空採血管、テラサキトレイ、カバースリップ、マイクロチューブ、マイクロピペット、滅菌丸底スピッツ管、リピーティングディスペンサー付きマイクロシリンジ

3) 試 薬
フィコール・コンレイ比重液（比重1.077）、免疫磁気ビーズ（ダイナビーズHLAクラスⅠ、クラスⅡ）、磁気ビーズ用マグネット、McCoy's 5Aメディウム（最終濃度12.5mMでHEPES、最終濃度10％でウシ胎児血清を加える）、HLA-ABC用補体、HLA-DR用補体（ウサギ血清）、5％エオシン染色液（5gのエオシンYを100mLの蒸留水に溶かし、0.45μmのフィルターで濾過する）、10％中性ホルマリン溶液、ホワイトミネラルオイル、日局トロンビン5,000単位、0.03％アクリジンオレンジ溶液（エタノール1mLにアクリジンオレンジを15mg入れて溶かした後、PBSを加えて55℃の恒温槽で完全に溶解する）、0.05％エチジウムブロマイド溶液（蒸留水1mLにエチジウムブロマイドを50mg入れて溶かした後、PBSを加えて55℃の恒温槽で完全に溶解する）、クエンチング・反応停止液（5％EDTA・2Na加PBSに最終濃度0.2％となるようにフェノールレッドを加えて溶解する）

B ■ 検 体

1) 検体血清
血清、もしくは血清化血漿を10,000×gで5分間遠心して不純物を沈降させておく。検体血清をPBSで希釈し、原液から16倍希釈までの5系列を調製する。血漿の血清化は、血漿1mLに1,000u/mLトロンビン溶液を10μL添加して37℃で30分間反応させる。析出したフィブリン

2) 末梢血リンパ球

抗凝固薬入り真空採血管による末梢血採血10mLから、**図8.2.1-a**に従って比重遠心法で全リンパ球を分離する。T細胞とB細胞を分離する場合は、**図8.2.1-b**に従って免疫磁気ビーズ法でリンパ球を分離する。それぞれ、McCoy's 5Aメディウムで2,000～3,000cell/μLのリンパ球浮遊液に調製する。

C ■ エオジン染色によるリンパ球細胞傷害試験

1) LCT法

① リンパ球浮遊液および各試薬をテラサキトレイに分注するには、リピーティングディスペンサー付きマイクロシリンジを使用する。

② **図8.2.1-c**のLCT法分注位置に従って検体血清、コントロールを1μLずつ、リンパ球浮遊液を1μLずつ、ミネラルオイルを5μLずつテラサキトレイに分注する。

③ 全血およびT細胞のリンパ球浮遊液は22℃インキュベーターで30分間、B細胞のリンパ球浮遊液は37℃インキュベーターで60分間反応させる。

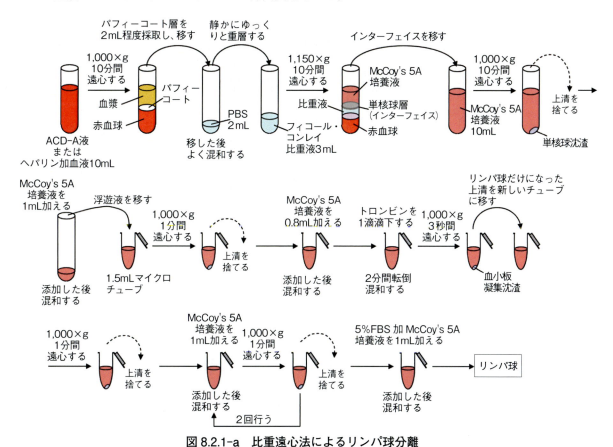

図8.2.1-a　比重遠心法によるリンパ球分離

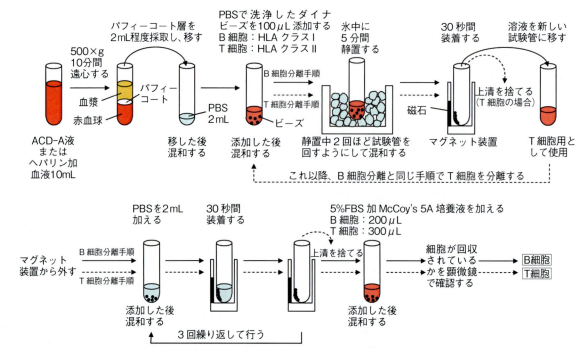

図 8.2.1-b　免疫磁気ビーズ法によるリンパ球分離

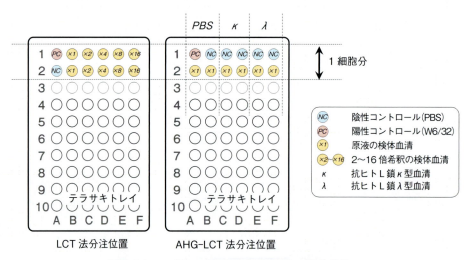

図 8.2.1-c　リンパ球細胞傷害試験　検体分注

④全血およびT細胞のリンパ球浮遊液にはHLA-ABC用補体を、B細胞のリンパ球浮遊液にはHLA-DR用補体補体を5μLずつ各ウェルに分注する。

⑤HLA-ABC用補体は22℃インキュベーターで60分間、HLA-DR用補体は22℃インキュベーターで120分間反応させる。

⑥5%エオジン溶液を2μLずつ各ウェルに分注する。

⑦2分間静置した後、10%中性ホルマリン溶液を5μLずつ各ウェルに分注する。

⑧気泡を入れないように静かにカバースリップで覆いをして30分間以上静置する。

2) AHG-LCT法
①使用できるリンパ球浮遊液は、原則T細胞のリンパ球浮遊液とする。B細胞の使用や混入は、細胞膜上のイムノグロブリン・レセプターと抗ヒトグロブリンが反応して適正な判定が困難となるため。
②リンパ球浮遊液および各試薬をテラサキトレイに分注するには、リピーティングディスペンサー付きマイクロシリンジを使用する。
③**図8.2.1-c**のAHG-LCT法分注位置に従って検体血清、コントロールを2μLずつ、リンパ球浮遊液を1μLずつテラサキトレイに分注する。
④22℃インキュベーターで30分間反応させる。
⑤反応が終了したテラサキトレイにすべてのウェルを満たす程度にPBSを静かに流し入れる。数分静置した後、濾紙で残存するPBSを吸い取る。この操作を3回行う。
⑥**図8.2.1-c**のAHG-LCT法分注位置に従ってPBS、抗ヒトL鎖κ型血清、抗ヒトL鎖λ型血清を2μLずつ各ウェルに分注する。
⑦室温で3分間反応させる。
⑧HLA-ABC用補体を5μLずつ、ホワイトミネラルオイルを5μLずつ各ウェルに分注し、22℃インキュベーターで30分間反応させる。
⑨以降は、「Ⅷ-2.1.C.1) LCT法」の⑥から検査する。

D ■ 蛍光二重染色によるリンパ球細胞傷害試験

1) LCT法
①以降の操作は「Ⅷ-2.1.C.1) LCT法」に準じて、以下②以降の変更点を適用して検査する。
②補体（ウサギ血清）1mLに、0.03％アクリジンオレンジ溶液、0.05％エチジウムブロマイド溶液を20μL加えて使用する。
③エオジン染色とホルマリン固定の代わりに反応停止液を5μLずつ各ウェルに分注する。
④カバースリップで覆いをしないで30分間以上暗所に静置する。

2) AHG-LCT法
①以降の操作は、「Ⅷ-2.1.C.2) AHG-LCT法」に準じて、「Ⅷ-2.1.D.1) LCT法」の②以降の変更点を適用して検査する。

E ■ 測　定

顕微鏡は位相差リングを調製し、蛍光を使用する場合は適切な蛍光フィルターおよび対物レンズを装着する。エオジン染色は顕微鏡の光学位相差100倍で測定する。死細胞はエオジンによ

表 8.2.1　リンパ球細胞傷害試験　判定基準

スコア	死細胞率(%)	判　定
1	0～10	陰　性
2	11～20	偽陰性
4	21～50	弱陽性
6	51～80	陽　性
8	81～100	強陽性
0	―	判定不能

りリンパ球全体が赤黒く染まり、生細胞は透明に観察される。蛍光二重染色は顕微鏡の蛍光下100倍で測定する。死細胞はエチジウムブロマイドにより赤色に、生細胞はアクリジンオレンジにより緑色に染まる。各ウェルを目視観測して、表8.2.1に従って死細胞率をスコア化しながらワークシートに記録する。

F ■ 判　定

陰性コントロールがスコア1、陽性コントロールがスコア8で検査が成立したことを確認して、検体血清のスコアで抗HLA抗体の陽性、陰性、抗体価を判定する。通常はスコア4以上を抗体陽性と判定するが、検査の目的によって陽性スコアの基準をいくつにするかはユーザーが検証して標準作業手順書などに規定しておく。

2 フローサイトメトリー法

A ■ 検査に必要な機器・器具・試薬

1) 機　器

フローサイトメーター、遠心機、プレート遠心機、小型卓上遠心機、アスピレーター、恒温槽、プレートシェーカー

2) 器　具

抗凝固薬入り（ACD-A液、EDTA、ヘパリンなど）真空採血管、滅菌丸底スピッツ管、96穴U底マイクロプレート、プレートシール、プレートホイル（アルミホイルでもよい）、マイクロチューブ、マイクロピペット、40μmメッシュ

3) 試　薬

フィコール・コンレイ比重液（比重1.077）、McCoy's 5Aメディウム（最終濃度12.5mMでHEPES、最終濃度10％でウシ胎児血清を加える）、PE標識抗CD3モノクローナル抗体（マウスIgG）、PC5標識抗CD19モノクローナル抗体（マウスIgG）、FITC標識抗ヒトIgG抗体（ヤギ、Fcγフラグメント特異的）、洗浄液（最終濃度0.1％ウシ血清アルブミン、0.1％窒化ソーダを

加えたPBS)、陰性コントロール血清、陽性コントロール血清、細胞固定試薬

B ■ 検　体

1) 検体血清
　血清、もしくは血清化血漿を10,000×gで5分間遠心して不純物を沈降させておく。検体血清とコントロール血清をそれぞれMcCoy's 5Aメディウムで4倍希釈して調製する。血漿の血清化は、血漿1mLに1,000u/mLトロンビン溶液を10μL添加して37℃で30分間反応させる。析出したフィブリン塊を竹串などで取り除く。不十分な場合は同じ操作を繰り返す。

2) 末梢血リンパ球
　抗凝固薬入り真空採血管による末梢血採血10mLから、図8.2.1-aに従って比重遠心法で全リンパ球を分離する。McCoy's 5Aメディウムで500,000cell/ウェルのリンパ球浮遊液に調製する。

C ■ 間接蛍光抗体法

1) 抗原抗体反応
①96穴U底マイクロプレートに細胞数を調整したリンパ球浮遊液を分注した後、McCoy's 5Aメディウムを加え、全量を約300μLにする。
②プレート遠心機を使用して1,000×gで2分間遠心した後、リンパ球沈渣を吸い取らないように上清をアスピレーターで吸引除去する。
③希釈調製した検体血清とコントロール血清を50μLずつ分注する。ピペティングでリンパ球沈渣と混和し、プレートシールを密着させ確実に貼りつける。
④30分間反応させる。反応時の温度は、生体内の反応を忠実に再現する目的の場合は37℃恒温槽、抗体検出感度をより高めたい場合は、室温か4℃で反応させる。
⑤洗浄液200μLを各ウェルに加え、プレート遠心機を使用して1,000×gで2分間遠心する。遠心後、リンパ球沈渣を吸い取らないように上清をアスピレーターで吸引除去する。プレートシェーカーでリンパ球沈渣を再浮遊させる。この操作を3回行う。

2) 細胞標識
①PE標識抗CD3モノクローナル抗体20μLとPC5標識抗CD19モノクローナル抗体10μLずつを各ウェルに分注する。使用する細胞標識抗体はほかの蛍光色素の組み合わせでもよく、それぞれ操作手順書のとおり分注する。
②プレートシェーカーかピペティングでリンパ球沈渣と混和した後、プレートホイルを貼り、4℃（冷蔵庫）で30分間反応させる。
③洗浄液200μLを各ウェルに加え、プレート遠心機を使用して1,000×gで2分間遠心する。遠

心後、リンパ球沈渣を吸い取らないように上清をアスピレーターで吸引除去する。プレートシェーカーでリンパ球沈渣を再浮遊させる。

3）二次抗体反応
①FITC標識抗ヒトグロブリン抗体（二次抗体）を洗浄液で100倍に希釈した後、20μLずつを各ウェルに分注する。
②プレートシェーカーかピペティングでリンパ球沈渣と混和した後、プレートホイルを貼り、4℃（冷蔵庫）で30分間反応させる。
③洗浄液200μLを各ウェルに加え、プレート遠心機を使用して1,000×gで2分間遠心する。遠心後、リンパ球沈渣を吸い取らないように上清をアスピレーターで吸引除去する。プレートシェーカーでリンパ球沈渣を再浮遊させる。
④必要に応じてパラホルム・アルデヒドなど細胞固定試薬でリンパ球を固定する。
⑤洗浄液240μLを各ウェルに加える。
⑥別の96穴U底マイクロプレートに40μmメッシュを貼り、反応液全量を濾過しながら移す。移し終わったらメッシュを剥がす。

D■測　定

フローサイトメーター3カラーで測定する。図8.2.2に示すように、リニア表示目盛に設定して、前方散乱光（FSC）と側方散乱光（SSC）のドットプロットでリンパ球領域にゲートを設定する。対数表示目盛に設定して、リンパ球ゲートをPE標識（FL2）とPC5標識（FL4）で展開する。CD3陽性リンパ球領域（FL2+FL4-）とCD19陽性リンパ球領域（FL2-FL4+）それぞれについて、FITC標識（FL1）でヒストグラムを展開する。以上の操作を検体血清、陰性コントロール血清、陽性コントロール血清で行い、それぞれのヒストグラムと蛍光シグナル測定値を取得する。

E■判　定

測定値は、CD3陽性リンパ球とCD19陽性リンパ球それぞれの、抗ヒトグロブリン抗体ヒストグラムの中央値（median）で評価する。通常は、正規分布した単一ピークのヒストグラムが得られるが、形状が崩れている場合は、幾何平均値（geometric mean）などで評価する場合もある。陰性コントロール血清に対し検体血清、あるいは陽性コントロール血清の測定値をS/N比（signal-noise ratio）で表す。通常はS/N＝2.0以上を抗体陽性と判定する。陽性コントロール血清が陽性の場合、検査の成立と判断する。注意すべきは、Bリンパ球にはHLAクラスIおよびクラスII抗原が発現しているため、CD3およびCD19細胞分画双方で二次抗体の反応が認められる場合は、HLAクラスII抗体の存在は確定できない。

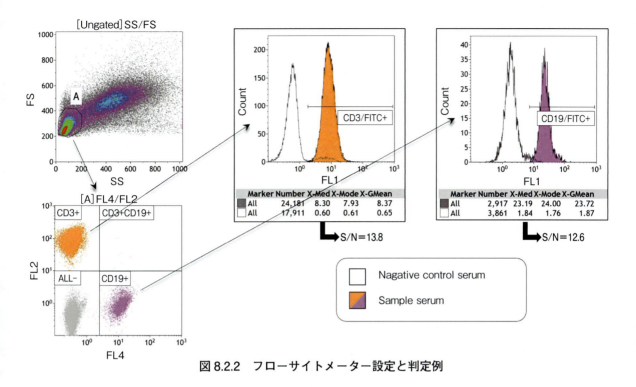

図 8.2.2　フローサイトメーター設定と判定例

3 蛍光ビーズ法

A ■ 検査に必要な機器・器具・試薬

1）機　器

　蛍光ビーズ（ルミネックス®）装置、遠心機、微量高速遠心機、プレート遠心機、小型卓上遠心機、恒温槽、アスピレーター、プレートミキサー、プレートシェーカー、ボルテックスミキサー

2）器　具

　抗凝固薬入り（ACD-A液、EDTA、ヘパリンなど）真空採血管、96穴U底マイクロプレート、96穴V底マイクロプレート、1.5mLマイクロチューブ、容量可変式マイクロピペット、容量可変式8連マイクロピペット、マイクロチューブラック、試薬リザバー、プレートシール、プレートホイル、ペーパータオル

3）試　薬

　蛍光ビーズ法抗HLA抗体検査キット（HLAクラスⅠ、Ⅱ別）、以下、キット添付されていない場合：PE標識抗ヒトIgG抗体、陰性コントロール血清、陽性コントロール血清

B ■ 検　体

1) 検体血清

　血清、もしくは血清化血漿を10,000×gで5分間遠心し不純物を沈降させておく。血漿の血清化は、血漿1mLに1,000u/mLトロンビン溶液を10μL添加して37℃で30分間反応させる。析出したフィブリン塊を竹串などで取り除く。不十分な場合は同じ操作を繰り返す。

2) 末梢血リンパ球（ダイレクトクロスマッチの場合）

　抗凝固薬入り真空採血管による末梢血採血2mLで採血する。

C ■ 精製HLA抗原ビーズを使用する抗HLA抗体検査

　以下の操作1)～2)は、試薬キットにより若干異なるため、各試薬に添付される操作手順書を確認すること。

1) 共通事項

❶血清検体の準備

　最終濃度10mMになるようにEDTA溶液を検体血清に加えて、30分間反応させる。

❷プレート遠心後の上清除去方法

　遠心後に洗浄液を取り除くには、感染性廃棄物容器などにフリッキング除去した後、プレートを逆さまにした状態でペーパータオルに載せ、付着している残液を吸い取る。プレートシェーカーかプレートミキサーで数秒間のドライボルテックスをかけて、沈渣をほぐす。

2) 抗原抗体反応

①96穴V底マイクロプレートに検体血清、陰性コントロール血清を操作手順書に従って分注する。
②蛍光ビーズミックスを操作手順書のとおり各ウェルに分注して、プレートホイルを貼る。
③プレートミキサーで振盪しながら血清とビーズを反応させる。反応温度、反応時間は操作手順書に従う。
④キットに添付される洗浄液を各ウェルに加えて、プレート遠心機で遠心する。洗浄液量、遠心時間、洗浄回数は操作手順書に従う。

3) 二次抗体反応

①操作手順書に従いPE標識抗ヒトIgG抗体（二次抗体）を希釈調製する。
②希釈調製した二次抗体を各ウェルに分注して、プレートホイルを貼る。
③プレートミキサーで振盪しながらビーズと二次抗体を反応させる。反応温度、反応時間は操作

手順書に従う。

④抗原抗体反応と同様に洗浄する。洗浄液量、遠心時間、洗浄回数は操作手順書に従う。

⑤洗浄液またはPBSを操作手順書に従って加え、ルミネックス®装置で測定する。

D ▪ ICFA法によるダイレクトクロスマッチ

1）共通事項

❶試薬の準備

キットに添付されている溶血試薬、各洗浄液、可溶化液、PBSは、精製水で10倍に希釈しておく。溶血試薬は、使用直前に恒温槽で37℃に加温しておく。

❷血液検体の準備

抗凝固薬入り採血管により採血した全血を使用する。EDTA加採血が推奨されるが、ACD-A液、ヘパリン加採血も使用可能である。

❸血清検体の準備

1反応あたり、検体血清、陰性コントロール血清（キット添付）、必要に応じて陽性コントロール血清のそれぞれ20μLに、キットに添付されるPBS 60μLを加えて4倍希釈して全量80μLとする。

❹検体の分注方法

図8.2.3に示すように、陰性コントロール血清の次に検体血清を分注する。複数検体を同時に測定する場合も必ず1対1の組み合わせとする。陽性コントロール血清を使用する場合も同様の分注方法とする。

❺プレート遠心後の上清除去方法

遠心後に洗浄液を取り除くには、感染性廃棄物容器などにフリッキング除去した後、プレート

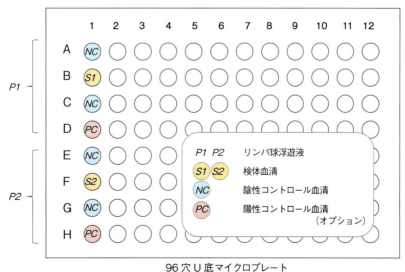

96穴U底マイクロプレート
図8.2.3　ICFA法　検体分注

を逆さまにした状態でペーパータオルに載せ、付着している残液を吸い取る。プレートシェーカーかプレートミキサーで数秒間のドライボルテックスをかけて、沈渣をほぐす。

2) 溶血反応（HLA クラス I 試薬）
①96穴U底マイクロプレートに37℃に加温した溶血試薬を200μL分注しておき、全血を20μLを加える。
②ピペッティングで混和した後、プレートシールを確実に貼る。37℃恒温槽で10分間インキュベートし、溶血反応を行う。
③プレート遠心機を使用して2,000×gで2分間遠心した後、上清を除去する。
④EDTA以外の抗凝固薬を使用した血液において溶血が不十分な場合は、上記の溶血操作をもう一度繰り返す。
⑤溶血反応用洗浄液を200μL加え、2,000×gで2分間遠心した後、上清を除去する。この操作を2回繰り返す。次に、抗原抗体反応を行う。

3) 溶血反応（HLA クラス I & II 試薬）
①1.5mLマイクロチューブに37℃に加温した溶血試薬を500μL分注しておき、全血を500μL加える。
②ボルテックスミキサーを使用して攪拌した後、37℃恒温槽で10分間インキュベートし、溶血反応を行う。
③微量高速遠心機を使用して2,000×gで2分間遠心した後、上清を除去してボルテックスミキサーを使用して沈渣を再浮遊させる。
④37℃に加温した溶血試薬を1,000μL加えて同様の操作を行う。
⑤キットに添付される溶血反応用洗浄液を500μL加え、2,000×gで2分間遠心した後、上清を除去する。
⑥溶血反応用洗浄液を200μL加え、リンパ球ペレットを再浮遊させた後、96穴U底マイクロプレートに移し替える。
⑦プレート遠心機を使用して2,000×gで2分間遠心した後、上清を除去する。次に、抗原抗体反応を行う。

4) 抗原抗体反応
①96穴U底マイクロプレートのリンパ球沈渣に4倍希釈した検体血清、陰性コントロール血清、陽性コントロール血清を80μL加える。
②ピペッティングで混和した後、プレートシールを確実に貼る。37℃恒温槽で30分間インキュベートし、抗原抗体反応を行う。
③抗原抗体反応用洗浄液を200μL加え、2,000×gで2分間遠心した後、上清を除去する。この

操作を2回繰り返す。
④可溶化液を50μL加えて、プレートシールを確実に貼る。プレートミキサーを使用して室温で10分間撹拌しながら抗原抗体複合体を可溶化させる。
⑤2,000×gで5分間遠心して、不純物を分離する。

5）蛍光ビーズ反応
①96穴V底マイクロプレートに十分に撹拌した蛍光ビーズミックスを5μLずつ分注する。
②可溶化したプレートから、沈渣を吸い取らないように可溶化上清25μLを、蛍光ビーズを分注したプレートに移す。
③プレートホイルを確実に貼り、プレートミキサーを使用して室温で20分間撹拌しながら抗原抗体複合体可溶化液と蛍光ビーズミックスを反応させる。
④抗原抗体反応用洗浄液を200μL加え、2,000×gで2分間遠心した後、上清を除去する。1回のみ。
⑤キットに添付されるPE標識抗ヒトIgG抗体（二次抗体）を抗原抗体反応用洗浄液で100倍希釈して、50μLずつ分注する。
⑥プレートホイルを確実に貼り、プレートミキサーを使用して室温で10分間撹拌しながら二次抗体を反応させる。
⑦抗原抗体反応用洗浄液を200μL加え、2,000×gで2分間遠心した後、上清を除去する。この操作を2回繰り返す。
⑧抗原抗体反応用洗浄液を75μL加え、ルミネックス®装置で測定する。

E ■ 測　定

①ルミネックス®装置はあらかじめ起動しておき30分間のウォーミングアップを済ませ、スタートアップバッチを実行しておく。必要に応じて、キャリブレーションとベリフィケーションを実行しておく。
②ルミネックス®装置で測定する際に必要な、各試薬に対応したテンプレートファイルをメーカーから入手しておく。
③使用した試薬に対応するテンプレートファイルと検体名を入力して測定する。
④どの検査法も、HLA抗原（ICFA法は抗HLAモノクローナル抗体）固相ビーズと未固相のバックグラウンドビーズに対して、検体血清と陰性コントロール血清のreporter蛍光強度（PE標識二次抗体の蛍光強度）を測定値とする。

F ■ 判　定

①試薬メーカーから供給される判定用定義ファイル（カタログファイル、ロットファイルなど）を入手しておく。

②出力された測定ファイル（output.csvファイル）を判定用ソフトウェアにインポートして抗HLA抗体、もしくはクロスマッチ結果を判定する。

③各試薬メーカーの判定ソフトウェアでは、reporter蛍光強度の中央値（median）、あるいは補正平均値（trimmed mean）を使用する。これらの測定値を計算して、補正蛍光強度［normalized mean（median）fluorescence intensity；nMFI］、Ratio解析、反応スコアなどの出力結果で判定する。ソフトウェアには、暫定的なカットオフ値が設定されているが、検査の目的によってカットオフの基準をいくつにするかはユーザーが検証して標準作業手順書などで規定しておく。

④陽性コントロール血清は、主に二次抗体の反応確認用で測定結果に直接の影響はない。

Chapter 3 輸血検査

1 ABO血液型検査

　ABO血液型検査は不適合輸血を防止するために、RhD血液型検査と併せて必ず実施すべき輸血前検査の1つである。ABO血液型検査は、オモテ検査（赤血球側検査）とウラ検査［血漿（血清）側検査］の両者を行い、原則一致した場合、結果を判定する。オモテ検査にはスライド法と試験管法があり、一般的には、後者が用いられている。試験管法は凝集反応を明瞭に確認できる。一方、スライド法は凝集の開始時間や経過を知ることができる。ウラ検査は血漿（血清）を用いて試験管法で実施する。ABO血液型検査は用手法のほか、カラム凝集法やマイクロプレート法を原理とした自動輸血検査装置も使用される。検体は、EDTAなどの抗凝固薬入り採血管やプレーン管を用いて採血された血液を使用する。

　ABO血液型の確定には、異なる時期に採取された2検体を用いて、それぞれ検査を行う。また、同一検査を2人の検査者がそれぞれ行いダブルチェックすることが求められる[1]。

　検査に用いる試薬の使用量、赤血球浮遊液の濃度や反応条件・時間は、試薬に添付された取扱説明書の指示に従う。

A ■ 検査に必要な機器・器具・試薬

1）機器・器具

　遠心機、判定用遠心機、12×75mmガラス試験管、スポイト、試験管立て、ホール板（プラスチック製、ガラス製など）、竹ひごなどの棒

2）試　薬

　抗A試薬、抗B試薬、生理食塩液、A_1赤血球試薬、B赤血球試薬、（O赤血球試薬）

B ■ 試験管法

1）オモテ・ウラ検査（図8.3.1）

①抗凝固薬入り採血管またはプレーン管（抗凝固薬なし）で採取された全血検体を1,200×g（3,000rpm）5分間遠心し、患者名を明記した試験管に血漿（血清）を分取する。

②試験管を5本（オモテ検査用2本、赤血球浮遊液作製用1本、ウラ検査用2本、それぞれ試薬名と患者番号（または識別番号）を明記する。

③3〜5％赤血球浮遊液を作製する（生理食塩液1mLに対し赤血球沈渣を1滴加え、よく混和する）。
④オモテ検査用試験管に明記した試薬名を確認しながら、抗A試薬、抗B試薬をそれぞれ1滴ずつ滴下する。
⑤ウラ検査用試験管にA_1およびBと明記し、血漿（血清）をそれぞれ2滴ずつ滴下する。
⑥③、④に入れ忘れがないか確認する。
⑦③のオモテ検査用試験管に②の赤血球浮遊液を1滴ずつ滴下する。
⑧④のウラ検査用試験管に明記した試薬名を確認しながら、A_1の試験管にA_1赤血球試薬を、Bの試験管にB赤血球試薬をそれぞれ1滴ずつ滴下する。
⑨入れ忘れがないか確認し、よく混和する。
⑩判定用遠心機で、900〜1,000×g（3,000〜3,400rpm）15秒遠心、判定を行う。

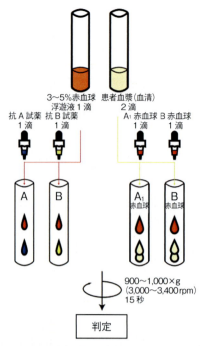

図8.3.1　試験管法によるオモテ・ウラ検査

2）判定の読み方

凝集反応の確認は、目の高さよりも下で白色（光）を背景にして行う。目の高さよりも高い位置で凝集反応の確認を実施すると感染の恐れがあるため、行うべきではない。
①遠心後、セルボタンを崩さないように、静かに試験管を取り出し、溶血の有無を確認する。
②セルボタンが上になるように、試験管を傾け、その沈渣を流すようにして、凝集の観察を行う。
③試験管の2/3程度まで流れたら、その後垂直に立てる。
④凝集塊の大きさや数から凝集の強さを判定する。セルボタンが完全に沈渣から剥がれるまで②〜③を繰り返す。凝集の強さの判定は**表8.3.1**を参照。

表8.3.1　凝集反応の分類

反応強度	スコア	特徴と外観	背景の色調
4+	12	1個の大きな凝集塊	透明
3+	10	数個の大きな凝集塊	透明
2+	8	中程度の凝集塊	透明
1+	5	小さな凝集塊	赤く濁る
W+	2	ごくわずかな微小凝集	赤く濁る
0	0	凝集も溶血もみられない	赤く濁る
mf		部分凝集	赤く濁る
H(PH)		完全溶血（部分溶血）	赤く透明（濁る）

⑤判定する試験管が複数本ある場合は、2〜3本程度同時に持ち、判定する。

C ■ スライド法(図8.3.2)

スライド法はオモテ検査のみ実施する。

①患者名(または識別番号)を記載した試験管に患者赤血球を分注し、生理食塩液で1回洗浄した後、赤血球浮遊液を作製する。なお、赤血球浮遊液濃度は使用する抗体試薬のメーカーにより異なるため、添付文書を確認すること。

②直径2cm程度のホール板(プラスチック製、ガラス製など)を準備する。

③円の外に出ないように、円の一端に抗Aまたは抗B試薬を1滴ずつ滴下する。

④③の試薬の反対側に①で調整した赤血球浮遊液を1滴ずつ滴下する。

⑤竹ひごなどの棒で、試薬と赤血球浮遊液を円全体に広げるように混ぜ合わせる。

⑥ホール板を揺り動かしながら、凝集を観察する。

⑦2分以内に判定し、結果を記録する。

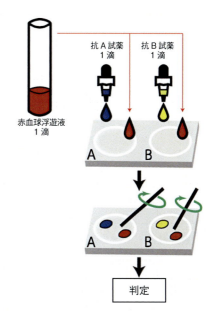

図8.3.2　スライド法によるオモテ検査

D ■ 結果の解釈

1) 判　定

オモテ検査とウラ検査の結果を、**表8.3.2**に従い判定する。

2) オモテ検査とウラ検査不一致の原因と対応

ABO血液型検査では、技術的な誤りや赤血球または血漿(血清)の異常によりオモテ検査とウラ検査が一致しないことがある。その原因と対応を、**図8.3.3**に示す。

表8.3.2．ABO血液型判定表

総合判定	オモテ検査			ウラ検査		
	抗A試薬	抗B試薬	結果	A₁赤血球	B赤血球	結果
A型	+	0	A型	0	+	A型
B型	0	+	B型	+	0	B型
O型	0	0	O型	+	+	O型
AB型	+	+	AB型	0	0	AB型

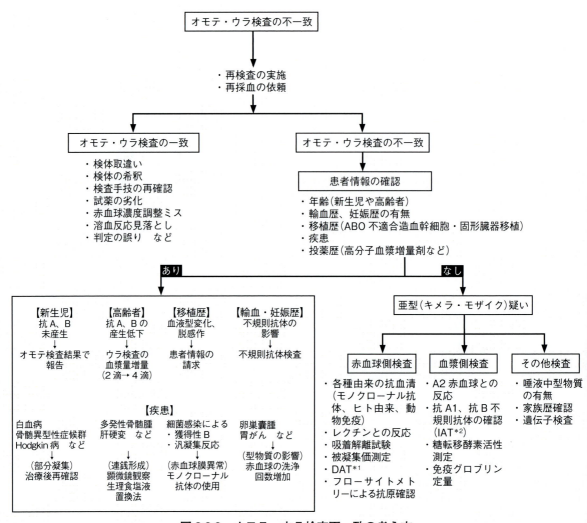

図 8.3.3　オモテ・ウラ検査不一致の考え方
＊1：直接抗グロブリン試験　＊2：間接抗グロブリン試験

2　ABO 血液型亜型検査

　オモテ・ウラ検査が不一致となった場合、患者年齢や疾患、輸血歴や造血幹細胞移植歴などの患者情報を確認するが、これらの原因が否定された場合、亜型が疑われる。赤血球検査、血漿（血清）検査や唾液検査の結果などを総合的に判断し亜型のタイプを判定する（表8.3.3）。

A ■ 検査に必要な機器・器具・試薬

1）機器・器具

　「Ⅷ-3.1. ABO血液型検査」（303頁）に準じる。

表 8.3.3　亜型の分類と反応態度

亜型名(A型)	抗A	抗B	抗A/B	抗A1	抗H	分泌型唾液の型物質	A型転移酵素	血清中の抗A
A_1	+	0	+	+	+	A、H	あり	なし
A_2	+	0	+	0	+	A、H	あり	時にあり
A_3	mf	0	mf	0	+	A、H	時にあり	時にあり
A_x	0/w	0	+	0	+	H	なし	時にあり
A_{el}	0	0	0	0	+	H	なし	時にあり
A_m	0/w	0	0/w	0	+	A、H	あり	なし

亜型名(B型)	抗A	抗B	抗A/B	抗H	分泌型唾液の型物質	B型転移酵素	血清中の抗B
B	0	+	+	+	B、H	あり	なし
B_3	0	mf	Mf	+	B、H	時にあり	時にあり
B_x	0	0	+	+	H	なし	時にあり
B_{el}	0	0	0	+	H	なし	時にあり
B_m	0	0	0/w	+	B、H	あり	なし

亜型名(bombay)	抗A	抗B	抗H	分泌型唾液の型物質	血清中の抗体
O_h	0	0	0	なし	抗H
A_h	+/w	0	+/w	なし	抗H
B_h	0	+/w	+/w	なし	抗H
O_m^h	0	0	+/w	なし	抗HI
A_m^h	+/w	0	+/w	A	抗HI
B_m^h	0	+/w	+/w	B	抗HI

2) 使用試薬

　抗A1レクチン、抗Hレクチン、抗A・抗B試薬(ポリクローナル、モノクローナル抗体)、抗AB試薬、糖転移酵素活性測定用試薬、そのほかの試薬は「Ⅷ-3.1. ABO血液型検査」(303頁)に準じる。

B ■ 患者情報の確認

　性別、年齢、疾患、輸血歴、造血幹細胞移植歴、投与薬剤、臨床検査値などの患者情報を得る。

C ■ 赤血球側検査

1) 抗A1レクチン、抗Hレクチンとの反応を確認する。
［方　法］
①1本の試験管を準備し、抗A1および抗Hと記入する
②3～5%赤血球浮遊液を作製する。
③①に対応するレクチンを1滴ずつ加え、入れ忘れを確認後、②をその後1滴ずつ加える
④よく混和後、判定用遠心機で、900～1,000×g(3,000～3,400rpm)15秒遠心、判定を行う。

2）抗Aおよび抗B試薬に対する反応性を確認する。
　この際、ポリクローナル抗体やモノクローナル抗体を用いて反応性を確認する。さらに、オモテ検査はスライド法も実施、凝集開始時間や部分凝集の態度を確認する。

3）赤血球抗原の被凝集価を測定する（図8.3.4）。
［方　法］
①1系列に対して試験管を10本準備し、検体番号と連続する番号1〜10を記載する。試験系列と対照系列の2系列作製する。
②対照系列2〜10に生理食塩液を0.2mLずつ加える。
③対照系列および試験系列の1にそれぞれ抗Aまたは抗B試薬を0.1mL加える。

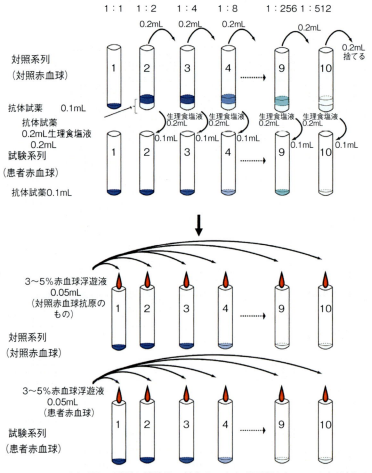

図8.3.4　被凝集価測定

④対照系列2の試験管に抗Aまたは抗B試薬を0.2mL加え、よく混和する。
⑤④より0.1mL対照系列の同列に分注し、0.2mLを次の患者血漿系列に加えて、よく混和する（2倍連続希釈）。
⑥この操作を10(1：512)の試験管まで実施する。
⑦患者の3～5％赤血球浮遊液を作製し、試験系列1～10にそれぞれ0.05mLずつ分注する。対照系列には疑った亜型と同型（例：A亜型を疑う場合はA₁赤血球）の3～5％赤血球試薬をそれぞれ1滴ずつ分注する。
⑧よく混和後、判定用遠心機で、900～1,000×g(3,000～3,400rpm)15秒遠心、判定を行う。最終凝集希釈倍数を被凝集価とする。亜型の場合は対照系列に比べて被凝集価が低くなる。

4）抗Aまたは抗Bによる吸着・解離試験を行う（図8.3.5）。
［方　法］
①試験管を3本準備する。試験管に患者名（または識別番号）、陽性コントロール、陰性コントロールと記載する。
②患者の赤血球、陽性コントロールはA₁またはB赤血球を0.5～1％混合したO型赤血球、陰性

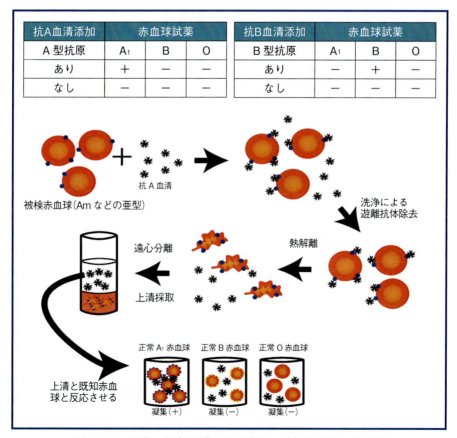

図8.3.5　吸着・解離試験の原理（抗A試薬を使用した場合）

コントロールにはO型赤血球をそれぞれ1mLずつ分注する。

③いずれも生理食塩液で3回以上洗浄する。最終洗浄液は完全に取り除く。

④③に抗A試薬または抗B試薬を1mL（等量）加える。

⑤冷蔵庫（約4℃）で60分から一晩反応させる。この際、洗浄用の冷生理食塩液も準備しておくとよい。

⑥検体を冷やしながら、冷生理食塩液で5〜7回洗浄する［遠心条件：900〜1000×g（3000〜3400rpm）3〜4分、約4℃］。

⑦最終洗浄液を500μL程度残し、上清を完全に除去する。

⑧⑦の最終洗浄液中に抗体試薬が残っていないか、対応する赤血球浮遊液を用いて確認する。残っているようなら洗浄をさらに行う。

⑨完全に洗浄できた赤血球沈渣に生理食塩液を1mL（等量）加え、よく混和する。

⑩52〜56℃[注1]10分間混和し続けながら、吸着した抗体（抗体試薬）を解離（熱解離）する。

⑪検体を冷やさないように、速やかに遠心［900〜1,000×g（3,000〜3,400rpm）1〜2分］する。

⑫遠心後、上清を別の試験管に移す（解離液）。必要に応じて、解離液をさらに遠心［900〜1,000×g（3,000〜3,400rpm）1〜2分］する。

⑬試験管を9本準備し、それぞれA_1・B・Oと3本ずつ記入する。

⑭被検検体、陽性コントロールおよび陰性コントロールの⑫で得られた解離液をA_1、B、Oと記載された試験管に2滴ずつ加える。

⑮それぞれの試験管に、A_1・B・O型3〜5％赤血球浮遊液を各1滴加え混和後、判定用遠心機で、900〜1,000×g（3,000〜3,400rpm）15秒遠心、判定を行う。③に用いた抗体試薬と対応する赤血球型に凝集反応が認められた場合、患者赤血球上にその抗原があったことを示す。

D ■ 血漿（血清）側検査

1）抗A_1または抗Bの抗体価を測定する。

2）血漿（血清）中のA型またはB型転移酵素活性を測定する（詳細については添付文書に従う）。

①試験管を3本準備する。試験管に患者名（または識別番号）、陽性コントロール、陰性コントロールと記載する。

②A型転移酵素測定の場合は、A型基質および緩衝液を、B型転移酵素測定の場合は、B型基質および緩衝液を準備する。

③①のそれぞれの試験管に、被検血漿（血清）0.5mL、基質液0.1mL、緩衝液0.2mL加え、よく混和後37℃で5〜10分予備加温する。

④洗浄した50％O型赤血球浮遊液を0.05mLずつ分注し、よく混和する。

注1）：使用する抗体試薬により温度が異なるのでメーカーに条件を確認する。

⑤A型転移酵素測定では2時間、B型転移酵素測定では30分間、37℃で加温する。
⑥加温後、900～1,000×g(3,000～3,400rpm)15～30秒遠心分離し、上清を除去後、生理食塩液で2回洗浄して得られる赤血球沈渣に、生理食塩液を1mL加え、2％赤血球浮遊液を調整する。
⑦別に抗A試薬（または抗B試薬）を生理食塩液で2倍連続希釈［1：1（原倍）～1：256程度］し、希釈系列を作製する。
⑧⑦に⑥の赤血球浮遊液を0.05mL（1滴でも可）ずつ加え、よく混和後、4℃（冷蔵庫）に10～15分間静置する。
⑨判定用遠心機で、900～1,000×g(3,000～3,400rpm)15秒遠心、判定を行う。凝集の有無を観察し、それぞれの反応強度を記載する。反応強度1+を示す最大希釈倍数を糖転移酵素活性として表す。凝集が認められたら糖転移酵素活性の存在を意味する。

3）血漿（血清）中、A型またはB型物質の検出（図8.3.6）
①患者血漿系列と対照系列に試験管をそれぞれ準備し、検体番号と連続した番号1～6を試験管に記載する。
②患者血漿系列に生理食塩液を0.2mLずつ加える。
③患者血漿系列に8倍希釈した抗体試薬（抗Aまたは抗B試薬）を先頭の試験管（1：16）に0.2mL加え、よく混和する。
④③より0.1mL対照系列の同列に分注し、0.2mLを次の患者血漿系列に加えて、よく混和する（2倍連続希釈）。
⑤この操作を6(1:512)の試験管まで実施する。
⑥患者血漿系列に患者血漿（血清）をそれぞれ0.1mL加え、対照系列には生理食塩液をそれぞれ0.1mL加える。
⑦それぞれの試験管をよく混和後、室温で15～20分間静置する。
⑧③で使用した抗体試薬と対応する3～5％赤血球浮遊液を0.05mLずつすべての試験管に分注する。
⑨判定用遠心機で、900～1,000×g(3,000～3,400rpm)15秒遠心、判定を行う。対照系列の凝集価に比べ、2管差以上抑制されれば型物質の存在を証明できたとする。

E ■ 唾液検査

唾液中のABO型物質を検出することで、患者の血液型を間接的に証明できる。本検査を実施する前に患者がLewis血液型を確認し、分泌型であることを確認する。

1）検査に必要な機器・器具・試薬
❶機器・器具
　遠心機、判定用遠心機、中試験管またはシャーレ、12×75mmガラス試験管、ガスバーナー、

三脚、石綿金網、ビーカー、パスツールピペット、試験管立て
❷試薬
　抗A試薬、抗B試薬、抗Hレクチン、生理食塩液

2) 操作方法
[検体の準備]
　唾液を採取する。唾液は口内を水ですすいでから採取する。舌を上の歯茎に付けて少し口を開けた状態にすると採取しやすい。唾液採取後、速やかに沸騰水中に20分間加熱する。その後、

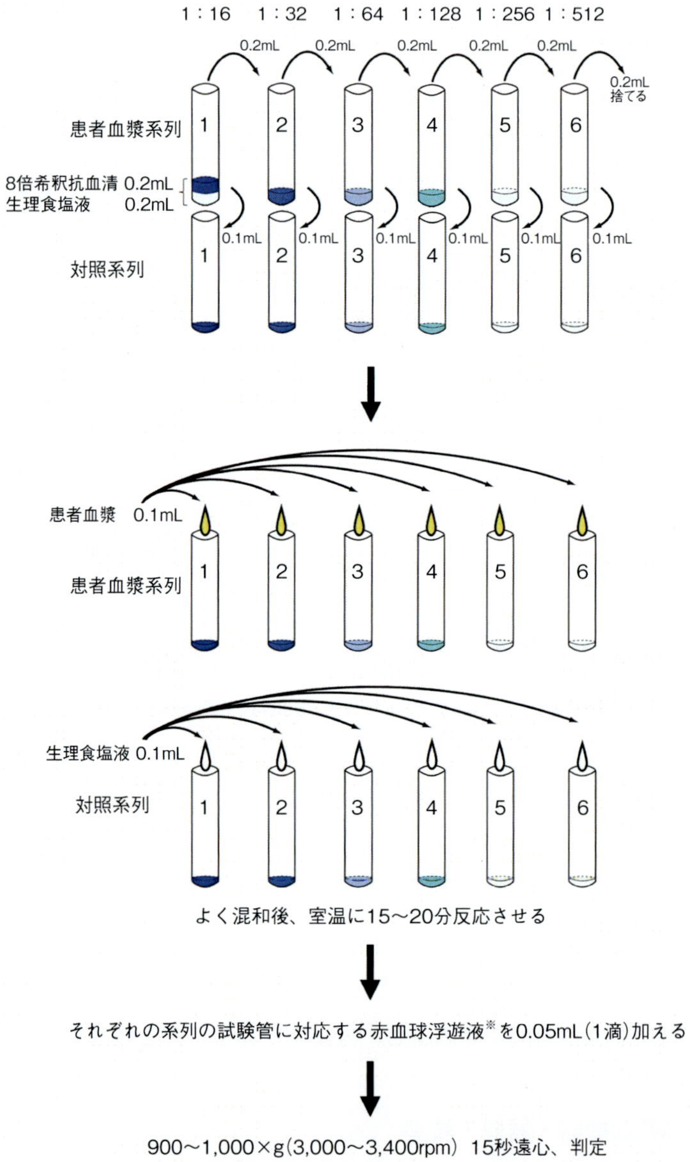

図 8.3.6　血漿(血清)中の型物質試験の原理と方法
※ A型物質(抗A試薬使用)ならA₁赤血球、B型物質(抗B試薬使用)ならB赤血球を用いる。
(日本臨床衛生検査技師会(監):輸血・移植検査技術教本. 第2版, pp74-75, 丸善出版, 東京, 2023 を参考に作成)

900～1,000×g(3,000～3,400rpm)5分間遠心し、上清を採取する。

[方　法]（図8.3.7）

① 抗A試薬系列（Ⅰ）、抗B試薬系列（Ⅱ）および抗Hレクチン系列（Ⅲ）用にそれぞれ試験管を各10本ずつ準備し、それぞれ1～10まで番号を記入する。
② 抗A試薬系列（Ⅰ）、抗B試薬系列（Ⅱ）および抗Hレクチン系列（Ⅲ）用試験管1および10に処理した唾液を0.1mLずつ分注する。
③ 抗A試薬系列（Ⅰ）の試験管に生理食塩液を2～9まで0.3mLずつ分注する。
④ 処理した唾液を抗A試薬系列（Ⅰ）の試験管2の試験管に0.3mL加え、よく混和する。
⑤ ④より抗B試薬系列（Ⅱ）および抗Hレクチン系列（Ⅲ）用試験管の試験管2にそれぞれ0.1mL分注し、0.3mLを次の抗A試薬系列（Ⅰ）の試験管3に加えて、よく混和する（2倍連続希釈）。
⑥ ⑤の操作を試験管9まで実施する。最後の0.3mLは捨て、すべての試験管に試料が0.1mLずつ入っていることを確認する。
⑦ 抗A試薬、抗B試薬、抗Hレクチンをそれぞれ16～32倍の力価[注2)]になるよう希釈する。

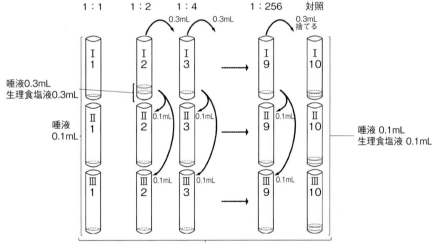

図8.3.7　唾液中の型物質を用いた抑制試験

（日本臨床衛生検査技師会（監）：輸血・移植検査技術教本．第2版，pp75-77，丸善出版，東京，2023を参考に作成）

注2)：使用する抗体試薬の力価が高いと唾液中に型物質があっても抗体で十分に中和されない。あらかじめ使用する抗体試薬の力価を確認し希釈調整を行う。例えば、力価512倍の試薬を32倍にする場合、512/32＝16倍となるので16倍の希釈試薬を作製する。

⑧⑦で調整した試薬を⑥のそれぞれの系列、すなわち抗A試薬系列（Ⅰ）は希釈抗A試薬を、抗B試薬系列（Ⅱ）には希釈抗B試薬を、抗Hレクチン系列（Ⅲ）には希釈抗Hレクチンをそれぞれの試験管1～9に0.1mLずつ加える。試験管10には生理食塩液を0.1mLずつ加える。
⑨よく混和後、室温で15～20分間反応させる。
⑩抗A試薬系列（Ⅰ）にはA₁赤血球試薬、抗B試薬系列（Ⅱ）にはB赤血球試薬、抗Hレクチン系列（Ⅲ）にはO赤血球試薬をそれぞれ1～10に0.1mLずつ加える。
⑪判定用遠心機で、900～1,000×g（3,000～3,400rpm）15秒遠心、判定を行う。

3）判　定
完全に凝集反応が抑制された唾液の最大希釈倍数を凝集抑制価とする。

F ■ 亜型の判定

患者情報より亜型以外の可能性を否定し、赤血球側検査、血漿（血清）側検査および唾液検査のそれぞれの検査結果から**表8.3.3**（307頁）を参考に、総合的に亜型を判定する。

3 RhD血液型検査

　検査には、スライド法、試験管法、カラム凝集法およびマイクロプレート法とABO血液型検査と同じ方法が用いられる。しかし、抗D抗体は常時存在するわけではないためABO血液型のウラ検査に相当する検査はなく、抗原の有無のみを検査する。一般的に、試験管法が用いられるが、近年、カラム凝集法やマイクロプレート法による自動輸血検査装置も利用されている。抗D試薬にはポリクローナル抗体、モノクローナル抗体が含まれ、後者はIgM型、IgG型それぞれ単独やブレンドしたものがある。検体は、ABO血液型検査と同条件である。RhD検査で直接凝集が陰性であった場合、weak DとRhD陰性との鑑別にD陰性確認試験を間接抗グロブリン試験で実施するため、IgG型またはIgG型を含むブレンドの抗体試薬を用いる必要がある。また、抗D試薬によっては一部のエピトープと反応が異なるものがあり、複数の抗D試薬の反応性を比較することで、partial Dの検出の一助となる。

A ■ 検査に必要な機器・器具・試薬

1）機器・器具
遠心機、判定用遠心機、12×75mmガラス試験管、スポイト、試験管立て

2）試　薬
抗D試薬、Rhコントロール試薬、生理食塩液

B ■ 試験管法(図8.3.8)

①抗凝固薬入り採血管またはプレーン管(抗凝固薬なし)で採取された全血検体を1,200×g(3,000rpm)5分間遠心し、患者名を明記した試験管に血漿(血清)を分取する。
②1~1.5mLの生理食塩液を分注した試験管に、赤血球沈渣を1滴滴下し、3~5%血球浮遊液を作製する。
③2本の試験管に検体名と判定用血清名を記入し、「D」と記入した試験管に抗D血液型判定用血清を、「Cont」と記入した試験管にRhコントロール試薬をそれぞれ1滴ずつ滴下する。
④③の試験管に②の赤血球浮遊液をそれぞれの試験管に1滴ずつ滴下する。
⑤軽く混和した後、判定用遠心機を用いて、900~1,000×g(3,000~3,400rpm)15秒遠心。
⑥軽く試験管を振り、赤血球沈渣を再浮遊させ、凝集の有無・程度に基づき判定する。

C ■ RhD血液型の判定

表8.3.4に従い、RhD血液型を凝集の有無・程度に基づき総合的に判定する。抗D試薬とRhコントロール共に陰性の場合は、図8.3.8に従ってD陰性確認試験(間接抗グロブリン試験)を行

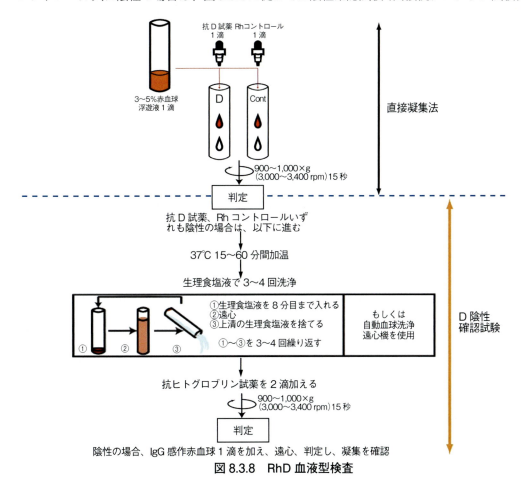

図8.3.8　RhD血液型検査

表 8.3.4　RhD 血液型検査判定（直接凝集法）

抗 D 試薬	Rh コントロール	判定	追加検査
＋	－	陽性	なし
－	－	判定保留	D 陰性確認試験
＋	＋	判定保留	DAT、抗体解離による自己抗体の除去

表 8.3.5　RhD 血液型検査判定（D 陰性確認試験）

抗 D 試薬	Rh コントロール	判定	追加検査
＋	－	weak D or partial D	なし
－	－	陰性	必要に応じて D_{el} 検査
＋	＋	判定保留	DAT、抗体解離による自己抗体の除去

DAT（direct antiglobulin test；直接抗グロブリン試験）

い、**表8.3.5**に基づき判定する。また、partial Dの可能性もあるので、認識部位の異なる複数のモノクローナル抗D試薬を用いて検査する。もし、いずれかで凝集が認められれば、partial Dが疑われる。

● 参考文献

1) 厚生労働省医薬・生活衛生局血液対策課：輸血療法の実施に関する指針. 2020（http://yuketsu.jstmct.or.jp/wp-content/uploads/2022/06/073bdbb3a84b80b0c05e0b53f57cb409.pdf）.
2) 奥村伸生、ほか：臨床検査法提要. 改訂第35版, pp975-1000、金原出版、東京, 2020.
3) 日本臨床衛生検査技師会（監）：輸血・移植検査技術教本. 第2版、丸善出版、東京, 2023.
4) 日本輸血・細胞治療学会 輸血検査技術講習委員会：輸血のための検査マニュアル. Ver1.3.2, 2021（http://yuketsu.jstmct.or.jp/wp-content/uploads/2022/07/3757b362c7f7c34354513f31928b25f4.pdf）.

4 不規則抗体スクリーニングおよび同定検査

A ■ 不規則抗体検査の意義

不規則抗体スクリーニングは、患者血漿（血清）と赤血球製剤間で行われる交差適合試験に比べ、検出感度および信頼性の点で優れている[1]。スクリーニング赤血球は、主要な赤血球抗原が陽性であり、かつ重要な赤血球抗原はホモ接合体の赤血球が含まれている。あらかじめ不規則抗体スクリーニング検査を行っておくことで、陽性の場合には、交差適合試験実施前に対応抗原陰性の輸血用血液製剤の準備を行い、交差適合試験では検出できない不適合輸血による溶血性輸血副反応（hemolytic transfusion reaction；HTR）を回避することができる（**表8.3.6**）。抗体スクリーニングの間接抗グロブリン試験（indirect antiglobulin test；IAT）で陽性の場合は、消去法を用いて「否定できない抗体」の推定を行う。

B ▪ 不規則抗体同定検査の意義

不規則抗体スクリーニングで陽性となった方法で、不規則抗体同定用パネル赤血球（同定パネル）を用いて不規則抗体を同定する。このとき、患者の自己対照について同時に検査することにより、自己抗体か同種抗体（もしくは共存）かを鑑別することができる。抗体の絞り込みには消去法を行い「可能性の高い抗体」を推定する。推定した抗体は統計学的評価を行う。抗体の特異性を決定するには、対応する赤血球抗原陽性のパネル赤血球を2～3種との反応が陽性、対応する赤血球抗原陰性のパネル赤血球2～3種との反応が陰性となることが、確率計算上必要である[2]（表8.3.7）。

C ▪ 不規則抗体スクリーニングおよび同定検査の検査法

臨床的意義のある抗体を検出するために、IATは必須である。生理食塩液法、酵素法は不規則抗体を検出する際に有効な場合がある。しかし、これらの方法は非特異反応を起こしやすく、臨床的意義のある一部の抗体を検出できないなどの理由から、不規則抗体スクリーニングで実施する意義は低く、これらの検査方法を単独で用いてはならない。と言える。また、IATで用いる反応増強剤として、ポリエチレングリコール（polyethylene glycol；PEG）を試験管法に、低イオン強度溶液（low-ionic-strength solutiom；LISS）を試験管法、カラム凝集法、固相マイクロプレート法で用いることで反応時間を短縮し検出感度を上げることができる。試薬の使用量や反応時間は使用する試薬の添付文書に従い検査を行う。

不規則抗体スクリーニングで用いる検体は、過去3ヵ月以内に輸血歴や妊娠歴のある被検者

表8.3.6 適合血の選択基準

選択する抗原群	Rh、Kell、Duffy、Ss、Diego、Pk、I(allo)
選択が望ましい抗原群	Jr^a
選択が不要な抗原群	Le^b、P1、N.Xg^a、Bg^a、St^a、JMHなどの高頻度抗原に対する抗体
反応性によって選択を考慮する抗原群	37℃1時間加温後の間接抗グロブリン試験が陽性、または試験管内溶血を示す場合は陰性血を選択するがそれ以外は選択しなくてもよい Le^a、M、A_1
専門機関に相談	その他、高頻度または低頻度抗原に対する抗体

（日本臨床衛生検査技師会「新輸血検査の実際」編集部会（編）：新輸血検査の実際．日本臨床衛生検査技師会, p2, 2008 および奥田 誠, ほか：赤血球型検査（赤血球系検査）ガイドライン（改訂4版）. Japanese Journal of Transfusion and Cell Therapy 68(6)：539-556, 2022 より作成）

表8.3.7 各統計学的評価に必要なパネル赤血球数

方法	パネル赤血球	
	抗原陽性に（＋）	抗原陰性に（0）
Fisher	3	3
Harris&Hochman	3or2	3or2
Kanter	2	2

においては、輸血日を含む3日以内のもの、輸血歴や妊娠歴のない被検者の場合には、輸血日を含む7日以内のもの(4℃で保管)を使用する。

　不規則抗体スクリーニング陽性の場合は、陽性となった検査方法で不規則抗体同定用パネル赤血球との反応をみる(抗体同定検査)。このとき、自己対照についても同時に検査する(自己抗体との鑑別)。

1) 検査に必要な機器・器具・試薬
[機器・器具]
　遠心機(検体分離用・凝集判定用・血球洗浄用)、恒温槽、ビューア、ガラス試験管(12×75mm)、スポイト、試験管立て、洗浄ビン、タイマー、自動輸血検査装置
[試　薬]
　スクリーニング赤血球(Di^a抗原陽性の赤血球を含む)、同定用パネル赤血球、反応増強剤(PEG溶液またはLISSの少なくとも1種類)、酵素溶液(ブロメリン溶液、フィシン溶液、パパイン溶液の少なくとも1種類)、抗ヒトグロブリン試薬(多特異抗ヒトグロブリン試薬、抗IgG試薬)、生理食塩液、IgG感作赤血球
[検　体]
　抗凝固薬入りの採血管で採血された血液。検体は1,500×g(3,000rpm)5分遠心し、患者名を明記した試験管に血漿(血清)を分取する。

2) 生理食塩液法と間接抗グロブリン試験(図8.3.9)
①スクリーニング赤血球の本数分の検査用試験管を用意する(自己対照は省略可[注3])。
②検査用試験管に患者氏名(または識別番号)、スクリーニング赤血球の番号などを明記する。
③検査用試験管に患者血漿(血清)を2滴ずつ滴下し、患者血漿(血清)の分注漏れを確認する。
④スクリーニング赤血球(Di^a抗原陽性を含む)をよく混和し、1滴ずつ滴下する。
⑤スクリーニング赤血球の分注漏れを確認し、よく混和する。
⑥試験管を凝集判定用遠心機で1,000×g(3,000〜3,400rpm)15秒遠心する。
⑦凝集や溶血の有無を観察し、判定結果(反応強度)を記録する(←生理食塩液法)。
⑧⑦の試験管に反応増強剤を2滴ずつ加え、よく混和後、37℃で10〜15分加温する[注4]。
⑨生理食塩液で3〜4回洗浄する(最終洗浄後の生理食塩液は完全に除去する)。
⑩洗浄後、抗ヒトグロブリン試薬(PEG-IATでは抗IgG試薬)を2滴ずつ加え、よく混和する。
⑪試験管を凝集判定用遠心機で1,000×g(3,000〜3,400rpm)15秒遠心する。凝集や溶血の有無を観察し、判定結果(反応強度)を記録する。
⑫陰性を呈した試験管にIgG感作赤血球を1滴ずつ加え、よく混和後1,000×g(3,000〜

注3):自己対照は省略できる。ただし、抗体同定の際には陰性対照として必ず実施する。
注4):反応増強剤の滴下数や加温時間は、試薬の添付文書に従う。

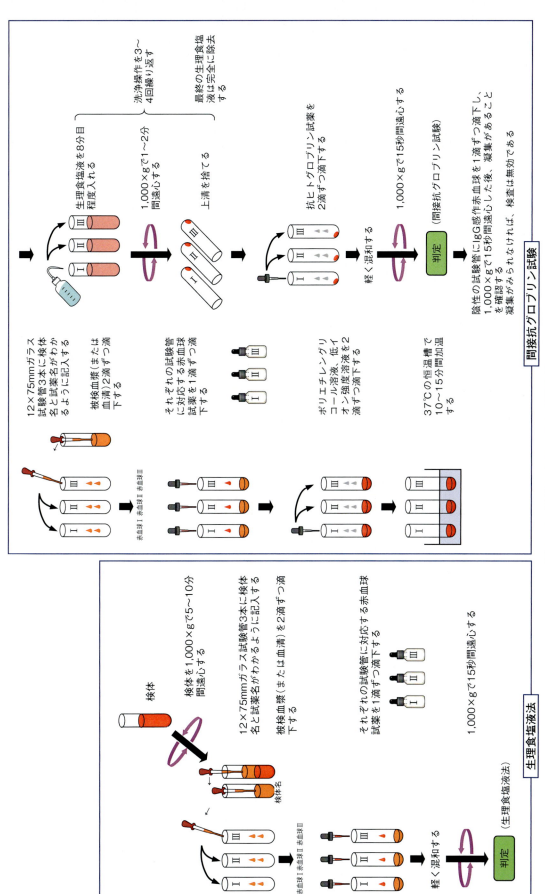

図 8.3.9 抗体スクリーニング検査法

3,400rpm)15秒遠心し、IgG感作赤血球が凝集することを確認する。

3) 酵素法
　酵素法は不規則抗体スクリーニング検査において陽性になった場合に、同定検査の補助的手段として活用する。

[1段法]
①パネル赤血球の本数分と自己対照の検査用試験管を用意する。
②検査用試験管に患者氏名（または識別番号）、パネル赤血球の番号などを明記する。
③検査用試験管に患者血漿（血清）を2滴ずつ滴下し、患者血漿（血清）の分注漏れを確認する。
④パネル赤血球をよく混和し、1滴ずつ滴下する。自己対照用試験管には2～5％患者赤血球浮遊液を1滴滴下する。
⑤各試験管の赤血球の分注漏れを確認し、よく混和する。
⑥酵素試薬を1～2滴ずつ滴下し、よく混和する。
⑦37℃で15分加温する。
⑧試験管を凝集判定用遠心機で1,000×g(3,000～3,400rpm)15秒遠心する。
⑨凝集や溶血の有無を観察し、判定結果（反応強度）を記録する。

[2段法]
①パネル赤血球の本数分と自己対照の試験管を用意する。
②試験管にパネル赤血球の番号などを明記する。
③試験管にパネル赤血球（浮遊液）とブロメリン溶液を等量入れよく混和する。自己対照用試験管には2～5％患者赤血球浮遊液とブロメリン溶液を等量入れる。
④37℃で15分加温する。
⑤生理食塩液で2～3回洗浄する。
⑥生理食塩液で2～5％赤血球浮遊液に調整する。
⑦パネル赤血球の本数分と自己対照の検査用試験管を用意し、検査用試験管に患者氏名（または識別番号）、パネル赤血球の番号などを明記する。
⑧検査用試験管に患者血漿（血清）を2滴ずつ滴下し、患者血漿（血清）の分注漏れを確認する。
⑨ブロメリン溶液で前処理したパネル赤血球を1滴ずつ滴下する。自己対照用試験管には前処理した自己赤血球浮遊液を1滴滴下する。
⑩各試験管の赤血球の分注漏れを確認し、よく混和する。
⑪37℃で15分加温する。
⑫試験管を凝集判定用遠心機で1,000×g(3,000～3,400rpm)15秒遠心する。
⑬凝集や溶血の有無を観察し、判定結果（反応強度）を記録する。

4) 分子標的治療薬の対処法[3]

多発性骨髄腫の治療薬である抗CD38抗体治療薬を投与された患者血漿（血清）でIATを行うと偽陽性（汎反応）を呈する。これは、CD38が赤血球にも弱く発現されていることが原因である。そのため、不規則抗体スクリーニングの場合はスクリーニング赤血球、交差適合試験の場合は供血者赤血球をジチオトレイトール（dithiothreitol；DTT）で処理することで、この影響を回避することができる。IATでの凝集反応は通常1+程度と弱いが、固相法では強く反応することがある。また、直接抗グロブリン試験（direct antiglobulin test；DAT）や不規則抗体検査の自己対照は陰性から陽性までさまざまである。しかし、ABOまたはRhD血液型検査や交差適合試験の生理食塩液法には影響を及ぼさない。IATにおける偽陽性反応は抗CD38の投与が中断されたとしても、最大6ヵ月まで検出されることがある。

[試　薬]

DTT、PBS（pH7.3・pH8.0）、スクリーニング赤血球、パネル赤血球、生理食塩液、抗E抗体試薬、抗Kまたは抗k抗体試薬

[機器・器具]

凍結保存用プラスチックチューブ（以下、保存用チューブ1mL）、三角フラスコ（100mL）、10×75mm試験管、マイクロピペット（100～1,000μL）、ディスポーザブルピペット、電子天秤、恒温槽

[手　順]

ⅰ. 0.2M DTTの準備

①三角フラスコにDTT 1gを入れ、pH8.0 PBS 32mLを加える。
②よく混和して溶解する。
③保存用チューブに"0.2M DTT"および"使用期限"を記載する。
④0.2M DTT溶液を保存チューブへ500μLずつ分注する。
⑤保存用チューブにキャップをし、-18℃以下で凍結保存する。使用期限は各試薬の使用期限に準ずるか、最終調整後1年間を目安にする。

ⅱ. 赤血球の処理

①凍結保存した0.2M DTT溶液は、その都度新しいものを室温で解凍、よく混和して用いる。
②対照の赤血球試薬を選択する。通常、DTT処理の効果判定には陰性対照赤血球としてK+またはk+（抗K試薬で確認する場合：K+k+、抗kで確認する場合：K-k+）を用い、Kまたはk抗原が変性・破壊されたかどうかを確認する。陽性対照赤血球には、便宜上、E+（E+e+またはE+e-）を用いる。
③10×75mm試験管にスクリーニング赤血球またはパネル赤血球、交差適合試験に用いる赤血球、自己対照、陽性対照および陰性対照に関する識別番号または試薬名などを明記する。
④各試験管に表記された3～5％赤血球試薬を8滴（400μL）ずつ入れる。pH7.3 PBSで4回洗浄する。最終洗浄後の上清を完全に除去する（赤血球沈渣が12～20μL残る）。

⑤洗浄赤血球沈渣が入った各試験管に、0.2M DTT溶液を1滴(50μL)ずつ加える。
⑥よく混和し、37℃で20～30分間インキュベートする。その間、3～4回よく混和する。
⑦pH7.3 PBSで4回洗浄する。
⑧pH7.3 PBSで3～5％赤血球浮遊液として使用する。

iii．DTT処理（陽性対照および陰性対照）赤血球の確認検査

DTT処理の良否を確認するため抗体試薬の添付文書に従った方法で、処理赤血球が抗Eで陽性、抗Kまたは抗kで陰性であることを確認する。結果が予測と異なった場合は再度やり直す。

iv．DTT処理赤血球（自己対照を含む）による検査

※不規則抗体スクリーニングや交差適合試験に応用する。
①DTT処理赤血球が入った各試験管に、被検血漿（血清）を2滴ずつ加えよく混和する。
②適宜、反応増強剤または反応増強剤無添加-IATを実施する。
③3～4回洗浄、抗IgGクームス試薬を2滴ずつ加え、よく混和する。
④遠心判定する。
⑤結果を記録する。
⑥陰性を呈した試験管へIgG感作赤血球を1滴ずつ加え、よく混和する。
⑦遠心判定する。
⑧凝集を観察しワークシートへ結果を記録する。凝集が確認されなかった場合は検査は無効である。

ｖ．結果の解釈

①DTT処理赤血球と患者血漿（血清）との反応が陰性の場合、不規則抗体スクリーニング、交差適合試験結果は陰性とする。ただし、報告に際しては「DTTによって変性・破壊される血液型抗原、特にKell血液型抗原に対する抗体の存在は否定できない」旨を添えるのが望ましい。
②赤血球のKx抗原は0.2M DTTによって破壊されない。

5）結果と解釈

不規則抗体スクリーニングで陽性となった場合は抗体を同定する。

[抗体同定までの手順]（表8.3.8）
①不規則抗体スクリーニングで陰性を呈したスクリーニング赤血球から量的効果を考慮して「消去法」[4)注5]を行い「否定できない抗体」[注6]を推定する。
②パネル赤血球による同定検査を行う。このとき、スクリーニングで陽性となった方法で検査を行う。

注5)：「消去法」 間接抗グロブリン試験で陰性反応を呈した赤血球に発現している主要抗原に対する抗体を1つずつ否定し、抗体の特異性を推定する方法。その際、RhD、Kidd、Duffy、MNSの血液型抗原に対する抗体については、量的効果を考慮して行う。
注6)：「否定できない抗体」 間接抗グロブリン試験で陰性反応を呈した赤血球において量的効果を考慮して消去法を行い、抗原表上、消去されずに残ったすべての特異性に対する抗体とする。ただし、当面の輸血では稀な特異性（低頻度抗原に対する抗体など）については考慮しなくてもよい。

表 8.3.8 抗体スクリーニングと同定検査（消去法）

抗体スクリーニング検査結果と消去法

Cell No.	Rh-hr D	C	E	c	e	KELL K	k	DUFFY Fy^a	Fy^b	KIDD Jk^a	Jk^b	Xg^a	LEWIS Le^a	Le^b	S	s	MNS M	N	P1	special antigen typing	Sal	IAT
1	+	+	0	0	+	0	+	+	+	+	+	+	+	0	+	+	+	+	+			0
2	+	0	+	+	0	+	+	0	+	+	0	+	0	0	+	+	0	+	0	Di^a(+)	0	3+
3	0	0	0	+	0	0	+	+	0	0	+	+	+	+	0	0	+	0	+		0	0

否定できない抗体：抗 E、抗 K、抗 Fy^a、抗 S

抗体同定検査と消去法

Cell No.	Rh-hr D	C	E	c	e	KELL K	k	DUFFY Fy^a	Fy^b	KIDD Jk^a	Jk^b	Xg^a	LEWIS Le^a	Le^b	S	s	MNS M	N	P1	special antigen typing	Sal	IAT
1	+	+	0	0	+	0	+	+	0	+	+	+	+	0	0	+	+	+	+		0	0
2	+	0	+	+	0	0	+	+	0	+	0	+	0	0	+	+	0	0	+		0	3+
3	+	0	0	+	+	0	+	0	+	0	+	+	+	0	+	0	+	0	+		0	0
4	0	+	0	+	+	0	+	0	+	+	0	+	0	0	+	0	0	+	+		0	0
5	0	0	+	0	+	0	+	+	0	0	+	+	+	0	+	0	0	0	+		0	2+
6	0	0	0	+	+	0	+	+	0	0	+	+	0	+	0	+	0	0	+		0	0
Auto																0						

可能性の高い抗体：抗 E
否定できない抗体：抗 S（抗 Jk^a はスクリーニングで否定されている）

追加パネル結果

Cell No.	Rh-hr D	C	E	c	e	KELL K	k	DUFFY Fy^a	Fy^b	KIDD Jk^a	Jk^b	Xg^a	LEWIS Le^a	Le^b	S	s	MNS M	N	P1	special antigen typing	Sal	IAT
7(E−S+)	+	+	0	0	+	0	+	+	+	+	+	+	0	0	+	0	0	+	0		0	0
8(E+S−)	+	0	+	+	0	0	+	+	0	+	+	+	0	0	0	0	0	+	+		0	3+

③パネル赤血球の反応態度から「可能性の高い抗体」[注7]を推定、次に消去法を実施し「否定できない抗体」を推定する。

④複数の抗体（特異性）が推測される場合は、追加試験や追加パネルによる検査を行い、抗体特異性を絞り込む。

⑤不規則抗体スクリーニング結果から得られた「否定できない抗体」と同定検査で行ったパネル赤血球との結果から得られた「可能性の高い抗体」「否定できない抗体」などの結果、および患者情報などを総合的に評価して抗体を同定する。

［方　法］

①量的効果のあるホモ接合体の抗原や量的効果を考慮しなくてよい抗原の抗原表「＋」に『×（除外）』を付記する[注8]。

②量的効果のあるヘテロ接合体の抗原の抗原表「＋」に『／（保留）』を付記する。

③最終的に『×』が1つ以上ある抗原についてのみ、その抗体を除外する意味で抗原表の抗原名に『×』を付記する。

④無印や『／』のみの抗原はそのままにし、抗体特異性の候補として考慮する。

5　交差適合試験

A ▪ 交差適合試験の意義

交差適合試験には、主試験（患者血漿または血清と供血者赤血球との反応）と副試験（供血者血漿または血清と患者赤血球との反応）があり、主試験は必ず実施しなければならない。ABO不適合（IgM抗体）や不規則抗体（IgG抗体）によるHTRを防止するために行う。

B ▪ 交差適合試験の検査法

生理食塩液法は、ABO血液型の不一致（主試験・副試験）を、IAT（主試験）は臨床的意義のある不規則抗体や低頻度抗原に対する抗体を検出する。より安全な輸血のためには、あらかじめ不規則抗体スクリーニングを行うことが望ましい。また、主試験がIATを含む方法で陽性になった場合は、必ず不規則抗体の有無を確認する。同種抗体を保有し3ヵ月以内に輸血歴のある患者は、主試験と共に自己対照も実施することが望ましい。主試験（－）、自己対照（＋）の結果から遅発性溶血性輸血副反応（delayed hemolytic transfusion reaction；DHTR）を早期に発見できることがある。

注7）：「可能性の高い抗体」　①陽性反応が抗原表のいずれかのパターンと完全に一致する抗体（単一抗体）、②異なる検査法で得られた反応パターンが抗原表の特異性とそれぞれに完全に一致する抗体（複数抗体）をいう。

注8）：KとDi^{a}の量的効果は明確でなく、またホモ接合のパネル赤血球の入手が困難であることから、ヘテロ接合の赤血球との反応が陰性の場合は暫定的に消去してよい。

交差適合試験で用いる検体は、原則として、ABO血液型検査検体とは異なる時点で採血した別検体を用いる。また、過去3ヵ月以内に輸血歴または妊娠歴がある患者、あるいはこれらが不明な患者においては、輸血日を含む3日以内に採血された検体を用いる。

1） 検査に必要な機器・器具・試薬
[機器・器具]
　遠心機（検体分離用・凝集判定用・血球洗浄用）、恒温槽、ビューア、ガラス試験管（12×75mm）、スポイト、ハサミ、試験管立て、洗浄ビン、タイマー、自動輸血検査装置
[試　薬]
　反応増強剤（PEG溶液またはLISSの少なくとも1種類）、抗ヒトグロブリン試薬（多特異抗ヒトグロブリン試薬、抗IgG試薬）、生理食塩液、IgG感作赤血球
[検　体]
・患者検体：抗凝固薬入りの採血管で採血された血液。検体は3,000rpm 5分遠心し、患者名を明記した試験管に血漿（血清）を分取する。赤血球は生理食塩液で2～5％赤血球浮遊液に調整する。
・供血者検体（セグメントチューブ）：赤血球製剤のセグメントチューブ1本。赤血球と血漿の境界部をハサミで切断し、血漿は副試験用試験管へ2滴入れ、赤血球1滴を用いて生理食塩液で2～5％赤血球浮遊液に調整する。

2） 生理食塩液法・間接抗グロブリン試験（図 8.3.10）
①赤血球製剤本数分の主・副試験用試験管、必要な場合には自己対照（C）試験管を準備し、患者氏名や識別番号（主・副・C）を明記する[注9]。
②主試験と自己対照試験管に患者血漿（血清）を2滴ずつ、副試験の試験管にセグメントチューブの血漿を2滴滴下し、分注漏れを確認する。
③主試験の試験管にセグメントチューブの2～5％赤血球浮遊液を1滴、副試験と自己対照の試験管に患者の2～5％赤血球浮遊液を1滴ずつ滴下する。
④検体の分注漏れを確認し、よく混和する。
⑤試験管を凝集判定用遠心機で3,000～3,400rpm 15秒遠心する。
⑥凝集や溶血の有無を観察し、判定結果（反応強度）を記録する（←生理食塩液法）。
⑦主試験と自己対照の試験管にPEG溶液またはLISSを2滴ずつ滴下し、よく混和する[注8]。
⑧37℃で10～15分加温する[注10]。
⑨生理食塩液で3～4回洗浄する。

注9）：赤血球輸血が繰り返し実施される症例では自己対照を行うことで遅発性溶血性輸血副反応（DHTR）の早期発見につながることがある。
注10）：反応増強剤の滴下数や加温時間は、試薬の添付文書に従う。

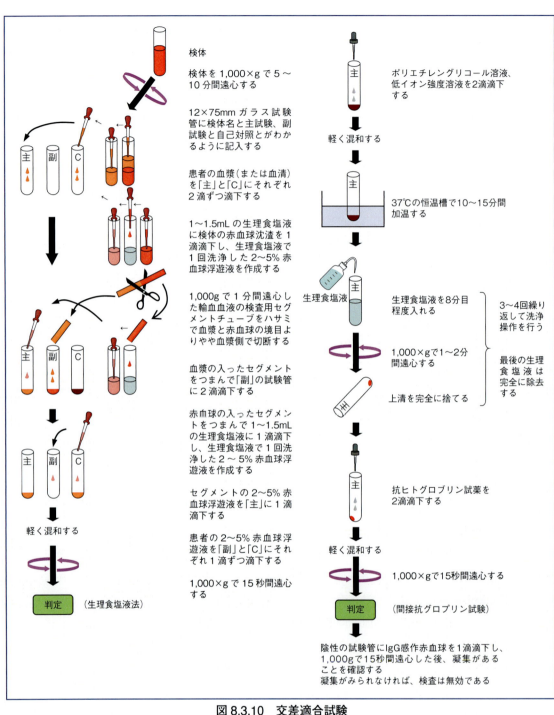

図8.3.10 交差適合試験

⑩抗ヒトグロブリン試薬を2滴ずつ滴下し、よく混和する。
⑪試験管を凝集判定用遠心機で3,000～3,400rpm 15秒遠心する。
⑫凝集や溶血の有無を観察し、判定結果(反応強度)を記録する(←IAT)。

3）結果と解釈

　原則として、IATにおける主試験が陰性の場合のみを「適合」とする。反応が陽性の場合は、①ABO不適合、②不規則抗体の存在、③新生児の場合は母親からの移行抗体、④赤血球製剤のDAT陽性、などが考えられる。交差適合試験は以下の場合に生じる「不適合」を検出できないことがある（検出限界）。

- 患者が量的効果を示す抗原に対する抗体を保有し赤血球製剤の当該抗原がヘテロ接合であった場合
- RhD陰性患者（抗D抗体を保有していない）で赤血球製剤のRhD抗原が陽性であった場合

● 参考文献

1) 奥田　誠，ほか：赤血球型検査(赤血球系検査)ガイドライン(改訂4版). 日本輸血・細胞治療学会誌 68(6)：539-556, 2022.
2) 板垣浩行，北﨑英晃，森山昌彦：不規則抗体検査. フローチャートと動画でみる輸血検査, 日本輸血・細胞治療学会(監), pp32-47, 丸善出版, 東京, 2024.
3) 奥田　誠，ほか：多発性骨髄腫治療薬(抗CD38)による偽陽性反応の対処法(一部改定版). 日本輸血・細胞治療学会 輸血検査技術講習委員会(編), 2017(http://yuketsu.jstmct.or.jp/wp-content/uploads/2017/11/158dcb8f65fabdf76c2cdde9d008daee.pdf).
4) 井手大輔，ほか：輸血のための検査マニュアル Ver.1.3.2. 日本輸血・細胞治療学会 輸血検査技術講習委員会(編), 2021(http://yuketsu.jstmct.or.jp/wp-content/uploads/2022/07/3757b362c7f7c34354513f31928b25f4.pdf).

Chapter 4 抗血小板抗体検査

● はじめに

　抗血小板抗体検査法として複数の方法が報告されているが、日本では混合受身赤血球凝集法（mixed passive hemagglutination；MPHA法）が広く用いられている。検出感度が高く、また、特別な機器を必要とせず、簡便さを有する方法である。インタクト血小板または血小板抽出抗原をU底（ラウンドボトム）マイクロタイタープレートのウェルに固相し、そのウェルに被検血清を感作する。洗浄後、抗ヒトIgG抗体感作ヒツジ赤血球（指示血球）を添加する。被検血清中に抗体（抗ヒトIgG抗体）が存在する場合、血小板に結合した抗体が指示血球上の抗ヒトIgG抗体と反応する結果、指示血球がU底ウェル底面中心に落ちることなく拡散した像を示す（陽性反応）。抗体が存在しない場合、指示血球はすべてU底ウェルの底面中心に落下し、ボタン状の像が確認される（陰性反応）。

　血小板表面上にはHPA抗原に加え、HLAクラスⅠ抗原が存在し、被検血清中に抗HLA抗体が混在すると、MPHA法において抗HPA抗体の検出が困難になることがある。クロロキン溶液にて血小板を処理することにより血小板表面上のHLA抗原を減弱させることができる。したがって、血小板同種抗体の検査を実施する場合、クロロキン未処理および処理済みの血小板固相プレートを用いることにより抗HLA抗体と抗HPA抗体の鑑別が容易となる。しかし、クロロキン処理による血小板上のHLA抗原の減弱は必ずしも完全なものではなく、HLA抗原の反応性が多少なりとも残ることがある。特に高力価の抗HLA抗体の場合、クロロキン未処理および処理プレートの両方で陽性反応を呈し、抗HPA抗体と鑑別が困難となる。その際には、ほかの検査方法を併用する必要がある。また、クロロキン処理によって一部のHPA抗原の反応性も減弱することがあるため、結果の判定には十分な注意が必要である。

1 ｜ 混合受身赤血球凝集法（MPHA法）

　自施設において血小板固相プレートを作製することが可能であるが、すべてのHPA型を網羅したO型血小板を準備することは容易ではなく、また、その作製には技術を要する。現在、抗血小板抗体スクリーニングおよび同定のためのキット（anti-PLT・MPHA・スクリーンとanti-HPA・MPHA・パネル、ベックマンコールター株式会社）が市販されており、このキットを購入すれば、施設を問わずに実施できる。anti-PLT・MPHA・スクリーン（スクリーニングキット）は、O型3人の血小板抽出抗原を混合し、プレートに固相したものである。anti-HPA・MPHA・パ

ネル（同定キット）は、8人分の血小板抽出抗原がマイクロタイタープレートの各ウェルに固相されており、抗HPA抗体の特異性を同定することができる。日常的には、まずスクリーニングキットを用いて抗体検査を実施し、陽性となった場合に同定用キットを用いて抗体特異性を決定する。本項では市販されているanti-PLT・MPHA・スクリーン（ベックマンコールター株式会社）の操作手順について示す（**図8.5.1-a・b**）。なお、anti-HPA・MPHA・パネルの操作手順はanti-PLT・MPHA・スクリーンと同様である。

A ■ 検査に必要な機器・器具・試薬

1）機器・器具

可変式ピペット、チップ、プラスチック試験管（検体希釈用）、試験管立て、洗浄用容器、ペーパータオル、湿潤箱

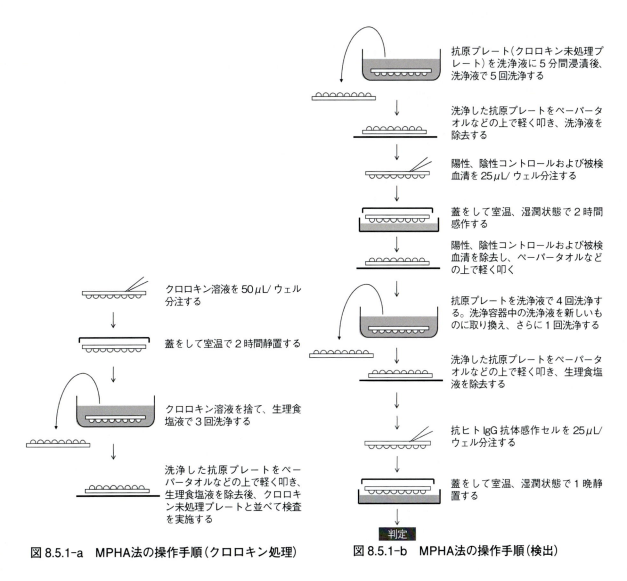

図8.5.1-a　MPHA法の操作手順（クロロキン処理）　　図8.5.1-b　MPHA法の操作手順（検出）

2）試　薬

anti-PLT・MPHA・スクリーンキット

B ■ 操作法

1）試薬の準備

①抗原プレートを密封状態のまま室温に戻し、その後、開封して必要分を取り出す（抗原プレートは袋に密封されており、8ウェル分を1列ずつ分けて取り出せるようになっている）。
②濃縮洗浄液を精製水にて25倍希釈する（以下、希釈済み洗浄液を洗浄液とする）。
③抗ヒトIgG抗体感作ヒツジ赤血球（以下、抗ヒトIgG抗体感作セル）を感作セル復元液にて復元する（復元後、1時間程度で使用可能となる）。

2）検体の準備

　検体は血清を用いる。血漿の場合、トロンビン処理を実施し、完全に血清化してから用いる。陽性・陰性コントロールおよび被検血清を検体希釈液にて4倍希釈する。

3）クロロキン処理

①クロロキン溶液を各ウェルに50μLずつ分注する。
②抗原プレートに蓋をして室温で2時間静置する。
③ウェル中のクロロキン溶液をスナッピングにより捨て、ペーパータオルなどの上で軽く叩く。
④抗原プレートを生理食塩液で3回洗浄する。ペーパータオルなどの上で軽く叩き、ウェル内に残っている生理食塩液を除去後、クロロキン未処理のプレートと並べて使用する。

4）検　出

①洗浄液を入れた洗浄用容器に抗原プレート（クロロキン未処理プレート）を入れて、ウェル内が洗浄液で完全に浸るようにする。5分間浸漬後、洗浄液で5回洗浄する。
②洗浄した抗原プレートをペーパータオルなどの上で軽く叩き、ウェル内に残っている洗浄液を除去する。
③希釈済みの陽性・陰性コントロールおよび被検血清をクロロキン未処理および処理済みプレートの各ウェルに25μLずつ分注する。
④抗原プレートに蓋をして室温、湿潤状態で2時間感作させる。
⑤ウェル中の検体およびコントロールをスナッピングにより捨て、ペーパータオルなどの上で軽く叩く。
⑥抗原プレートを洗浄液で4回洗浄し、洗浄容器中の洗浄液を新しいものに交換する。さらに1回洗浄後、ペーパータオルなどの上で軽く叩き、ウェル内に残っている洗浄液を除去する。
⑦復元済み抗ヒトIgG抗体感作セルを各ウェルに25μLずつ分注する。

表8.5.1　MPHAの判定基準

判定		判定基準
陽性	±	指示血球がウェルの底面全体に凝集し、一様に拡散した像がみられる。
	＋	ウェルの底面中心に大きく薄く、わずかに指示血球の集合がみられる。
陰性	±	指示血球の凝集がリング状にみられるが、その周辺に血球の分散がみられる。
	－	ウェル底面中心にすべての指示血球が集まり、ボタン上の凝集像がみられる。

表8.5.2　MPHA法の結果の解釈

クロロキン未処理	クロロキン処理	判定
－	－	陰性
＋	－	抗HLA抗体陽性
＋	＋	抗HPA抗体陽性または抗HPA＋抗HLA抗体陽性 （高力価の抗HLA抗体が存在する場合も陽性となる）

⑧抗原プレートに蓋をして室温、湿潤状態で1晩静置する。
⑨反応パターンを目視にて確認する。

5）判　定

　判定基準（**表8.5.1**）に従い、陽性と陰性を判定する。測定結果の判定は「±」および「＋」を陽性とし、「±」および「－」を陰性と判定する。陰性コントロールおよび陽性コントロールがそれぞれ陰性および陽性を呈することを必ず確認する。
　クロロキン未処理および処理済みプレートを用いた場合の結果解釈を**表8.5.2**に示す。

C ■ 測定上の注意点

①検体が血漿または脱フィブリンが不十分な血清の場合では、偽陽性を示す。血漿を用いる場合は、トロンビン処理を行い、血清化後に使用する。
②検体を長期間（数ヵ月以上）4℃に保存すると、血清が変性し偽陽性反応を示すことがある。検体を長期間（数ヵ月以上）保存する場合は、必ず凍結保存する。
③MPHA法は静電気による影響を受けやすい。静電気を防止するため、静置反応は室温・湿潤状態で行う。静電気発生により指示血球が沈殿できず、偽陽性反応を示すことがある。
④抗原固相表面は傷つきやすい。分注操作の際は抗原プレートの底面にピペットの先端を接触させないよう注意する。

和文索引

本庶 佑　197, 272
山中伸弥　275

あ

アザチオプリン　173
アジア・オセアニアHLAワークショップ　35
アジュバント　196
アソシエート抗原　41
アナフィラキシー反応　228
アナフィラトキシン　18
アネルギー　236
アフェレーシス　189, 201, 214
アレル　7, 81, 232
　——表記　41, 42
　——命名　42
アレルギー性反応　228
アンカーアミノ酸残基　46, 67
亜型　100
安全な血液製剤の安定供給の確保等に関する法律　204, 207

い

インスリン依存性糖尿病　240
インターフェロン制御因子　48
インバリアント鎖　76
医薬品、医療機器等の品質、有効性及び安全性の確保等に関する法律　207
異種移植　169
移植片対腫瘍　89
移植片対宿主病　89, 174, 175, 186, 188
遺伝子座　81
遺伝子再構成　26
遺伝子重複　13
遺伝的浮動　88
遺伝統計学的な解析　239

う

ウエストナイルウイルス　223
ウシ血清アルブミン　145

ウラ検査　97, 151, 303
　——（検査不一致）　305
牛海綿状脳症　227

え

エイズ　222, 246
エチジウムブロマイド　280
エッセン-メーラーの式　261
エピジェネティクス　274
エピトープ　41
エフェクターT細胞　21
エベロリムス　173
エンドサイトーシス　56
エンドソーム　38, 74
炎症性サイトカイン　19

お

オーストラリア抗原　219
オートファゴソーム　77
オプソニン化　18
オプソニン効果　18
オプソニン作用　18
オモテ検査　97, 151, 303
　——（検査不一致）　305
オルガノイド　275
オレキシン神経細胞　250
親子鑑定　259

か

カイ二乗検定　6, 255
カスケード　17
カテプシン　74
　——S　74
カルシニューリン阻害薬　173, 188
カルネキシン　55, 76
がん抗原ワクチン療法　269
可変領域　24
可溶性分子　51
家系内集積性　240
顆粒球コロニー刺激因子　189
顆粒球抗原　7

階層解析　243
潰瘍性大腸炎　240
外来性抗原ペプチド　236
獲得性B　104
獲得免疫　21
活性化T細胞　11
活性型KIR　57
肝移植　181
間接抗グロブリン試験　159
間接認識経路　171
幹細胞　275
関節リウマチ　240, 241
関連解析　238, 254

き

キメラ抗原受容体　273
　——T細胞　198
キャプチャー法　148
キラーT細胞　11, 23, 246, 247
既存DSA　174
既存抗体検査　170
帰無仮説　256
規則抗体　97
急性GVHD　175, 188
　——重症度分類　175
急性拒絶　91
　——反応　171
急性呼吸窮迫症候群　229
急性溶血性輸血副反応　216
拒絶反応　170
共刺激　269
胸腺　28
　——上皮細胞　11
　——における教育（二段階の選択）　236
　——白血病抗原　10
強直性脊椎炎　240, 241
強度減弱前処置　187

く

クラスI分子　35
クラスI領域　9, 13
クラスII分子　35

クラスⅡ領域　11,13
クラスⅢ領域　11,13
クローン増殖　21
クロスプレゼンテーション　55
グラフト　169
グランザイム　52,246
グリコシルホスファチジルイノシトール　94
グレーヴス病　241,243

け

ケミカルメディエーター　18
ゲノムワイド関連解析　252
ゲノムワイド相関研究　90
形質細胞　24,237
経胎盤出血　110
蛍光ビーズ法　146,282,297
軽鎖　24
血液型　15
　——キメラ　104
　——システム　95
血液成分採血　189,201,214
血液製剤　204
　——の安全性と供給　204
血縁者間移植　188
血小板　127
　——抗原検査　164
　——製剤　201
血小板輸血　210
　——不応　128,142
血漿交換　214
血漿分画製剤　203
検出力　256
献腎移植　178

こ

コモン・ハプロタイプ　252,253
ゴルジ体　38,53
古典経路　17
古典的クラスⅠ遺伝子　47
古典的クラスⅠ分子　11
古典的クラスⅡ遺伝子　68,78
古典的クラスⅡ分子　11
古典的分子　36
個体識別　238
交差抗原提示　55

交差提示経路　270
交差適合試験　159,324
抗HLA抗体検査　142,290
抗原決定基　41
抗原提示細胞　11,21,75
抗原提示プロセシング　11
抗原特異性　41
抗原のプロセシング　52,74
抗原レセプター　24
抗体関連型拒絶反応　172
抗体製剤　173
抗ヒト胸腺細胞免疫グロブリン　173,188
後天性免疫不全症候群　222,246
高ビリルビン血症　112
酵素法　162
国際組織適合性ワークショップ　6,33
国際輸血学会　15,94,264
骨髄　189
　——移植　5,188
　——破壊的前処置　187
　——非破壊的前処置　187
混合受身赤血球凝集法　164,328
混合パネル型ビーズ　146
混合リンパ球培養検査　149

さ

サイトトキシン　52
サイトメガロウイルス　223
サイモグロブリン®　173
再構成　26
採血基準　206,207
細分型タイピング　135
細胞移植　169
細胞質ドメイン　48
細胞傷害性T細胞　23
細胞傷害性分子　52
細胞性拒絶反応　171
細胞膜結合・膜貫通ドメイン　48
最大手術血液準備量　213
最尤推定量　83
最尤法　82
臍帯血　189
　——移植　5,188,192
　——バンク　190

し

シクロスポリン　173,188
シグナルペプチド　48
シャーガス病　226
シャペロン分子群　55
ジスルフィド結合　24
ジチオトレイトール　145,163
子宮移植　185
　——（生体移植）　185
自然抗体　16,104
自然選択　266
自然免疫　17,77
自然リンパ球　19
自家移植　169,188
自家末梢血幹細胞移植　215
自己HLAへの拘束性　52
自己MHCへの拘束性　30,52
自己血輸血　212
自己免疫疾患　236
自己免疫性溶血性貧血　162
若年性糖尿病　240
手術血液準備量計算法　213
主要組織適合抗原　5
　——の歴史　5
主要組織適合性遺伝子複合体　5,32,51
腫瘍（がん）浸潤T細胞　273
腫瘍壊死因子　48
腫瘍関連抗原　268
受動免疫　196
　——療法　197
樹状細胞　11
集団の階層構造　239
重鎖　24
重症熱性血小板減少症候群ウイルス　224
重症マラリア　247
小腸移植　185
　——（生体移植）　185
　——（脳死移植）　185
小胞体アミノペプチダーゼ1　55
症例-対照研究　254
常染色体性劣性（潜性）遺伝　251
食細胞　17
食胞　19
心移植　180

心停止ドナー 168
新生児同種免疫性血小板減少症 128
新生児溶血性疾患 123
新鮮凍結血漿 201
人工多能性幹細胞 13, 91, 275
腎移植 177
腎代替療法 177

す

スーパー抗原 78
スカベンジャー受容体 19
スプライスバリアント 51
スプリット抗原 41
膵移植 183
　——（膵臓移植） 184
　——（膵島移植） 184
膵腎同時移植 184
髄質 236

せ

正の選択 30, 52, 236
生殖細胞型 26
生体移植 185
　——（肝） 182
　——（子宮） 185
　——（小腸） 185
　——（腎） 178
　——（肺） 184
生体ドナー 168
生着 188
生理食塩液法 159
成分輸血療法 209
制御性T細胞 23
赤血球製剤 201
赤血球輸血 209
全身性エリテマトーデス 240
選択的血漿交換 215

そ

粗分型タイピング 135
粗面小胞体 38
組織様の構造体 275
相 81
相補性決定領域 26, 46, 67

創始者集団 253
造血幹細胞移植 5, 186
　——の歴史 5
造血幹細胞バンク 190
造血細胞移植コーディネーター 190
臓器移植の歴史 3
臓器の移植に関する法律 4, 168
促進型拒絶反応 171

た

タクロリムス 173, 188
タパシン 13, 55
タンパク分解酵素 162
ダブルネガティブ胸腺細胞 29
ダブルポジティブ胸腺細胞 29
多因子疾患 274
多型 232
多次元尺度構成法 266
多発性硬化症 240
唾液検査 311
大量輸血プロトコール 221
代謝拮抗薬 173
対立遺伝子 81, 232
　——型 41
　——の欠損 271
胎児・新生児溶血性疾患 110, 162
胎児赤芽球症 110
胎児貧血 118
第2経路 18
第一種の誤り 255
第二種の誤り 255
高安動脈炎 240, 243
単一抗原型ビーズ 147
単因子遺伝病（単因子遺伝性疾患） 274
単塩基多型 87, 90, 232
短鎖ペプチド 48, 268

ち

地理的勾配 264
遅発性溶血性輸血副反応 122, 123, 162
中間型タイピング 135
長鎖ペプチド 268

超可変領域 26
超急性拒絶 91
　——反応 170
超優性選択 266
腸毒素 78
直接抗グロブリン試験 162
直接認識経路 171

て

デングウイルス 224
低アルブミン血症 221
定常領域 25
伝達不均衡試験 256

と

トキシック・ショック症候群毒素-1 78
ドナーコーディネート 190
ドナー特異的抗体 142, 171, 193
ドナーリンパ球輸注 197
統合失調症 252
糖鎖抗原分子 94
糖鎖修飾 53
糖転移酵素 94
同系移植 169, 188
同種移植 169, 188
同種末梢血幹細胞移植 215
貪食 19
　——殺菌作用 19

な

ナイーブT細胞 21
ナチュラルキラー細胞 20, 57, 248
ナルコレプシー 249
内因性抗原ペプチド 236

に

日本骨髄バンク 190
日本腎臓移植ネットワーク 5
日本造血細胞移植データセンター 192
日本臓器移植ネットワーク 168, 177

ね

ネオ抗原　270
粘膜関連インバリアントT細胞　62

の

能動免疫　196
　　──療法　196
脳死移植　185
　　──（肝）　182
　　──（小腸）　185
　　──（肺）　184
脳死ドナー　168
濃厚血小板製剤　201

は

ハーディ・ワインバーグ平衡　82, 86
ハプロ移植　192
ハプロタイプ　81, 253
　　──グループ　234
　　──頻度　82
　　──ブロック　87
ハンセン病　247
バジリキシマブ　174
パーフォリン　52, 246
パターン認識受容体　17, 19
パブリック抗原　41
パラボンベイ　103
パルボウイルスB19　224
播種性血管内凝固症候群　217
肺移植　184
胚性幹細胞　275
梅毒　226
白血球除去フィルター　201

ひ

ヒスタミン　18
ヒト血小板特異抗原　7, 127
ヒトの組織適合抗原　11
ヒト白血球抗原　6, 11, 32
ヒト免疫不全ウイルス　222, 246
ヒポクレチン含有神経細胞数　250
ヒポクレチン受容体2遺伝子　250
皮質　236
非血縁者間移植　188
非古典的クラスI遺伝子　49
非古典的クラスI分子　11
非古典的クラスII遺伝子　78
非古典的クラスII分子　11
非古典的分子　36
非分泌型　100
非翻訳領域　47
非溶血性発熱反応　228
非溶血輸血副反応　228
表皮ランゲルハンス細胞　11
病原体低減/不活化技術　225

ふ

ファゴサイトーシス　19
フィシン　162
フィッシャーの正確率検定　6, 255
フィブリノゲンレセプター　127
フォンビルブランド因子レセプター　127
フコース転移酵素遺伝子　119
フローサイトメトリー法　144, 294
ブロメリン　162
プロテアーゼ　145
プロテアソーム　52, 53
プロテオグリカン　19
プロモーター領域　47
不規則抗体スクリーニング　111, 159, 316
　　──検査　218
不規則抗体による血液型不適合輸血　217
父権肯定確率　260, 261
父権否定確率　260
負の選択　30, 236
副腎皮質ステロイド　174, 188
分子シャペロン　55
分泌型　100
　　──Ig　24

へ

ヘテロ2量体　11
ヘテロ接合性の消失　249
ヘテロダイマー　11
ヘモクロマトーシス　13, 62, 250
ヘルパーT細胞　11, 22, 246
ベーチェット病　241
ペプチド収容溝　45, 65
ペプチド編集　55
米国骨髄バンク　190
変異型　100
　　──クロイツフェルト・ヤコブ病　227
変性IgG　245

ほ

ボンベイ　103
保存前白血球除去　206
補助人工心臓　180
補正血小板増加数　210
補体　17
　　──系　17
　　──欠損症　251
母児間輸血　110
母性遺伝　234
発作性寒冷血色素尿症　117

ま

マイクロサテライト　233, 260, 263
マイナー組織適合抗原　89
マウスの組織適合抗原　9
マクロファージ　11
　　──マンノース受容体　19
マラリア　226
マルチプレックスSTR法　260
マルチプレックス装置　138
膜結合型Ig　24
膜結合性分子　51
膜侵襲(傷害)複合体　18
末梢血幹細胞　189
　　──移植　5, 188, 215
慢性拒絶　91
　　──反応　171

慢性 GVHD 175,188

み

ミコフェノール酸モフェチル 173,188
ミスフォールドタンパク 245
ミゾリビン 173
ミトコンドリア DNA 234,235
ミニ移植 187
ミニサテライト 233
三日熱マラリア 120

め

メトトレキサート 188
メモリー細胞 21
免疫グロブリン 23
　——遺伝子の再構成 25
　——ドメイン型 248
免疫系 17
免疫磁気ビーズ法 292
免疫チェックポイント阻害 271
　——薬 197
免疫抑制薬 172

も

モザイク 104

や

薬剤過敏性症候群 244
薬剤感受性 244

薬剤副作用 245
薬機法 207

ゆ

ユーロトランスプラント 4
ユビキチン 52
　——E3 リガーゼ 77
輸血感染症 219
輸血関連急性肺障害 7,143,216,229
輸血関連循環過負荷 216,229
輸血後移植片対宿主病 205,229
輸血後肝炎 221
輸血後感染症 216
輸血後細菌感染 225
輸血後紫斑病 128
輸血後副反応 216
輸血遡及調査 206
　——制度 208
輸血の歴史 2

よ

溶菌 19
溶血性輸血副反応 117,118,121,122,159,217
養子免疫療法 8,272
抑制型 KIR 57

ら

ラントシュタイナー 5,94,113
　——の法則 97

り

リウマチ因子 245
リウマトイド因子 245
リツキシマブ 174
リバースブロット 137
リポタイコ酸 19
リポ多糖 19
リンパ球混合培養試験 6
リンパ球細胞傷害試験 6,143,290

れ

レクチン型 248
レクチン経路 18
レシピエント 169
連鎖反応 17
連鎖不平衡 83,252,253,267
　——係数 D 84,85,254
　——の尺度 256
　——の成立要因 86

ろ

ローカス解析 243
ロイコトリエン 18
濾胞性ヘルパー T 細胞 23,74

わ

ワクチン 196

欧文索引

1 型糖尿病 240,241,243
2 精子性キメラ 104
2ME(2-mercaptoethanol) 145
4 配偶子ルール 88
6p21.3 領域 37
21-水酸化酵素欠損症 251
21-OHD(21-hydroxylase deficiency) 251

C. Barnard 4
D. B. Amos 6
E. Gluckman 5
E. Thomas 5
F. Sanger 113,138
G. D. Snell 5
J. B. Denis 2
J. Dausset 5
Jon van Rood 5,191

James P. Allison 197,272
K. Landsteiner 5,94
P. Dreger 5
P. Levine 113
P. I. Terasaki 6,143
P. J. Bjorkman 6
R. Payne 5
T. Starzl 4
V. Voronoy 3

A

α1,2-fucosyltransferase　98
α1,3-galactosyltransferase　98
α1,3-N-acetylgalactosaminylt-
　ransferase　99
α エラー　255
A 型の変異型(亜型)　100
A 抗原　97
A 座　39
ABH 糖鎖　98
ABO アレル　265
ABO 遺伝子型　154
ABO 血液型　94,97
　——検査　151,303
　——抗体　104
　——頻度の集団差　264
　——不適合輸血　217
ABO 亜型　155
　——検査　306
ABO 血液型遺伝子　99
　——検査　154
ACD(acid citrate-dextrose)-
　A 液　203
acquired B　104
acquired immunity　21
adoptive immunotherapy　8,
　272
AHG(anti-human-globulin)-
　LCT　143
AIDS(acquired immune defi-
　ciency syndrome)　222,246
AIHA(autoimmune hemolytic
　anemia)　162
allele　7,41,81,232
allogeneic-PBSCT　215
allogeneic transplantation　169,
　188
alternative pathway　18
ambiguity　141
AMR(antibody-mediated reje-
　ction)　172
anaphylatoxin　18
anergy　236
AnWj 抗原　124
APC(antigen presenting cell)
　11,21,75

B

APHIA(Asia and Pacific Histo-
　compatibility and Immunoge-
　netics Association)　35
ARDS(acute respiratory dis-
　tress syndrome)　229
ASEATTA(Australasian and
　South East Asian Tissue Typ-
　ing Association)　35
ATG(anti-thymocyte globulin)
　173,188
auto-PBSCT　215
autoimmune disease　236
autologous transplantation　169,
　188
autophagosome　77
azathioprine　173
AZGP1(Alpha-2-glycoprotein,
　zinc)　60

B

β エラー　255
B 型肝炎ウイルス　219
B 型の変異型(亜型)　102
B 抗原　97
B 座　39
B 細胞　11,23
　——レセプター　24
bacteriolysis　19
basiliximab　174
Bombay　103
BSA(bovine serum albumin)
　145
BSE(bovine spongiform ence-
　phalopathy)　227

C

C I TA(class I transactivator)
　48
C Ⅱ TA(class Ⅱ transactivator)
　69
C 型肝炎ウイルス　220
C 型レクチン受容体　19
C 座　39
C 領域(constant region)　25
C-type lectin receptor　19
calnexin　76

C

CAR-T(chimeric antigen receptor
　T cells)　198
　——細胞療法　8
CAR(chimeric antigen receptor)
　273
cascade　17
case-control study　254
cathepsin　74
CCI(corrected count increment)
　210
CD1(thymocyte antigen CD1)
　60,61
　——遺伝子領域　63
CD4 陽性 T 細胞　11,246
CD4 陽性ヘルパー T 細胞　22
CD8 陽性 T 細胞　11,246
CD8 陽性キラー T 細胞　22
CD74　76
CDC(complement dependent
　cytotoxicity)　143
　——-XM(CDC-crossmatch)
　143
CDR(complementarity deter-
　mining region)　26,46,67
cisAB 型　102
classical pathway　17
CLIP(class Ⅱ-associated Ii
　chain peptide)　76
CMV(cytomegalovirus)　223
coefficient of linkage disequili-
　brium　254
complement　17
costimulation　269
CPD(citrate-phosphate-dext-
　rose)液　203
cross-presentation　55,270
CTL(cytotoxic T lymphocyte)
　23
CTLA-4(cytotoxic T-lympho-
　cyte-associated antigen-4)
　271
CY(cytoplasmic region)　48
cyclosporine　173,188

D

D　256
D 座　39

D-- 109
DAT(direct antiglobulin test) 162
DCE 表記法 106
de novo DSA 174
de novo 抗体 171
DEL(D$_{el}$) 108
DHTR(delayed hemolytic transfusion reaction) 122,123,162
DIC(disseminated intravascular coagulation) 217
Diego 血液型 122
DLI(donor lymphocyte infusion) 197
DNA 抽出 133,278
donor coordinate 190
DP 座 39
DQ 座 39
DR 座 39
DSA(donor-specific HLA antibodies) 142,171,193
DTT(dithiothreitol) 145,163
Duffy 血液型 120

E

E 型肝炎ウイルス 220
EM アルゴリズム 83
embryonic stem cell 275
engraftment 188
epigenetics 274
ERAP1(endoplasmic reticulum aminopeptidase 1) 55
erythroblastosis fetalis 110
ES 細胞 275
Essen-Möller の式 261
eurotransplant 4
everorimus 173
exact test 255
expectation-maximization algorithm 83

F

FCGRT(Fc fragment of IgG, receptor transporter, alpha) 60
FcRn 62

FCXM(flow cytometry crossmatch) 144
fetomatarnal transfusion 110
FFP(fresh frozen plasma) 201
Fisher の正確確率検定 6,255
FNHTR(febrile non-hemolytic transfusion reaction) 228

G

G-CSF(granulocyte colony-stimulating factor) 189
germ line 26
GILT(gamma interferon-inducible lysosomal thiol reductase) 76
Golgi 体 38,53
GPI(glycosylphosphatidylinositol) 94
graft 169
GVL 効果(graft-versus-leukemia/lymphoma effects) 187
GVT 効果(graft-versus-tumor effects) 187
granzyme 52,246
GVH(graft-versus-host) 192
GVHD(graft-versus-host disease) 89,174,186
GVT(graft-versus-tumor) 89
GWAS(genome-wide association study) 90,252
GYPA 115
GYPB 115

H

H2 ゲノム領域 9
H2 分子 9
H 型転移酵素 98
H 抗原 97
H 鎖(heavy chain) 24
HA-1 89
haplotype 81
Hardy-Weinberg 平衡 82,86
HBV(hepatitis B virus) 219
HCRTR2(hypocretin receptor 2) 250

HCTC(hematopoietic cell transplant coordinator) 190
HCV(hepatitis C virus) 220
HDFN(hemolytic disease of the fetus and newborn) 110,162
hemochromatosis 250
HEV(hepatitis E virus) 220
HFE(hemeostatic iron regulator) 36,60,250
HFE 13,62
high-resolution typing 135
HIV(human immunodeficiency virus) 222,246
HLA(human leukocyte antigen) 6,11,32
——遺伝子検査 132,278
——クラス I 領域 37
——クラス I 関連分子 60
——クラス II 遺伝子の多型性 78
——クラス II 分子 65
——クラス II 領域 37
——抗原特異性 40
——対立遺伝子の命名・表記法 42,43
——分子 11,52
——ホモ接合細胞 6
HLA ゲノム領域 11
——の遺伝子構成 12
HLA ハプロタイプ 267
——半合致移植 192
HLA-A 11
HLA-A 49
HLA-B 11
HLA-B 49
HLA-Bw4 エピトープ 247
HLA-C 11
HLA-C 49
HLA-D 抗原ホモ接合体細胞 149
HLA-DM 11
——分子 76
HLA-DMA 73
HLA-DMB 73
HLA-DO 11
——分子 76
HLA-DOA 73
HLA-DOB 73
HLA-DP 11

──分子　65
HLA-DPA1　72
HLA-DPB1　72
HLA-DQ　11
　──分子　65
HLA-DQA1　71
HLA-DQB1　71
HLA-DR　11
　──分子　65
　──領域の遺伝子構成　70
HLA-DRA　70
HLA-DRB1　70
HLA-DRB3　70
HLA-DRB4　70
HLA-DRB5　70
HLA-DTHC（HLA-D homozygous typing cells）　149
HLA-E　11
　──分子　57
HLA-E　51
HLA-F　11
　──分子　57
HLA-F　51
HLA-G　11
　──分子　57
HLA-G　51
HNA　7
HPA（human platelet antigen）　7, 127
HTC（homozygous typing cells）　6
HSCT（hematopoietic stem cell transplantation）　5, 186
HTLV-1（human T cell lymphotropic virus 1）　223
HTR（hemolytic transfusion reaction）　117, 118, 121, 122, 159, 217
HV領域（hyper-variable region）　26
HVG（host-versus-graft）　192

I

I血液型　123
IAT（indirect antiglobulin test）　159
ICFA（immunocomplex capture fluorescence analysis）法　148
IDDM（insulin dependent diabetes mellitus）　240
Ig（immunoglobulin）　24
IgA　27
IgD　27
IgE　27
IgG　27
IgM　27
IHW（International Histocompatibility Workshop）　6, 33
Ii鎖（invariant chain）　76
ILC1　20
ILC2　21
ILC3　21
ILCs（innate lymphoid cells）　19
IMGT/HLAデータベース　141
immunologic system　17
IPD-IMGT/HLA　58
iPS（induced pluripotent stem）　91
　──細胞　13, 275
　──ストック事業　8
IRF（interferon regulatory factor）　48
ISBT（International Society of Blood Transfusion）　15, 94, 264

J

JMDP（Japanese Marrow Donor Program）　190
JOD（juvenile onset diabetes）　240
JR血液型　124

K

KANNO血液型　124
KEL　118
Kell血液型　117
Kidd血液型　121
KIR（killer cell immunoglobulin-like receptor）　20, 52
　──分子　57

KIR3DS1　247

L

L鎖（light chain）　24
LCT（lymphocyte cytotoxicity test）　6, 143
　──-XM（LCT-crossmatch）　143
LD抗原　6
lectin pathway　18
Lewis血液型　118
LIFT（lymphocyte immunofluorescence test）-FCM法　144
linkage disequilibrium　83, 252, 253, 267
low-resolution typing　135
LOH（loss of heterozygosity）　249, 271
LP（long peptide）　268
　──ワクチン療法　269
LPS（lipopolysaccharide）　19
LR（leukoreduction）　206
λs　240
LTA（lipoteichoic acid）　19
LD抗原（lymphocyte defined antigens）　6

M

MIC-A（MHC class I chain-related A）　60
MIC-B（MHC class I chain-related B）　60
MIC（MHC class I chain-related gene protein）分子　36
MIIC（MHCクラスIIコンパートメント）　76
MAC（membrane attack complex）　18
MAC（myeloablative conditioning）　187
MAIPA（monoclonal antibody immobilization of platelet antigens）　164
MAIT（mucosal-associate invariant T cell）　62

MAP(mannitol-adenine-phosphate)液 201
MARCH-1(membrane-associated RING-CH-1) 77
maximum likelihood method 82
MHA(major histocompatibility antigen) 5
MHC(major histocompatibility complex) 5,32,51
middle-resolution typing 135
Miltenberger 抗原群 115
mini-transplantation 187
mizoribine 173
MLC(mixed lymphocyte culture testing) 149
MLR(mixed lymphocyte culture reaction) 6
MMF(mycophenolate mofetil) 173,188
MNS 血液型 113
MPHA法(mixed passive hemagglutination) 164,328
MR(macrophage mannose receptor) 19
MR1(MHC class I-related) 60,63
――分子 62
MSBOS(maximal surgical blood order schedule) 213
mtDNA 234,235
mTOR(target-of-rapamycin) 173
――阻害薬 173
MTP(massive transfusion protocol) 221
MTX(methotrexate) 188

NAIT(neonatal alloimmune thrombocytopenia) 128
narcolepsy 249
negative selection 30
NF(nuclear factor)-Y 48
NGS(next generation sequencer)法 7,139,287

NK 細胞(natural killer cell) 20,57,248
――受容体 248
NKG2D(NK活性型レセプター) 60
NKT 細胞 61
NLRA 69
NLRC5 48
NLRs[nucleotide oligomerization domain(NOD)-like receptors] 19
NMA(non-myeloablative conditioning) 187
NMDP(National Marrow Donor Program) 190
NOD 様受容体 19

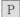

Oct3/4 13
opsonization 18

P

P 血液型 116
P1PK 血液型 116
P1PK 転移酵素 116
P450c21(steroid 21-hydroxylase) 251
para-Bombay 103
partial D 108,156
pathogen reduction/inactivation 225
PCR(polymerase chain reaction) 6,39,134,278
――増幅 279
――プライマー 134
―― -RFLP(restriction fragment length polymorphism)法 166
―― -SBT(sequence based typing) 138,284
―― -SSO(sequence specific oligonucleotide)法 137,166
―― -SSP(sequence specific primers)法 136,165,281
PD-1(programmed cell death-1) 272

PD-L1(programmed cell death protein 1 ligand 1) 272
peptide-editing 55
perforin 52,246
PGN(proteoglycan) 19
phagocytosis 19
phase 81
phgosome 19
PIFT 法(platelet immuno-fluorescence test) 164
plasma cell 24,237
PLT(primed lymphocyte typing)検査 150
polymorphism 232
population stratification 239
positive selection 30
POU5F1 13
preformed DSA 174
PROCR(protein C receptor, endothelial) 60
protease 145
PRRs(pattern recognition receptors) 17
PSMB(proteasome 20S subunit beta) 37
PT-GVHD(post-transfusion graft-versus host disease) 205,229
PTP(post-transfusion purpura) 128
PTR(platelet transfusion refractoriness) 128,142

r^2 85
rearrangement 26
recipient 169
regulatory T cell 23
related transplantation 188
RF(rheumatoid factor) 245
Rh アレル 265
Rh 因子 105
Rh 血液型 105,106,314
――遺伝子検査 156
――頻度の集団差 265
Rh 抗体 110
RHCE 106,156

RhD 106
　——血液型検査 152, 314
RHD 106, 108, 156
Rh$_{null}$ 109
RIC(reduced-intensity conditioning) 187
RING-1(retinoic acid-inducible gene-I)様受容体 19
rituximab 174
RLRs(RING-1-like receptors) 19
rSSO(reverse SSO) 137

S

S-S 結合 24
SARS-Cov2 225
SBOE(surgical blood order equation) 213
schizophrenia 252
screening type 146
SD 抗原(serologically defined antigens) 6
SePE(selective plasma exchange) 215
SEROPP(Southeastern Regional Organ Procurement Program) 5
SFTS ウイルス 224
short in/del 233
single antigen type 147
SNP(single nucleotide polymorphism) 87, 90, 232
SP(short peptide) 268
　——ワクチン療法 269
SP(signal peptide) 48
splice variant 49
SSO(sequence specific oligonucleotide)法 137
SSOP(sequence specific oligonucleotide probe)法 137
stem cell 275
STR(short tandem repeat) 233, 260, 263
subgroup 100

syngeneic transplantation 169, 188

T

T 細胞 21
　——依存性 AMR 172
　——非依存性 AMR 172
T 細胞受容体(レセプター) 21, 27, 52
　——遺伝子導入 T 細胞 198
T follicular helper cell 23
TAA(tumor-associated antigen) 268
TACO(transfusion-associated circulatory overload) 216, 229
tacrolimus 173, 188
TAP(transporter associated with antigen processing) 36, 53
　——結合タンパク 13
tapasin 55
TAPBP 13
TAPBPR(TAP-binding protein-related) 55
Taq ポリメラーゼ 279
TCR(T cell receptor) 21, 27, 52
　——遺伝子の再構成 28
TCR-T(transduced T cells) 198
TDT(transmission disequilibrium test) 256
T$_{fh}$細胞 23, 74
Th1 細胞 23, 74
Th2 細胞 23, 74
Th17 細胞 23, 74
thymogloblin 173
thymus gland 28
TIL(tumor-infiltrating lymphocytes) 273
TL(thymus leukemia) 10
TLRs(Toll-like receptors, Toll 様受容体) 19

TM(transmembrane region) 48
TNF(tumor necrosis factor) 48
TPH(transplacental hemorrhage) 110
TRALI(transfusion-related acute lung injury) 7, 143, 216, 229
Treg 細胞 23
TSST-1 78

U

ULBP(UL16-binding proteins) 60
UNOS(United Network for Organ Sharing) 5
unrelated transplantation 188
UTR(untranslated region) 47

V

V 領域(variable region) 24
vaccine 196
VAD(ventricular assit device) 180
variant 100
vCJD 227
VDJ 再構成 26
VNTR(variable number of tandem repeat) 233

W

weak D 108, 156
West Nile virus 223
WHO 命名委員会 6, 38, 42
Woolf の式 254

X

χ^2 test 6, 255
xeno-transplantation 169

移植・輸血検査学　改訂版

ISBN978-4-907095-90-1 C3047

令和6年9月12日　第1版発行

監　　修	一般社団法人　日本組織適合性学会　編集広報委員会
編集責任	木　村　彰　方
発行者	山　本　美　惠　子
印刷所	三　報　社　印　刷　株式会社
発行所	株式会社　ぱーそん書房

〒101-0062 東京都千代田区神田駿河台2-4-4 (5F)
電話 (03) 5283-7009 (代表) /Fax (03) 5283-7010

Printed in Japan　　　　　　　　　　　　　　　© KIMURA Akinori, 2024

- 本書の複製権・翻訳権・上映権・譲渡権・公衆送信権（送信可能化権を含む）は株式会社ぱーそん書房が保有します．
- [JCOPY]＜出版者著作権管理機構　委託出版物＞
本書の無断複製は著作権法上での例外を除き禁じられています．複製される場合には，その都度事前に出版者著作権管理機構（電話 03-5244-5088, FAX 03-5244-5089, e-mail：info@jcopy.or.jp）の許諾を得て下さい．